Kirsten von Sydow

Parentifizierung im Erwachsenenalter

Erkennen, verstehen und therapeutisch begleiten

Klett-Cotta

Klett-Cotta
www.klett-cotta.de
J. G. Cotta'sche Buchhandlung Nachfolger GmbH
Rotebühlstr. 77, 70178 Stuttgart
Fragen zur Produktsicherheit: produktsicherheit@klett-cotta.de

Cover: Bettina Herrmann, Stuttgart,
unter Verwendung einer Abbildung von triocean / iStock by Getty Images
Gesetzt von Eberl & Koesel Studio, Kempten
Gedruckt und gebunden von Friedrich Pustet GmbH & Co. KG, Regensburg
Lektorat: Thomas Reichert, Grevenbroich
ISBN 978-3-608-98085-1
E-Book ISBN 978-3-608-12565-8
PDF-E-Book ISBN 978-3-608-20750-7

Bibliografische Information der Deutschen Nationalbibliothek
Die Deutsche Nationalbibliothek verzeichnet diese Publikation in der
Deutschen Nationalbibliografie; detaillierte bibliografische Daten
sind im Internet über http://dnb.d-nb.de abrufbar.

»Was wir vergessen, ist: Unsere Kinder fühlen sich ab dem Moment ihrer Geburt für unser Leben, unsere Zufriedenheit, unser Glück furchtbar verantwortlich, und wenn diese Zufriedenheit nicht da ist, dann wird man ... sehr müde und alle Energie geht weg.«
(Jesper Juul, 2011, S. 193 f.)

»Nicht der Fehler ist das Wichtigste, sondern die Reparatur, und sei es Pilates oder eine andere Art von Therapie, die Ihr Kind braucht, wenn es älter ist. Bitte schämen Sie sich nicht, wenn Ihr erwachsenes Kind irgendeine Art von Hilfe braucht, weil sie etwas falsch gemacht haben, als es jünger war. Wenn wir nicht zu unseren Fehlern stehen, lösen sie sich dadurch nicht in Luft auf, sondern werden nur noch schlimmer.« (Perry, 2020, S. 191)

Inhalt

KAPITEL 1

Vorwort

»Parentifizierung« ist ein mehr als 50 Jahre altes Konzept – ein Grundlagenwerk erschien erstmals 1973 (Boszormenyi-Nagy & Spark, 2006). Das Konzept hatte seine – bisher – »größte Zeit« in den 1970er Jahren im Kontext der Familientherapie. In Hinblick auf die aktuelle Bedeutung dieses Konzepts geht das Buch auf folgende Fragen ein: Ist das Konzept heute überhaupt noch relevant? Und wenn ja, für wen? Für welche therapeutische(n) Richtung(en)? Ist es eine Diagnose? Ist es ein evidenzbasiertes Konzept oder eher eine Vermutung oder gar eine esoterische Annahme? Wie kann man Parentifizierung erfassen? Welche Auswirkungen hat Parentifizierung auf die weitere Entwicklung? Und wie kann man therapeutisch damit konstruktiv umgehen? Ist das Konzept nur für Kinder relevant oder auch für Erwachsene mit einer Geschichte als ehemals parentifiziertes Kind sowie für Familien bei mehrgenerationaler Betrachtung?

Anlass dafür, das Buch zu schreiben, sind meine Erfahrungen als (systemische und tiefenpsychologische, an der Grundlagen- und Psychotherapieforschung orientierte) Psychotherapeutin, die primär Erwachsene und Paare/Familien behandelt, und mein Interesse an Forschung zum Thema. Bedeutsam sind aber auch meine persönliche Lebens- und Familiengeschichte, die mich für das Thema sensibilisiert hat, sowie meine Tätigkeit in der Aus- und Weiterbildung von Psychotherapeut:innen, besonders auch meine therapeutische Arbeit und Arbeit als Selbsterfahrungsleiterin mit (angehenden) Ärzt:innen, Psycholog:innen, Psychotherapeut:innen und Sozialarbeiter:innen. Ich habe in vielen Kontexten erlebt, dass das Phänomen »Parentifizierung« weit verbreitet ist – gerade auch unter den Vertretern helfender Berufe.

Bedeutsam ist auch, dass ich als Kind der 1960er Jahre und Vertreterin der »Boomer«-Kohorte selbst zur Generation der »Kriegsenkel« gehöre, die »Kriegskinder« als Eltern hat. Die Gruppe der »Kriegsenkel« ist oft mit mehr oder minder traumatisierten Müttern und Vätern aufgewachsen, deren psychische Belastungen früher vom Gesundheitssystem nicht gesehen, nicht diagnostiziert und nicht behandelt wurden – auch weil viele betroffene ehemalige »Kriegs- und Nachkriegskinder«

die Stigmatisierung von psychischen Störungen und von Psychotherapie bzw. psychiatrischer Behandlung stark verinnerlicht hatten und haben (Sydow, 2007).

Dass sich das Augenmerk erst spät auf psychische Belastungen richtete, zeigt sich etwa daran, dass die Diagnose »Posttraumatische Belastungsstörung (PTBS)« erst 1992 in die ICD, die »Internationale statistische Klassifikation der Krankheiten und verwandter Gesundheitsprobleme«, aufgenommen wurde; die Diagnose der »komplexen PTBS« wird erst zukünftig mit der ICD-11 offiziell werden. Und (Bindungs-) Traumata als gravierende Risikofaktoren für psychische und somatische Krankheiten sind erst in den letzten Jahren in den Fokus von Forschung und Psychotherapie gerückt.

Aufgrund häufiger Traumatisierungen von Elternteilen und dem Fehlen psychotherapeutischer Behandlungen gibt es auch in meinem privaten Umfeld unter Gleichaltrigen viele Menschen mit Parentifizierungs-Erfahrungen.

Als Psychotherapeutin, die in den letzten Jahren überwiegend mit Erwachsenen (und ihren Familien) gearbeitet hat, finde ich bemerkenswert häufig, dass zwischen Depressionen, »Burn out« oder anderen psychischen Problemen sowie Bindungstraumata und Parentifizierung ein Zusammenhang zu bestehen scheint. Einem Teil der erwachsenen Betroffenen ist schon zu Therapiebeginn bewusst, dass ihre Krise zwar durch aktuelle Belastungen verstärkt wurde, dass sie aber schon als Kinder chronisch überfordert und erschöpft waren. Doch ein – vermutlich größerer – Teil ist in Depressionen oder andere Störungen »reingerutscht« – scheinbar ohne irgendeine erkennbare Hintergrundbelastung.

In der Familientherapie wurde schon vor Jahrzehnten das Phänomen der »Parentifizierung« beschrieben: Kinder werden – wenn ihre Eltern zu sehr belastet oder traumatisiert sind, um sich angemessen um die Kinder (und oft auch um sich selbst) zu kümmern – oft schon sehr frühzeitig zu kleinen »Eltern« oder »Therapeut:innen« der eigenen Eltern (manchmal auch der jüngeren Geschwister). Wenn Mutter oder Vater das Kind verängstigen und verunsichern – etwa dadurch, dass sie oder er immer wieder traurig, versteinert, verängstigt, »komisch« (z. B. betrunken oder »weggetreten«/dissoziiert), aggressiv oder gewalttätig ist –, so versuchen Kinder positiven Einfluss auf die Situation zu nehmen: Sie versuchen genau zu erspüren, wie es der Mutter oder dem Vater geht, und dafür zu sorgen, dass sie bzw. er sich möglichst gut fühlt. Diese Strategie ist einleuchtend, da Kinder auf diese Weise unbewusst und bewusst versuchen, ihre Eltern emotional so sehr zu stabilisieren wie irgend möglich: Schließlich sind sie auf diese und deren möglichst gutes Funktionieren existenziell angewiesen.

Doch nicht alle Kinder in belasteten Familien entwickeln solche Verhaltensmuster. Meist gibt es ein Kind, das sich besonders verantwortlich fühlt und auf dessen Schultern dann notgedrungen besonders schwere Lasten ruhen. Besonders gefährdet sind Einzelkinder, Älteste und Töchter. Betroffene setzen oftmals alle ihre Fähigkeiten (z.B. Sensibilität, Empathie, Intelligenz, Charme, Humor) ein, die hier besonders herausgefordert werden, und nutzen ganz unterschiedliche Strategien. Manche versuchen, es dem belasteten Elternteil immer »recht zu machen«, ihm viel abzunehmen (z.B. im Haushalt oder bei der Fürsorge für jüngere Geschwister), Eltern stolz zu machen (z.B. mit intellektuellen oder sportlichen Leistungen, körperlicher Attraktivität, Charme), Eltern immer feinfühlig zuzuhören und zu trösten oder sie zu beschützen (z.B. vor dem anderen Elternteil, vor der Außenwelt) oder Konflikte zwischen Eltern zu schlichten oder Gewalt zwischen ihnen zu stoppen. In manchen Fällen entwickelt sich auch ein Muster, bei dem ein sehr erwachsen und kompetent auftretendes Kind einer schwachen Mutter oder einem inkompetenten Vater »bossy« Anweisungen gibt oder die Eltern »herumscheucht«.

Dabei ist das betroffene Kind fast immer emotional, manchmal auch körperlich vernachlässigt. Dennoch versucht es soziale und emotionale Höchstleistungen zu erbringen. Dabei kann das Kind – zumindest manchmal – auch einiges erreichen: Der betroffene Elternteil fühlt sich möglicherweise besser, erfüllt damit auch wieder mehr die Elternrolle, ist oft auch dankbar für die Fürsorge und/oder stolz auf die Leistungsfähigkeit des Kindes. Das beflügelt das Kind oft zu weiterem, noch höherem Einsatz. Nach und nach verinnerlicht es dieses fürsorgliche, »parentifizierte« Muster. Als Jugendliche(r) und Erwachsene(r) wird es dann oft einen Hang zu belasteten Freund:innen, Partner:innen oder Kolleg:innen haben, die der Fürsorge bedürfen, um die es sich intensiv kümmert und von denen es sich oft erneut nicht gut abgrenzen kann.

Betroffene zögern oft, eigene Kinder zu bekommen, da sie nicht schon wieder in eine Fürsorgerolle kommen wollen. Sie fürchten, sich davon überfordert zu fühlen, sie fürchten zudem, Wutgefühle gegenüber ihren bedürftigen und »nervigen« Kindern zu entwickeln – vor allem aber fürchten sie, selbst ebenfalls »schlechte« Eltern zu werden und das Drama in der nächsten Generation zu wiederholen. Wenn sie Kinder haben, so sind Betroffene oft sehr fürsorglich, manchmal auch überfürsorglich. Fast alle bemühen sich sehr darum, dass ihre Kinder unbelasteter aufwachsen können als sie selbst. Aber manchmal erleben erwachsene, ehemals parentifizierte Kinder mit den eigenen Kindern in Stresssituationen, dass z.B. Ängstlichkeit, Anspannung, Gereiztheit, Aggression und/oder Erschöpfung überhandnehmen und die Gefahr besteht, dass das alte Parentifizierungs-Muster – ungewollt – an die nächste Generation weitergegeben wird.

Beruflich neigen einige der Betroffenen dazu, ihre sehr früh extrem stark entwickelten »Antennen« für die Bedürftigkeit anderer Menschen zu professionalisieren und einen psychosozialen Beruf (z. B. Psycholog:in, Psychotherapeut:in, Lehrer:in, Sozialarbeiter:in, Arzt/Ärztin, Krankenschwester/-pfleger, Erzieher:in) zu ergreifen, um dort sensibel und mit hohem Einsatz und großer Kompetenz tätig zu sein.

Doch manchmal geraten Betroffene mitten in einem oftmals »erfolgreichen« leistungs- und sozial orientierten Leben plötzlich selbst in eine Krise: Sie sind total erschöpft, entwickeln ein »Burn-out« und manchmal schwere Depressionen und/oder andere psychische oder (psycho-)somatische Beschwerden. Manchen ist von Anfang an mehr oder weniger bewusst, wie es dazu kommen konnte – aber anderen ist es ein Rätsel, wie gerade sie solche gravierenden psychischen Probleme entwickeln konnten. Nicht selten sind es Vertreter der Mittelschicht mit (sehr) guter Bildung, mit Eltern, die oftmals nie etwas »Böses« getan haben (wie Gewalt) und die ihre Kinder geliebt haben und lieben. Manchmal aber auch sind es Menschen, die eine extreme Häufung traumatischer Ereignisse erlebt haben, also nicht »nur« durch schwache, gestresste, psychisch oder physisch kranke, süchtige Eltern vernachlässigt wurden, sondern auch durch körperliche, sexuelle und/oder emotionale Misshandlung oder das Miterleben häuslicher Gewalt schwer traumatisiert wurden.

Oftmals wollen die von Parentifizierung betroffenen Menschen – Kinder, Jugendliche und Erwachsene – keinesfalls etwas »Schlechtes« über ihre Eltern sagen und diese unter keinen Umständen beschuldigen: Schließlich wissen sie alle, dass die Eltern ein schweres Leben hatten, oft auch schwer traumatisiert zu sein scheinen. Die als Kinder Parentifizierten haben – egal, in welchem Alter sie sind – meist großes Mitgefühl mit den Eltern und sind ihnen gegenüber sehr loyal, während bei ihnen die Wahrnehmung der eigenen Gefühle und ihr »Selbstmitgefühl« oftmals wenig entwickelt sind.

Offenkundig für Außenstehende ist meist eine chronisch sehr hohe berufliche, partnerschaftliche und familiäre Belastung – die Betroffene aber oft gar nicht bewusst als solche wahrnehmen, da sie von klein auf daran gewöhnt sind, stark belastet zu sein und auch unter Extrembedingungen noch Höchstleistungen zu erbringen. Dann wundern sich Betroffene, warum gerade sie zusammenbrechen, obwohl sie doch scheinbar »alles haben« (z. B. Partner:in, Kinder, Berufserfolg, gute sozioökonomische Situation).

Weniger offensichtlich ist oftmals, dass das »Burn-out« vielfach eine lange Vorgeschichte hat: dass Betroffene schon im frühen Kindesalter kaum den Raum und die Zeit hatten, ihre Gefühle und Wünsche wahrzunehmen – ganz zu schweigen davon, sich auf sie zu konzentrieren –, da sie frühzeitig all ihre Kraft auf die Bedürfnisse ihrer belasteten Mütter und/oder Väter konzentriert haben. Und gar nicht bewusst ist vielen Betroffenen, wie sehr ihr Alltag sie anstrengt, da sie sich ständig »automatisiert« auf Partner, Kinder, Eltern, Freunde oder Kollegen und Vorgesetzte (auch auf Therapeut:innen!) einstellen, oft gar nicht »bei sich« sind und nicht wahrnehmen (können), was sie selbst fühlen, brauchen und wollen. Ein solcher »Selbstverlust« droht in extremen Fällen jederzeit, wenn ein anderer Mensch physisch in ihrer Nähe ist. Ein Klient z. B. berichtete, dass er (leitender Angestellter) mehrfach mit einer Sekretärin ausgegangen sei, die er weder attraktiv noch sympathisch fand, und sich dabei ziemlich unwohl gefühlt habe – doch weil er ihre Gefühle schonen wollte, zögerte er lange, diese ungewollten Treffen zu beenden.

Das Buch vereint den neuesten Forschungsstand und die subjektiven Erfahrungen Betroffener, wie sie in literarischen Texten und in Psychotherapieprozessen deutlich werden. Dabei wird ein allgemeinverständlicher Überblick über verschiedene Forschungsstränge gegeben, die hier relevant sind: die familien- und entwicklungspsychologische Grundlagenforschung, die Forschung zur »transgenerationalen« Weitergabe von Traumatisierungen (insbesondere auch bei besonderen Risikogruppen wie z. B. Holocaust-Opfern, Kriegskindern und Kriegsenkeln, Kindern psychisch kranker Eltern, einschließlich Kindern von Alkoholikern) und die Forschung speziell zur Parentifizierung (Verbreitung/Epidemiologie, Risiko- und Schutzfaktoren, Diagnostik, Auswirkungen auf die weitere Entwicklung).

Anhand literarischer und klinischer Fallbeispiele wird deutlich, dass »Parentifizierung« eine besondere Last für die Betroffenen darstellt – oft unbewusst und unerkannt –, aber auch eine Chance für die weitere Entwicklung der Kinder sein kann, welche die Verantwortung trugen. Betroffene sind oft besonders sensibel, feinfühlig, psychisch differenziert und fürsorglich und können ein erfülltes Leben führen, sofern sie lernen, nicht nur anderen, sondern auch sich selbst gerecht zu werden. Wichtig ist dabei auch die Auseinandersetzung mit der eigenen »dunklen Seite«: Zum Überleben mussten die Betroffenen nicht nur ihre Gefühle, Wünsche und Bedürfnisse »wegpacken« (oder konnten sie gar nicht erst entstehen lassen), sie mussten zudem all ihre negativen Gefühle gegenüber ihren als schwach erlebten Eltern abspalten, also oft Enttäuschung, Schmerz, Verzweiflung oder Scham, aber auch ohnmächtige, oft beängstigend starke Wut verleugnen, darüber, dass es kaum oder sogar nie um sie selbst ging und sie sich immer an die Bedürfnisse anderer anpassen oder sich diesen sogar unterwerfen mussten.

Dies kann neben »Selbstverlust« und Depressionen auch Beziehungsprobleme mit sich bringen: Manche Betroffene sind z.B. so extrem damit ausgelastet, ihren bedürftigen Eltern »zu Diensten« zu sein, dass sie gar nicht dazu kommen, ihr privates Beziehungs- und Liebesleben zu pflegen. Möglich ist aber auch, dass Betroffene gar nicht merken, dass sie – unbeabsichtigt – vielleicht selbst in anderen Beziehungen (z.B. zu Partner:in, Kindern, Freund:innen) die Grenzen anderer Menschen überstrapazieren. Ein anderes Problem kann sein, dass Betroffene als Mutter oder Vater so sehr damit befasst sind, zu verhindern, dass ihre Kinder sich so vernachlässigt und überfordert fühlen könnten, wie sie sich selbst als Kinder gefühlt haben, dass sie »zu viel« für ihre Kinder tun und es so – unbeabsichtigt – ihren Kindern erschweren, die eigene Selbstregulation und Autonomie zu entwickeln und Ängste zu überwinden.

Im Fokus des Buches stehen insofern sowohl die Probleme als auch die besonderen Ressourcen Betroffener, ihre Entwicklungsgeschichte und ihre Möglichkeiten, etwas zu verändern – durch Selbsthilfe oder etwa eine Psychotherapie. Besondere Beachtung finden die aktuellen Beziehungen von Erwachsenen, die als parentifizierte Kinder aufgewachsen sind, zu ihren Partnern, Eltern und Kindern sowie ihre berufliche Lage. Das Buch vereint in allgemeinverständlicher Sprache entwicklungs- und familienpsychologische Grundlagenforschung mit klinischer Forschung und therapeutischer Praxis und richtet sich sowohl an (angehende) Psychotherapeut:innen (besonders aus der Systemischen Therapie und der Psychodynamischen Therapie, aber auch aus anderen Richtungen wie der Verhaltenstherapie), Studierende und Fachleute (Psychologie, Soziale Arbeit, Medizin, insbesondere Psychiatrie, Psychosomatik, Kinder- und Jugendpsychiatrie) als auch an interessierte Laien bzw. Betroffene.

Ziel dieses Buches ist es, Theorie und empirische Forschung zum Thema »Parentifizierung« und ihre Bedeutung für die Psychotherapie Erwachsener zusammenzufassen und Implikationen für die klinische Arbeit mit Betroffenen abzuleiten. Wichtig für solch ein Buch sind Fallbeispiele. In Kapitel 10 werden zwei längere therapeutische Fallgeschichten dargestellt, deren Publikation (und soziodemographische Verfremdung) mit den betreffenden Patient:innen abgesprochen und von ihnen genehmigt wurde. Es werden auch kurze Fallvignetten in den Text eingestreut, die ebenfalls auf klinischen Erfahrungen beruhen, aber zum Teil aus verschiedenen Fällen kombiniert und verfremdet wurden, sowie einige literarische Texte zum Thema.

Ich danke allen Patient:innen ganz herzlich – sowohl denjenigen, die mir die Publikation längerer Fallgeschichten gestattet haben, als auch denjenigen, von denen kleine, soziodemographisch völlig verfremdete und nicht zuzuordnende Mikrovignetten verwendet wurden. Mein Dank geht auch an Ulrike Albrecht vom Verlag Klett-Cotta für die gute Betreuung und Zusammenarbeit. Und ich danke Thomas Reichert für seine im Auftrag des Klett-Cotta Verlags durchgeführte sehr sorgfältige Lektoratsarbeit. Für alle Fehler und Ungenauigkeiten, die der Text dennoch noch enthalten könnte, bin ich als Autorin natürlich verantwortlich.

KAPITEL 2

Theoriegeschichte und Begriffsklärung des Konzepts »Parentifizierung«

Bei der psychotherapeutischen Arbeit generell und der Selbsterfahrung mancher Therapeut:innen ist ein bestimmtes Muster häufig anzutreffen: Die betroffene Person fühlt sich sehr verantwortlich für andere Menschen, ist hochsensibel für die Nöte und Bedürfnisse anderer, kümmert sich engagiert um andere – doch dieser Mensch ist gleichzeitig in Gefahr, sich selbst zu verlieren, da der Fokus ganz auf den anderen liegt, aber eigene Befindlichkeiten und Grundbedürfnisse oft gar nicht wahrgenommen werden. Erschöpfung, Burn-out und Depressionen sind nicht selten. Bei der klinischen Arbeit mit Betroffenen wird deutlich, dass dieses *»Fühl-Denk-Verhaltensmuster«* bereits in der Kindheit entstanden ist und oft so tief (ich-synton) verankert ist, dass den Betreffenden zum Teil gar nicht bewusst ist, dass dieses Muster existiert oder aber wie stark das eigene Leben dadurch geprägt ist.

Manche Autor:innen sprechen davon, dass Eltern ihre Kinder aktiv in eine solche Rolle drängen würden: »Parentifizierung findet statt, wenn ein Kind gezwungen wird, die Rolle eines Erwachsenen zu übernehmen. Viele Kinder werden in Rollen gedrängt wie die, die Fürsorgeperson für jüngere Geschwister zu sein oder die des Schiedsrichters in den Streitereien der Eltern.« (Goodman, 2020; Übers. K. v. S.)[1] Doch das unterstellt den Eltern, sie hätten Zwang ausgeübt und sich aktiv problematisch dem Kind gegenüber verhalten. Auch das gibt es – aber in der Mehrzahl der Fälle scheinen die Eltern eher überfordert als böswillig zu sein. Das Muster entsteht aufseiten der Parentifizierten meist als Anpassungsleistung an ein familiäres Umfeld, das geprägt ist durch Eltern, die ihre Kinder in der Regel lieben und das Beste für sie wollen, aber selbst so stark belastet sind, dass es ihnen – manchmal, häufig oder immer – an Kraft fehlt, hinreichend gut für ihre Kinder zu sorgen. Die Kinder wachsen auf im Kontext von emotionaler (und manchmal auch physischer) Vernachläs-

1 »Parentification is when a child is forced to take on the role of an adult. Many children get pushed into the role of caretaker for their younger siblings or become the referee in their parent's arguments.«

sigung. Das ist aber oft weder den Eltern noch den Kindern bewusst, da der Fokus allein auf dem (oder den) belasteten Elternteil(en) liegt.

Solch ein Muster wurde schon frühzeitig von manchen Psychoanalytiker:innen beschrieben. Später wurde im Kontext von Familientherapie und Systemischer Therapie der Begriff *Parentifizierung (parentification)* geprägt. Der Begriff ist bisher primär in der Systemischen Therapie und Familientherapie geläufig und er wird meist nur auf Kinder angewendet, die akut in diesem Muster leben (müssen). Mir scheint, dass ein »parentifiziertes« Muster aber häufig auch bei erwachsenen Patient:innen vorliegt – insbesondere bei solchen, die zu Burn-out und/oder (rezidivierenden) Depressionen neigen. Doch im Kontext der Richtlinientherapie Erwachsener scheint der Begriff und seine Bedeutung noch wenig bekannt zu sein. Das ist erstaunlich – umso mehr, als gar nicht selten Psychotherapeut:innen und Vertreter:innen anderer psychosozialer oder Heilberufe selbst auch solch ein Muster aufweisen.

2.1 Theoriegeschichte des Konzepts »Parentifizierung«

Der Begriff der »Parentifizierung« existiert schon sehr lange – hat bisher in Forschung und Lehre aber nur begrenzt Beachtung gefunden.

2.1.1 Erste psychoanalytische Beschreibungen des Phänomens

Parentifizierungsprozesse wurden bereits von Psychoanalytiker:innen beschrieben, lange bevor der Fachbegriff »Parentifizierung« geprägt wurde: Alfred Adler bemerkte 1931, dass Kinder – besonders Erstgeborene – »gerne die Rolle der Ersatzeltern übernehmen« (zit. n. Hausser, 2013, S. 19). Sandor Ferenczi beschrieb 1933 in seinem Artikel zur »Sprachverwirrung zwischen Erwachsenem und Kind«, dass Kinder durch elterliche Übergriffe wie sexuellen Missbrauch und Gewalt verstört werden können – aber auch durch einen »Terrorismus des Leidens« (ebd., S. 10): »Eine ihr Leiden klagende Mutter« (ebd.) könne sich so (unabsichtlich) im Kind »eine lebenslängliche Pflegerin« und Trösterin schaffen (ebd.). Er wies auch darauf hin, dass bedürftige Elternteile sich vom Kind nähmen, was ihnen nützt, und gekränkt oder wütend seien, wenn das Kind sich entferne, und nannte das »Aussaugen« oder »Annexion« der kindlichen Lebendigkeit (Ferenczi, 1985, S. 124 f.). Schmideberg postulierte 1948, frühe interpersonelle Deprivation könne das Risiko erhöhen, dass Betroffene unbewusst ihre Kinder als Elternfiguren betrachteten. Margaret Mahler und Rabinovitch beobachteten 1956, dass manche Kinder »unnatürliche« Rollen übernähmen – z. B.

»Stoßdämpfer/Prellbock« (buffer), »Pfand/Bauernopfer« (pawn) oder »Vertrauter« (confidante) –, um gefährdete Familienbande zu stärken. Anna Freud spekulierte 1956 darüber, dass Scheidung oft ein Rollenvakuum hinterlasse, das durch ein Kind gefüllt werde (alle zit. n. Jurkovic, 2015, S. xi – xii).

Einen ähnlichen Prozess beschreibt Alice Miller in ihrem Buch *Das Drama des begabten Kindes* (Miller, 1979). Es sei der Wunsch des Kindes, als Zentrum der eigenen Aktivität gesehen, beachtet und ernst genommen zu werden. Die Erfüllung dieses Bedürfnisses sei zur Bildung eines gesunden Selbstgefühls und Selbstbewusstseins unerlässlich. Im Idealfall spiegele die Mutter die kindlichen Gefühle. So werde es für das Kind möglich, auch negative Affekte (Ängste, Zorn, Trauer etc.) ohne Verlustangst auszuleben, so dass das Kleinkind ein *gesundes Selbstempfinden* entwickele. Das Kind spüre die bewussten und unbewussten *Wünsche der Eltern* und passe sich ihnen an, um sich die zum Überleben notwendige elterliche Aufmerksamkeit zu sichern. Dabei müsse es bisweilen eigene Bedürfnisse verleugnen. *Die äußerlichen Anforderungen* (z. B. Leistung, Attraktivität) würden als Introjekte verinnerlicht und abgespalten. Diese Abspaltung lebe im Menschen unbewusst fort und bestimme sein Verhalten (u. a. Neid) mit. Aus ihr ergebe sich der für *narzisstische Menschen* typische ambivalente Zustand: ein Pendeln zwischen *Depression* und *Grandiositätsgefühl*. »Begabte Kinder« seien für diese Störungen anfälliger als »normale« Kinder, weil sie ihre Umwelt und das eigene Verhalten besonders konzentriert analysierten. Bemerke das Kind Unterschiede zwischen dem, was es spüre, und dem, was ihm vermittelt werde, reagiere es meistens damit, dass es einen »Fehler« bei sich selber suche, und auf diese Weise »lerne« es, dass die eigene Wahrnehmung nicht richtig sein könne – ein Mangel an Selbstwertgefühl (Kleinheitsgefühl) sei die Folge.

2.1.2 Erste familientherapeutisch-systemische Beschreibungen

Familientherapeut:innen haben unterschiedliche systemische Beziehungsdynamiken und Muster beschrieben, wie »transgenerationale Weitergabe«, »Triangulierung« oder Grenzen und Grenzverletzungen (Byng-Hall, 2002). Bedeutsame Verletzungen der Generationsgrenzen zeigen sich in den Mustern »child-as-parent« (Kind als Elternteil), »child-as-mate« (Kind als Partner) und »spouse-as-parent« (Partner als Elternteil) (Boszormenyi-Nagy & Spark, 2006; Minuchin, 1974).

Richter (1975) beschreibt ähnliche Rollen, die Kindern von ihren Eltern zugeschrieben würden, wie »Kind als Substitut für eine Elternfigur«, als »Gatten-Substitut«, als Substitut für eine Geschwister-Figur oder als Substitut für Aspekte des elterlichen Selbst (Abbild, ideales Selbst, negative Identität). Je mehr Eltern unter eigenen ungelösten Konflikten litten, desto stärker würden sich die affektiven Bedürfnisse der Eltern auf das Kind auswirken.

Brody und Spark (1966) beschrieben den »Lastenträger« (burden bearer) der Familie und Ackerman fokussierte 1966 auf den »Familienheiler [family healer], der Rollen als Friedensstifter [peacemaker], Beschützer [protector] [...] Familien-Arzt [family doctor] übernimmt«[2] (S. 83; beide zit. n. Chase, 1999b, jeweils S. 8).

Minuchin et al. (1967) arbeiteten therapeutisch mit Familien mit delinquenten Kindern in New Yorker Ghettos. Sie beschrieben die Rolle von »parental children« (»Kindern als Eltern«), deren Eltern oder Geschwister implizit oder explizit von ihnen erwarteten, dass sie elterliche Aufgaben in der Familie übernahmen. Häufig waren es Familien mit abwesenden oder nicht hinreichend funktionierenden Vätern und überforderten Müttern. In der Konzeptualisierung der strukturellen Familientherapie geht das einher mit einer Verletzung der Generationsgrenzen: »Parental children« können unangemessen stark mit dem elterlichen Subsystem zu tun haben und aus dem Geschwister-Subsystem ausgeschlossen sein (Minuchin, 1974). Minuchins Arbeitsgruppe war die erste, die das Phänomen depathologisierte und darauf hinwies, dass das Leben als »parental child« auch eine adaptive Seiten haben kann, sofern die elterliche Verantwortung von mehreren Geschwistern geteilt wird, das einzelne Kind nicht überfordert wird und es Anerkennung für seine Anstrengungen erhält. Doch sie betonte auch, dass es bei zu starker Rollenumkehr und Verwischung der Generationsgrenzen zu problematischen Entwicklungen komme.

Im Rahmen ihres transgenerationalen, kontextuellen Familientherapie-Ansatzes haben Boszormenyi-Nagy und Spark erstmals 1973 den Begriff »Parentifizierung« (parentification) geprägt, verstanden als »die subjektive Verzerrung einer Beziehung – so als stelle der Ehepartner oder gar eines der Kinder einen Elternteil dar« (Boszormenyi-Nagy & Spark, 2006, S. 209). Sie wird verstanden als universelles Element von Familien, das pathologische Formen annehmen kann, aber nicht immer pathologisch sein muss. Ihre *dialektisch-relationale Theorie* nimmt an, dass individuelle und Beziehungsentwicklung zwei Seiten derselben Medaille sind und dass Parentifizierung nicht nur als offene Rollenzuschreibung existiert, sondern auch implizite, unsichtbare (invisible) Aspekte hat. Parentifizierung solle im *Mehrgenerationskontext* gesehen werden: Eltern, die ihrerseits als Kinder vernachlässigt und womöglich parentifiziert wurden, neigen oft (unbewusst) dazu, ihr »Konto auszugleichen«, indem sie versuchen, Zuwendung bei ihren Kindern zu erhalten (Boszormenyi-Nagy & Spark, 2006; Chase, 1999b).

---

2 »*family healer* who takes on the role of peacemaker, protector [...] *family doctor*«.

Karpel (1976) spricht vom »loyalen Objekt« und davon, dass im Parentifizierungs-Prozess der »Ausgebeutete« durch *Loyalität* an den »Ausbeuter« gebunden bleibt. Auch Boszormenyi-Nagy und Spark verweisen darauf, dass betroffene Kinder, die oft selbst nicht angemessen beeltert wurden, ausgebeutet werden – aber gleichzeitig kooperieren und sich zur Verfügung stellen, um den Eltern zu helfen.

> »Wenn Parentifizierung pathologische Ausmaße annimmt, wiederholen Eltern(teile) oft unwissend schmerzhafte und missbräuchliche Muster aus ihrer eigenen Kindheit und legen so die Grundlage dafür, dass nachfolgende Generationen dasselbe tun werden. In diesem Prozess werden die intrinsische Loyalität, Sorge und das Vertrauen der Kinder ausgebeutet, oft in ungeheurem Maß. Insofern ist Parentifizierung ein multivalentes Konstrukt, das individuelle, transaktionale und existentiell-ethische Aspekte hat.« (Jurkovic, 2015, S. xiii)[3]

Klinische Beschreibungen

Frühe klinische Beschreibungen von Parentifizierungsprozessen beziehen sich auf Familien mit als schizophren diagnostizierten Mitgliedern, die familientherapeutisch behandelt wurden (Übersicht bei Chase, 1999b; z. B. Stierlin, 1974). Aus der qualitativen Analyse von fünf betroffenen Familien leitet Karpel (1976) je zwei elterliche (»failure of parenting« [elterliches Versagen]; gravierende Partnerschaftsprobleme) und kindliche Faktoren ab (»capacity for concern« [Fürsorge-Bereitschaft]; »readyness for responsibility« [Bereitschaft zu Verantwortungsübernahme]), deren Interaktion zu Parentifizierung führen kann. Es wird betont: »[…] Parentifizierung repräsentiert eine Verkettung sozialer Prozesse, nicht die Handlungen oder die Initiative einer einzelnen Person […] sie persistiert als eine verdeckte organisierende Struktur, die die offeneren Familieninteraktionen prägt« (S. 181).[4] In ersten kontrollierten Studien zu Parentifizierung und Schizophrenie erwies sich nicht »child-as-parent« (Kind-als-Elternteil) als Risikofaktor, sondern »child-as-mate« (Kind-als-Partner:in) und »sexualized bonds« (sexualisierte Bindungen) zwischen Eltern und Kindern, was auf sexuellen Missbrauch hinzudeuten scheint (Chase, 1999b).

Die umfangreichste Forschungs- und klinische Tradition, die sich mit Parentifizie-

3 »When parentification assumes pathological proportions, parents are often unwittingly replaying painful and abusive scripts from their own childhood and setting the stage for succeeding generations to do the same. In the process, their children's intrinsic loyality, concern, and trust are exploited, often egregiously. Thus, parentification is a multivalent construct that has individual, transactional, and existential-ethical referents.«

4 »[…] parentification represents a chain of social processes, not the acts or initiative of any one person […] it persists as a covert organizing structure, shaping more overt family interactions.«

rung befasst, bezieht sich auf *»(Adult) Children Of Alcoholics ([A]COA)«*. Fast alle Studien zu Alkoholabhängigkeit und Familie thematisieren implizit oder explizit *»Co-Abhängigkeit« (co-dependency)* und Parentifizierung (Chase, 1999b). COA-Rollen wie z. B., dass das Kind versucht, den alkoholabhängigen Elternteil zu beschützen, oder dass das Kind sich rebellisch oder abhängig verhält, um den erkrankten Elternteil dazu »einzuladen«, wieder das Kind zu beeltern, können im Kontext von Parentifizierung verstanden werden (Chase, 1999b; Karpel, 1976; Stierlin, 1974). Der Forschungsstand wird in Kapitel 6.2.1 zusammengefasst.

2.1.3 Buchpublikationen zur Parentifizierung

Bisher liegen im deutschen Sprachraum zum Thema »Parentifizierung« nur drei kurze, nicht-empirische Examensarbeiten aus der Sozialen Arbeit und der Psychologie vor (Blum, 2012; Ehrlichmann, 2017; Hilker, 2018), zudem zwei empirische Dissertationen (Hausser, 2013; Neuerburg, 2024), einzelne Artikel mit klinischen Fallgeschichten (Graf & Frank, 2001; Polz, 2018) sowie ein *Kinderfachbuch über vertauschte Eltern-Kind-Rollen* (Hendrich & Rode, 2022).

Im englischen Sprachraum dagegen existieren empirisch fundierte Fachbücher zu »Theory, research, and treatment of parentification«, die jedoch über 20 Jahre alt sind und ihren Fokus auf akut betroffene Kinder legen, weniger auf Erwachsene mit Parentifizierungs-Geschichte, so das Herausgeberwerk von Chase (1999a) und das Buch von Jurkovic aus dem Jahr 1997, das 2015 erneut unverändert als Paperback herausgegeben wurde. Deshalb berücksichtigt das umfangreiche Literaturverzeichnis von Jurkovic (2015) nur Literatur bis zur Mitte der 1990er Jahre. In der *Encyclopedia of Adolescence* widmet sich ein Eintrag dem Thema (Hooper, 2017).

Neuere Selbsthilfe-Bücher der US-Therapeutin Gibson (2024a, Gibson, 2024b) zum Thema *Adult children of emotionally immature parents* richten sich an betroffene – ehemals parentifizierte – Erwachsene, deren Heilung befördert werden soll. Allerdings werden in Gibsons Büchern die Eltern generell entwertend als »emotional unreif« beschrieben; z. B. heißt es von einem Vater, er habe sich emotional »auf der Stufe eines zu groß geratenen Kleinkindes« befunden (Gibson, 2019, S. 9). Die pauschale Entwertung von Eltern halte ich für unangemessen. Dennoch beschreibt Gibson das Erleben betroffener Kinder recht präzise, weshalb ich in der Folge ihre Bücher berücksichtige (Kap. 5.1). Aus den USA liegen auch Internet-Beiträge mit Selbsthilfe-Hintergrund zum Thema vor (z. B. Goodman, 2020). Und natürlich gibt es auch einen Wikipedia-Eintrag zum Thema: https://de.wikipedia.org/wiki/Parentifizierung (Zugriff: 7. 10. 2025).

Während nur wenige Arbeiten explizit auf Parentifizierung im engeren Sinn fokussieren (häufiger auf Kinder, seltener auf ehemals parentifizierte Erwachsene), so existiert doch gleichzeitig fast schon unübersehbar viel Fachliteratur, die im weiteren Sinn relevant ist und aus ganz unterschiedlichen Kontexten kommt, die oft keinen expliziten Bezug zur Forschungstradition zur Parentifizierung haben (s. auch Jurkovic, 2015). Auf die hier besprochenen Varianten besonders belasteter Familien wird in Kapitel 6 eingegangen: auf die Situation von Erwachsenen, die als Kinder von psychisch oder somatisch kranken Eltern oder von Eltern, die durch Kriege und Verfolgung traumatisiert wurden (z.B. Kriegskinder, Opfer der Shoah, Vertriebene und Flüchtlinge), aufgewachsen. Dabei orientiere ich mich an folgender These von Jurkovic (2015):

> »[...] pathologische Parentifizierung ist eine abgrenzbare Misshandlungs-Kategorie, die für sich steht. [...] Gravierende Varianten von Parentifizierung können spezifische Ätiologien, Auswirkungen, transgenerationale Weitergabe-Muster und Behandlungsergebnisse zeigen« (S. xx)[5]

Im Fokus dieses Buches stehen betroffene Erwachsene – deren Betroffenheit oftmals weder ihnen selbst bewusst ist noch von Therapeut:innen erkannt wird. Aber es geht auch um betroffene Erwachsene in ihrer (potenziellen) Elternrolle, also um die transgenerationale Weitergabe und das Stoppen problematischer Transmissionen, die Auswirkungen auf Partnerschaften, das Berufsleben und die Beziehungen zu alten Eltern.

2.2 Begriffsklärung und Definitionen von »Parentifizierung« und verwandten Konzepten

Der Terminus »Parentifizierung« wird bisher nicht einheitlich, sondern ziemlich variabel verwendet und konzeptualisiert. Es existiert eine Vielzahl verwandter Begriffe, die manchmal synonym, manchmal aber auch graduell anders gemeint sind und verwendet werden. In diesem Abschnitt werden die relevanten Begriffe definiert.

5 »[...] pathological parentification is a discriminable category of maltreatment in its own right. [...] severe forms of parentification may have specific etiologies, sequelae, intergenerational transmission patterns, and treatment responses.«

2.2.1 Parentifizierung: Definition und Begriffsklärung

Der Begriff »Parentifizierung« (parentification) leitet sich aus zwei lateinischen Wörtern ab: »parentes« (Eltern) und »facere« (machen). Das Konzept wurde erstmals von Minuchin et al. (1967) beschrieben und von Boszormenyi-Nagy und Spark (2006) definiert als (temporäre oder konstante) »subjektive Verzerrung einer Beziehung – so, als stellte der Ehepartner oder gar eines der Kinder einen Elternteil dar« (S. 209). Solch ein Muster schütze Elternteile vor emotionaler Überforderung, denen es zum gegebenen Zeitpunkt an erwachsenen/elterlichen Qualitäten mangele. Es können sowohl Partner:innen als auch Kinder parentifiziert werden. Die Rollenumkehr kann schon in der Säuglingszeit gebahnt werden und kostet Kinder oft enorme Kraft (Boszormenyi-Nagy & Spark, 2006; Hausser, 2013).

Im Folgenden werden Definitionen von »Parentifizierung« nach Hooper sowie Boszormeny-Nagy & Spark wiedergegeben:

> »Parentifizierung ist eine Art von Rollenumkehr, die mit einer Störung der (Generations-)Grenzen und einer Hierarchieumkehr zwischen Eltern und anderen Familienmitgliedern einhergeht, bei der Heranwachsende Verantwortung für die Herkunftsfamilie in einem Maß übernehmen, die ihrem Entwicklungsstand nicht angemessen ist« (Hooper, 2007, zit. n. Hooper, 2011, S. 2024)[6]

> »Wenn Eltern aufgrund eigener schwerer Vernachlässigung oder anderer Traumatisierungen nicht in der Lage sind, die zentralen Bedürfnisse ihrer Kinder wahrzunehmen und es auch sonst niemand tut, bleibt betroffenen Kindern – um die Bindungsbeziehung zum Elternteil zu schützen – keine andere Möglichkeit, als selbst in einer *Rollenumkehr* zum fürsorglichen ›Elternteil‹ zu werden. Solch eine Rollenumkehr erhöht das Risiko für psychische Probleme, fördert manchmal aber auch die Entwicklung besonderer Kompetenzen.« (Sydow, 2015, S. 49, orientiert an Boszormeny-Nagy & Spark, 2006.)

Parentifizierung selbst ist *keine* offizielle *Diagnose* in den *klinischen Klassifikationssystemen ICD-10, ICD-11 oder DSM-5*, eher ein Deskriptionsmerkmal potenziell problematischer Familiendynamiken. Allerdings lassen sich in den Anhängen der Klassifikationssysteme assoziierte familiäre Probleme abbilden. Im *Multiaxialen*

---

6 »Parentification is a type of role reversal, boundary distortion, and inverted hierarchy between parents and other family members in which adolescents assume developmentally inappropriate levels of responsibility in the family of origin […].«

Klassifikationsschema für psychische Störungen des Kindes- und Jugendalters (*MAS*) werden auf Achse 5 »Assoziierte aktuelle abnorme psychosoziale Umstände« abgebildet, orientiert an den Ziffern Z55–Z65 des ICD-10-Anhangs, d.h. auch hier wird »Parentifizierung« nicht explizit gelistet, aber verwandte Umstände (Remschmidt et al., 2012).

Die »Diagnose« von Parentifizierung erfolgt in der Forschung in der Regel über Selbstbeurteilungsfragebögen (s. Kap. 4.1). Doch die klinische Erfahrung zeigt, dass längst nicht allen Erwachsenen mit massiver Parentifizierung diese z.B. zu Beginn einer Therapie bewusst ist. Insofern wird das Problem auf diese Weise wahrscheinlich unterschätzt (s. Kap. 5.2).

Folgende Definitionen sind im Hinblick auf »Parentifizierung« wichtig:

Parentifizierte Kinder (parentified children) »agieren als Eltern ihrer Eltern und erfüllen diese Rolle auf Kosten ihrer eigenen Entwicklungsbedürfnisse und -ziele. Mit unheimlicher Sensibilität sind diese Kinder eingestimmt auf die Stimmungen, Wünsche, Verletzlichkeiten und Eigenheiten ihrer Eltern. [...] Betroffene Kinder sind sich aller elterlichen Sorgen um Geld, Liebe oder Gesundheit bewusst und tragen in sich die intensive, manchmal sogar überwältigende Hoffnung, dass sie von Nutzen sein können, als Retter oder Ähnliches. Dennoch bleiben Eltern oft blind gegenüber den Anstrengungen des Kindes.« (Chase, 1999a, S. X); Übers. K. v. S.)[7]

Parentifizierung (parentification) in der Familie »beeinhaltet eine funktionelle und/oder emotionale Rollenumkehr, in der das Kind eigene Bedürfnisse nach Aufmerksamkeit, Trost, Unterstützung opfert, um sich anzupassen an und Fürsorge zu leisten für logistische und emotionale Bedürfnisse der Eltern. Weil Kinder auf ihre Eltern angewiesen sind, lernen sie sehr bereitwillig, was ihre Eltern brauchen. Das Sich-Einstellen auf elterliche Bedürfnisse ist nicht inhärent problematisch und es kann auf gesunde Weise dem Kind helfen, Sensibilität für die Bedürfnisse anderer zu entwickeln. Negativ kann jedoch sein, dass Eltern die kindliche Bereitschaft, sie zu unterstützen, gravierend ausbeuten. In Extrem-

7 »[...] are parents to their parents, and fulfill this role at the expense of their own developmentally appropriate needs and persuits. With unscanny sensibilities, these children are attuned to their parents' moods, wishes, vulnerabilities, and nuances. [...] Children are aware of their parents' stresses about money, about love, and about health, and these children bear a passionate hope to the point of being overwhelmed, that they can be of use: saviors, of sorts. Yet, parents often remain blind to their child's efforts.«

fällen [...] könnte das parentifizierte Kind lernen, dass seine Bedürfnisse weniger wichtig sind als die von anderen, oder es könnte aller Energie und Zeit für die eigene Entwicklung beraubt werden« – für alle eigenen Anliegen in der Kindheit oder später auch im Erwachsenenalter (Chase, 1999b, S. 5 f.; Übers. K. v. S.).[8]

Differenzieren lassen sich beobachtbares *Interaktions-Verhalten* zwischen Eltern(teilen) und Kindern in einer Familie, *internalisierte Muster,* die unter Umständen lebenslang bedeutsam sind, sowie *transgenerationale Muster* (Chase, 1999a; s. Kap. 3.2.5, 3.4.2). Verschiedene Autor:innen beschreiben unterschiedliche Varianten von Parentifizierung, auf die in der Folge näher eingegangen wird (Byng-Hall, 2008; Chase, 1999a; Dariotis et al., 2023; Jurkovic, 2015; Jurkovic et al., 2001).

2.2.2 Emotionale vs. instrumentelle Parentifizierung

Orientiert an der Funktion der Parentifizierung wird zwischen *emotionaler* und *instrumenteller Parentifizierung* unterschieden.

Instrumentelle Parentifizierung bedeutet, dass ein Kind »erwachsene« Aufgaben im Haushalt, in der Fürsorge für jüngere Geschwister, in der Krankenpflege gegenüber erkrankten Elternteilen oder Geschwistern oder beim Geldverdienen übernimmt.

Dagegen fokussiert *emotionale Parentifizierung* (auch *verdeckte (covert) Parentifizierung* genannt) den emotionalen Prozess, der Kinder sich für Erwachsene (oder in extremer Weise für Geschwister) verantwortlich fühlen lässt. Sie kann sich z. B. darin zeigen, dass Kinder sich verantwortlich fühlen, Elternteile zu trösten, auf sie aufzupassen, dass sie als Vertraute von Elternteilen oder als Friedensstifter (»peacemaker«) zwischen zerstrittenen Eltern agieren (Dariotis et al., 2023). Es wird angenommen, dass emotionale Parentifizierung belastender und somit bedeutsamer für die kindliche Entwicklung ist als instrumentelle Parentifizierung, da sie die kindlichen emotionalen Grenzen überschreiten könne, Loyalitätskonflikte und Abgrenzungspro-

8 »[...] entails a functional and/or emotional role reversal in which the child sacrifices his or her own needs for attention, comfort, and guidance in order to accommodate and care for logistical or emotional needs of the parents. Because children need their parents, children learn readily to respond to what the parents need. Responsiveness to parental need is not inherently problematic, and in fact, in a healthy sense, it helps the child develop sensitivities and reciprocity with others. In the worse sense, however, exacting such ›responsiveness‹ from one's children may be gravely exploitive of them. In extreme cases [...] the parentified child may learn in this process that her needs are of less importance than those of others, or may actually be depleted of energy and time.«

bleme zur Folge haben könne. Oft tritt aber auch beides zusammen auf (Byng-Hall, 2008; Jurkovic, 2015; Hooper, 2017; McMahon & Luthar, 2007; Minuchin et al., 1967; Sessions & Jurkovic, 1986).

2.2.3 Differenzierung nach der übernommenen Rolle: Eltern-, geschwister- oder partner-fokussierte Parentifizierung

Hier wird danach unterschieden, ob das Kind die Rolle eines Elternteils gegenüber Vater oder Mutter übernimmt (parent-focused), einem Geschwisterkind gegenüber (sibling-focused) oder ob es Elternteilen gegenüber eine Partner-Rolle einnimmt (spouse-focused). Allerdings schließen sich funktionsbasierte und rollenbasierte Ansätze von Parentifikation nicht wechselseitig aus, da z. B. eltern-fokussierte Parentifizierung sowohl emotionale als auch instrumentelle Unterstützung implizieren kann (Dariotis et al., 2023).

2.2.4 Parentifizierung als »pathogener/destruktiver« oder »adaptiver« Prozess

Parentifizierung geschieht immer und in allen Familien: Alle Eltern haben explizite und implizite Erwartungen an ihre Kinder, wollen, dass diese in der Familie mithelfen, und alle Eltern haben auch mal Krisen, Erkrankungen und häufig auch psychische Probleme. Orientiert am Konzept der *Kindlichen Verantwortlichkeit (filial responsibility)* wird zwischen folgenden Aspekten (mit vermutlich gleitenden Übergängen) unterschieden (Boszormenyi-Nagy & Spark, 2006; Jurkovic, 2015):

- *Adaptive Parentifizierung*: moderate, entwicklungsangemessene kindliche instrumentelle oder emotionale Fürsorge-Rollen als *normaler* Bestandteil der Entwicklung.
- *Ressourcen-fördernde Aspekte von Parentifizierung.*
- *Destruktive* oder *pathogene Parentifizierung:* Entwicklungsunangemessene Verantwortlichkeiten, die dem Kind/Jugendlichen »zu viel« abverlangen.
- *Infantilisierung:* Den Kindern wird zu wenig Verantwortlichkeit abverlangt.

Die beiden letzten Punkte sind mit Entwicklungsrisiken assoziiert.

Die Annahme, dass sich die Bewältigung moderater Herausforderungen positiv auf die Entwicklung auswirken kann, findet sich nicht nur in dem multidimensionalen Modell von Jurkovic (2015), sondern auch in der *Steeling-effect-(Stählungseffekt-)*

Theorie, die postuliert, frühere Erfahrungen mit moderatem Stress könnten langfristig zu höherer Resilienz und Widerstandsfähigkeit führen (Rutter, 2012).

Parentifizierung muss nicht negativ sein, sofern die Entwicklungsmöglichkeiten des Kindes nicht eingeschränkt werden und Familienangehörige Überforderten beistehen. Bedeutsam für die Einschätzung sind immer differenzierende Aspekte (z. B. Dauer der parentifizierten Phase. Werden die Eigenarten des Kindes berücksichtigt? Können Aufgaben abgelehnt werden? Kultureller Kontext; Chase, 1999a, Chase 1999b). Viele Heranwachsende übernehmen erwachsene Rollen und Verantwortlichkeiten, was auch notwendige und wünschenswerte Entwicklungsschritte sein können (Boszormenyi-Nagy & Spark, 2006; Minuchin, 1974).

Aus entwicklungspsychologischer Sicht ist ein mäßiger, supervidierter Grad an Fürsorge-Verhalten Teil der normalen Entwicklung und assoziiert mit positiven Langzeit-Effekten für die Persönlichkeitsentwicklung (Hooper, 2017). Wenn die kindliche Bereitschaft, Aufgaben zu übernehmen, von den Erwachsenen lobend anerkannt wird, kann das parentifizierte Kind Zuwächse an Selbstbewusstsein, Empathie, Fürsorglichkeit, Verantwortungsgefühl und psychischer Resilienz erlangen (Byng-Hall, 2008).

Destruktive Parentifizierung findet statt, wenn erwartet wird, dass Nachkommen instrumentelle oder emotionale Fürsorge in Familiensystemen leisten, die den psychischen Reifegrad der Kinder überschätzen. Die Folge kann sein, dass Kinder »ihre Kindheit verlieren«, Spontaneität, Lebhaftigkeit, Sorglosigkeit und das Spielen mit Gleichaltrigen kaum mehr stattfinden können und von Verantwortungsgefühlen verdrängt werden (Boszormenyi-Nagy & Spark, 2006; Hooper, 2017; Jurkovic, 2015). Daraus können sich Probleme bei der Persönlichkeitsentwicklung (z. B. Autonomieentwicklung, Individuation) des Kindes ergeben sowie psychische Störungen wie Depressionen entstehen (s. Kap. 4.4).

2.2.5 Parentifizierung als bewusster und/oder unbewusster/implizit gelernter Prozess, der mehr oder weniger stark internalisiert wird

Parentifizierung wird (wie auch Bindungsmuster) implizit gelernt, oft bereits in der frühen Kindheit, und ist insofern nicht immer bewusst – kann aber Betroffenen durchaus auch bewusst sein. Der Grad der Internalisierung variiert: Parentifizierung kann zu einem zentralen Teil der kindlichen Identität und seines interpersonellen Stils werden, wenn das Kind sich komplett mit der Rolle identifiziert und ein *zwanghaftes Fürsorge-Muster (compulsive caregiving)* (Bowlby, 1979, S. 139) entwickelt. Parentifizierung kann aber auch eher funktionell von einem Kind oder Jugendlichen gelebt werden, das bzw. der von den Herausforderungen eher genervt ist und sich damit weniger oder gar nicht identifiziert (Jurkovic, 2015).

2.2.6 Parentifizierung als Resultat aktiven elterlichen Handelns oder als etwas, das in überlasteten Familien unabsichtlich passiert

Einige Autor:innen beschreiben Parentifizierung als Folge von etwas, das Eltern aktiv (und möglicherweise schuldhaft) ihren Kindern abverlangen, z. B.:

> »Die emotionale Parentifizierung beschreibt [...], dass Eltern vom Kind im Sinne eines Partnerersatzes in unangemessener Weise Liebe und Zuneigung einfordern, sie in ihre persönlichen Probleme altersinadäquat einbeziehen oder sie als Friedensstifter in der Familie fungieren lassen.« (Hausser, 2013, S. 21)

Tatsächlich aber scheinen fast alle Eltern bemüht zu sein, ihre Kinder möglichst gut großzuziehen und möglichst wenig zu belasten – aber das gelingt so leider nicht immer:

A. In durch Krankheit, die Situation als Alleinerziehende mit fehlendem sozialen Rückhalt, Flucht/Migration oder/und Armut belasteten Familien bleibt den Eltern/Müttern oft nichts anderes übrig, als die Arbeitskraft ihrer Kinder intensiv zu nutzen. Die meisten dieser Eltern schmerzt es tief, dass es nicht anders geht. Und oft würdigen sie den Einsatz ihrer Kinder.

B. Eltern, die selbst in großer Bindungsunsicherheit aufgewachsen sind, womöglich traumatisiert wurden und psychische Probleme haben, die bisher vielleicht noch nicht einmal diagnostiziert und nicht ausreichend behandelt wurden, haben ebenfalls oft nicht die Ressourcen, adäquate Eltern zu sein – auch hier springen die Kinder in die Bresche. Doch hier erfolgt der Einsatz der Kinder oftmals unbemerkt und ungewürdigt, da die Eltern gar nicht in der Lage sind, sich vorzustellen, wie sich die Lage für ihre Kinder anfühlt (geringe Mentalisierung).

Die zweite Variante ist die vermutlich psychisch stärker belastende, aber oft sind beide Varianten auch vermischt. Entscheidend aber ist, dass es in beiden Fällen nicht die Absicht der Eltern ist, ihren Kindern solche Lasten auf die Schultern zu legen.

2.2.7 Sozialer Kontext und Ethik sowie weitere der »Parentifizierung« verwandte Konzepte

In manchen kulturellen Kontexten sind bestimmte fürsorgliche Aktivitäten sozial erwünscht und erwartet und werden wertgeschätzt (z. B. Fürsorge älterer Geschwister, insbesondere älterer Schwestern für kleinere Geschwister; s. Kap. 4.3.2). Doch die Ausbeutung von Kindern ist unethisch – egal, ob das in der Familie oder vom sozialen Kontext erkannt wird oder nicht (Jurkovic, 2015). Jedenfalls scheint eine offizielle »Würdigung« durch die Eltern oder Geschwister hilfreich zu sein – wenn großer Einsatz ungesehen und ungewürdigt bleibt, ist dies vermutlich besonders belastend. Ein relevanter Aspekt ist zudem, ob die Anforderungen auch abgelehnt werden können oder ob fraglos vorausgesetzt wird, dass das Kind die Aufgaben übernehmen muss (Chase, 1999a; Chase, 1999b).

Tabelle 1: Dem Konzept der »Parentifizierung« verwandte Konzepte

»Kind-als-Elternteil/Erwachsener«: »child-as-parent«; »little parent«; »parental child«; »adult-child«; »adultification«
»Kind-als-Fürsorgender«: »child carers«; »young caregivers/caregiving«
Rollenumkehr: »role reversal«
Übertretung der Generationsgrenzen (»generational boundary transgression«)
Kind als Held (»hero-child«), »Familienheld« oder »Über-Performer« (»overachiever«)
Kind als Gehetzter (»hurried child«)
»Kind-als-Partner:in«: »child-as-mate«; »Partnerfizierung«; »spousification«

Quellen: Barber & Siskowski, 2008; Becker, 2007; Boszormenyi-Nagy & Spark, 2006; Burton, 2008; Byng-Hall, 2008; Chase, 1999a; Chase 1999b; Dariotis et al., 2023; Hausser, 2013; Jay, 2018; Minuchin, 1974; Ohntrup et al., 2011; Sydow, 2015.

Wie Tabelle 1 verdeutlicht, existieren fast 20 unterschiedliche Begriffe, die alle der Parentifizierung ähnliche Prozesse beschreiben, bei denen ein Kind in eine Eltern- oder Partnerrolle zu einem Elternteil (oder Geschwistern gegenüber) gerät. Im Extremfall kann das mit sexuellem Missbrauch einhergehen. Manifester *sexueller Missbrauch* ist nicht Fokus dieses Buches.

Eine verwandte, aber etwas andere Variante ist *Partner-als-Elternteil:* »spouse-as-parent« (Boszormenyi-Nagy & Spark, 1973/2006; Minuchin, 1974). Hier gerät ein:e Partner:in in eine Elternrolle. Das ist passager völlig normal – aus Sicht der Bindungstheorie ist ja ein Austausch von »caregiving« und »caretaking« Zeichen gesunder Partnerschaften (Sydow & Seiferth, 2015). Doch in Extremfällen kann das natürlich auch zum Problem werden (s. auch Kap. 7.6.2).

KAPITEL 3

Theoretische Grundlagen: Familiäre Beziehungsmuster und intrapsychische Muster

Dieses Buch orientiert sich in theoretischer Hinsicht an einer Integration von Bindungstheorie und Familiensystemtheorie, ähnlich früheren Texten zur Parentifizierung (Chase, 1999a; Hooper, 2007, 2011, 2017). Es werden zunächst die theoretischen Grundzüge der *systemischen Bindungstheorie* skizziert – die auch *bindungstheoretische Familiensystemtheorie* genannt werden könnte (Kap. 3.1; Sydow, 2008) – und dann spezifische bindungstheoretische (Kap. 3.2) sowie systemtheoretische Aspekte (Kap. 3.3) beschrieben, die für das Phänomen »Parentifizierung« allgemein und besonders für Probleme mit pathologischer/maligner emotionaler Parentifizierung relevant zu sein scheinen, die in der Psychotherapie eine größere Rolle spielen (s. Kap. 6, 7, 10).

Alle Menschen lernen in Beziehungen Grundlegendes darüber, was die Welt für ein Ort ist, wie (un-)wichtig ihre Gefühle und Bedürfnisse sind und was von anderen Menschen zu erwarten ist. Besonders einflussreich sind die Beziehungserfahrungen der frühen Kindheit, da Säuglinge und Kleinkinder völlig abhängig von der Fürsorge ihrer Bezugspersonen und gleichzeitig ihre Gehirne extrem lernbereit und lernfähig sind. Unterschiedliche theoretische Konzepte und darauf aufbauende empirische Studien und Therapieansätze befassen sich damit, dass Interaktionserfahrungen der (frühen) Kindheit verinnerlicht werden und die späteren inneren Muster, Erwartungen an das Interaktionsverhalten von Bezugspersonen sowie das eigene Interaktionsverhalten von Kindern, Jugendlichen und Erwachsenen lebenslang prägen – aber auch lebenslang noch verändert werden können. Die wahrscheinlich wichtigsten Perspektiven sind in diesem Zusammenhang die der *Bindungstheorie* (sowie die ähnliche »Affektlogik«; Ciompi, 1994) und die *Familiensystemtheorie* (Sydow, 2015, 2018, 2024b) (s. Kap. 3.1, 3.3). Damit verwandt ist aber auch die *Psychotraumatologie* (s. Kap. 3.4, 6).

3.1 Systemische Bindungstheorie

Bindungstheorie und Familiensystemtheorie wurden zur gleichen Zeit entwickelt, fokussieren beide auf Familienbeziehungen und sind gleichermaßen relevant für die Grundlagenforschung und die klinische Psychotherapiepraxis. Zur Integration beider Ansätze gibt es eine Reihe von Publikationen (z.B. Johnson & Whiffen, 2005; Sydow, 2008; Sydow, 2017a) und mehrere systemische bzw. systemisch-integrative Therapiemanuale wie die *Emotionsfokussierte Paartherapie (EFT)*, die *Attachment Based Family Therapy (ABFT)* oder die *Multidimensionale Familientherapie (MDFT)* (s. Sydow, 2017b; Sydow, 2024c; Sydow & Borst, 2018).

Die *Bindungstheorie* ist eine wichtige und empirisch gut fundierte theoretische Perspektive in der Psychologie und Psychotherapie (Brisch, 2025; Gloger-Tippelt, 2016; Strauß & Schauenburg, 2017). Der Kinderpsychiater und Psychoanalytiker John Bowlby (1973, 1979, 1988, 2006) beobachtete, dass (kleine) Kinder auf eine Trennung von der Mutter ähnlich und vorhersehbar belastet reagieren (Protest, »Verzweiflung«, aktive Vermeidung der Mutter bei ihrer Wiederkehr). Aus seinen Beobachtungen und empirischen Forschungsarbeiten schloss er darauf, dass es ein angeborenes, biologisch adaptives Bedürfnis gibt, emotionale Sicherheit in engen Beziehungen zu suchen, das bei kleinen Kindern am stärksten ausgeprägt ist, aber lebenslang bedeutsam bleibt. Bowlby nannte diesen Komplex von Gefühlen und Verhaltensweisen *Bindungssystem*. *Bindungsverhalten* wird definiert als »die stabile Tendenz eines Individuums, Nähe zu einem oder wenigen spezifischen Individuen zu suchen und aufrechtzuerhalten, die das Potential haben, der Person physische und/oder psychologische Sicherheit zu vermitteln« (Berman & Sperling, 1994, S. 8, Übers. K. v. S.). Bowlby postulierte, dass Menschen aufgrund ihrer Erfahrungen mit ihren primären Bezugspersonen »*innere Arbeitsmodelle*« entwickeln, also »*kognitiv-affektiv-motivationale Schemata von Beziehungen*, die abgeleitet sind aus den realen Beziehungserfahrungen des Individuums« (Berman & Sperling, 1994, S. 8, Übers. u. Hervorhebungen K. v. S.). Bindungsmuster werden mit Hilfe von Fragebögen, Verhaltensbeobachtungen oder der Analyse von Interviewdaten wie dem *Adult Attachment Interview (AAI)* erfasst (Strauß & Schauenburg, 2017; Sydow, 2016). Die zentralen Annahmen der Bindungstheorie (Bowlby, 1973, S. 235) sind in das unten beschriebene integrative Modell eingegangen (s. Tab. 2).

Problematisch an der Bindungstheorie erscheint die Fokussierung auf die Mutter-Kind-Beziehung und die Vernachlässigung des weiteren Familien- und des soziokulturellen Kontexts. Die bindungstheoretische Sichtweise ist normativ und eher »defizitorientiert«. Bei unreflektiertem Umgang mit bindungstheoretischen Konzepten kann es zu vereinfachenden (und problematischen) Schuldzuweisungen an Mütter (»mother blaming«) kommen (Sydow, 2008).

Die *Familiensystemtheorie* ist (mit Kommunikationstheorie, biopsychosozialem Modell, gemäßigtem Konstruktivismus und Lösungs-/Ressourcenorientierung) die zentrale theoretische Grundlage der *Systemischen Therapie,* eines Psychotherapieverfahrens, dessen Fokus auf dem sozialen Kontext psychischer Störungen liegt und das zusätzlich zu einem Patienten bzw. einer Patientin oder mehreren Patient:innen weitere Mitglieder des relevanten sozialen Systems einbezieht und auf die Interaktionen zwischen Familienmitgliedern und sozialer Umwelt fokussiert. Psychische Störungen werden in ihren (zirkulären) Wechselbeziehungen mit der biopsychosozialen Umwelt verstanden und behandelt, besonders der sozialen Nah-Umwelt (Partnerschaft, Familie) und der weiteren Umwelt (Schule, Arbeitsplatz, Behandlungssystem, Kultur) sowie auch intrapsychischen (z. B. erhöhte innere Anspannung als Traumafolge) und biologischen Prozessen (z. B. somatische Erkrankungen). Bezugspersonen werden direkt »in vivo« (im *Mehrpersonensetting*) und/oder indirekt durch spezielle Fragen in die Behandlung einbezogen (Sydow et al., 2007; Sydow, 2024b; s. auch Kap. 7).

Kritisch gesehen werden kann an der Familiensystemtheorie (und der Systemischen Therapie), dass innere Prozesse bisher weniger theoretisch und klinisch berücksichtigt werden (Sydow, 2015; Sydow & Borst, 2018) und bisher noch wenig beachtet wird, dass *Bindungstraumata* (besonders im frühen Kindesalter; vgl. auch Kap. 3.2.3) sehr »stark gelernt« werden können und zu schwer veränderbaren neuropsychologischen Veränderungen führen können, die theoretische und klinisch-praktische Anpassungen notwendig machen (van der Kolk, 2015; Sydow, 2024c).

Die in Tabelle 2 zusammengefassten *Grundkonzepte der systemischen Bindungstheorie* orientieren sich an der Bindungstheorie/-forschung (Punkte 1–5) und an integrativen systemisch-Bindungstrauma-orientierten Positionen (Punkte 6–12).

Forschungsbezogene Implikationen werden an anderer Stelle dargestellt (s. Sydow, 2008; Sydow, 2017b), Implikationen für die Psychotherapie in Kapitel 7.

Bindungsmuster werden *implizit gelernt* und sind oft – partiell oder vollständig – *unbewusst.* Solche unbewussten Muster lassen sich nur aus dem Interaktionsverhalten von Menschen erschließen. Sie werden jedoch nicht unbedingt beim Brötchenkaufen oder am Arbeitsplatz aktualisiert, bei manchen Menschen auch dann nicht, wenn sie eine sexuelle Affaire haben. Bedeutsam werden innere Arbeitsmodelle von Bindung immer (erst) dann, wenn es beziehungsmäßig »ernst wird«, also in zentralen Beziehungen wie denen zu Eltern, Geschwistern, zu (potenziellen) Liebespartnern, in wichtigen Freundschaften und in der Beziehung zu (potenziellen) Kindern.

Tabelle 2: Grundkonzepte der systemischen Bindungstheorie

1. Bindungs- und Explorationsbedürfnisse sind angeboren, universell und lebenslang wichtig.
2. Beziehungserfahrungen der frühen Kindheit werden als *innere Arbeitsmodelle* von Bindung oder *Bindungsmuster* internalisiert. Sie neigen dazu, stabil zu bleiben, sind aber auch später noch durch neue Beziehungserfahrungen (zumindest zum Teil) veränderbar.
3. Innere Arbeitsmodelle prägen die Erwartungen an und das Verhalten in Beziehungen im Sinne selbsterfüllender Prophezeiungen bzw. eines (wohltätigen oder auch ungesunden) Wiederholungszwangs.
4. Psychische Gesundheit korreliert mit Bindungssicherheit und Beziehungsqualität. Menschen, deren Bedürfnisse nach Bindung und Exploration in der Kindheit (einigermaßen) erfüllt wurden, sind meist sozial kompetenter und psychisch stabiler.
5. Bindung hat eine intrapsychische und eine interpersonelle Dimension.
6. Intrapsychische Bindungsmodelle und interpersonelle Beziehungen stehen in einer ständigen Wechselwirkungsbeziehung.
7. *Normativität* und *Ressourcenorientierung* sind beide wichtig: Unsichere Bindungsmuster – insbesondere *Desorganisation* – erhöhen das Risiko für das Auftreten (späterer) psychopathologischer und sozialer Störungen (Strauß & Schauenburg, 2017). Gleichzeitig kann *jedes* Bindungsmuster auch als Anpassungsleistung an eine bestimmte interpersonelle Umwelt verstanden werden, also als Ressource. Ressourcenorientierung ist in der Systemischen Therapie zentral, aber auch in der Bindungstheorie implizit vorhanden: Menschen haben starke Selbstheilungskräfte (Bowlby, 1988) und Liebes- und Familienbeziehungen können heilsam wirken (Johnson, 2021).
8. Therapeutisch relevant ist ein *Fokus auf Gegenwart und Zukunft bei begrenzter Berücksichtigung der Vergangenheit,* soweit diese aktuell relevant ist.
9. Bindungsmuster, Traumata und Ressourcen können *transgenerational weitergegeben werden.* Insofern ist die *Mehrgenerationenperspektive* wichtig und sind darauf bezogene systemische Interventionen nützlich (z. B. *Genogrammarbeit*; Arbeit im *Mehrpersonensetting* mit mehreren Generationen; Boszormenyi-Nagy & Spark, 2006; Hesse & Main, 2006; Sydow et al., 2007).
10. *Innere Arbeitsmodelle von Bindung sind nicht nur dyadisch, sondern komplexer.* Studien belegen die Existenz multipler Bindungen in allen Lebensaltern und die Komplexität innerer Arbeitsmodelle, die nicht immer »monochrom« sind. Orientiert an der Familiensystemtheorie, kann vermutet werden, dass sich aus den Erfahrungen, die Kinder in komplexen (Familien-)Beziehungen zwischen drei und mehr Personen (*»triadische Beziehungen«, s.* Sydow, 2015*)* machen, auch *»triadische Bindungsmuster«* entwickeln können, die das Verhalten von Menschen steuern (z. B. »Wenn immer ich versuche, mich meiner Mutter zuzuwenden, fängt mein Vater an, das zu stören«).
11. *Emotionen stehen in enger Wechselwirkung mit Beziehungserfahrungen.* Eltern co-regulieren die Gefühle von Kindern, und auch Partner:innen beeinflussen wechselseitig ihre Gefühlsregulation.
12. Interpersonelle (und intrapsychische) *Grenzen* sind in der Familiensystemtheorie und der Bindungstheorie wesentlich. Familiäre Probleme und Bindungstraumata stehen in der Regel in Zusammenhang mit Grenzverletzungen. Problematisch sind »zu wenig oder zu durchlässige« Grenzen (z. B. bei sexuellem Missbrauch) oder »zu viele oder zu starre«

Grenzen (z. B. emotionale Vernachlässigung; extrem rigide Erziehung). Der Respekt für die *Grenzziehungen* von Patient:innen ist in der Systemischen Therapie, der Traumatherapie – auch in Bowlbys therapeutischer Arbeit – zentral.

Quellen: Bowlby, 1973, 1988, 2006; Johnson, 2021; Johnson & Whiffen, 2005; Sydow, 2008, 2015, 2017b

Wenn eine Beziehung »ernst« wird, können auch im Erwachsenenalter plötzlich alte Bindungsmuster »hochschießen« – also z. B. beim Übergang vom lockeren Daten zum Sich-Verlieben, beim Zusammenziehen oder Heiraten. Besonders ernst wird es auch im Kontext von Elternschaft:

> »Früh erlernte Beziehungsmuster tauchen besonders unter emotionalem Stress wieder auf. Bis dahin unterliegen sie einem *Schläfereffekt*. Wenn sich ein bestimmter Stress einstellt, z. B. nach Geburt eines Kindes, können diese emotionalen Muster wieder in Form von persönlichen und familiären Krisen auftauchen, obwohl sie seit Jahrzehnten schlummerten, und stellen die Betroffenen wahrscheinlich vor große Rätsel.« (Hantel-Quitmann, 2015, S. 162)

Diese Muster sind insofern in erotischen Liebesbeziehungen, Eltern-Kind-Beziehungen und auch in Therapiebeziehungen besonders bedeutsam. Und manche sensiblen und reflektierten Menschen machen sich so viele Gedanken über ihre inneren Muster, dass sie das hemmt, intime Beziehungen einzugehen oder Kinder zu bekommen, weil sie fürchten, ein altbekanntes Unglück in einer neuen Beziehung zu reproduzieren oder gar ihren Kindern (unabsichtlich) etwas Ähnliches aufzubürden wie das, was ihre Eltern ihnen selbst (unabsichtlich) aufgebürdet zu haben scheinen.

Orientiert an der systemisch-bindungstheoretischen *Parentifizierungstheorie (parentification theory)* kann angenommen werden, dass insbesondere destruktive emotionale Parentifizierung in der Herkunftsfamilie das Risiko erhöht, dass solch ein Muster (unwillkürlich) an Folgegenerationen weitergegeben wird (Nuttall et al., 2012). Ehemals *parentifizierte Kinder* sind oft selbst emotional in einem so hohen Maße vernachlässigt aufgewachsen und daran gewöhnt, in einer Rollenumkehr für ihre Eltern zu sorgen, dass sie als Eltern womöglich gar nicht bemerken, wenn auch ihre Kinder für sie in die Bresche springen und sich ebenfalls für das Wohlergehen der Eltern zuständig fühlen.

Wichtig ist ein Blick sowohl auf die Beziehungskonstellationen, in denen Parentifizierung entsteht, als auch auf die daraus resultierenden intrapsychischen Prozesse – sowie die dadurch geprägten interpersonellen Prozesse, die auch die nächste Generation beeinflussen (Chase, 1999b; Karpel, 1976; s. auch Kap. 3.2.5, 4.4.2, 4.4.3).

3.2 Relevante bindungstheoretische Aspekte

In diesem Abschnitt gehe ich auf einige bindungstheoretische Aspekte ein, die für parentifizierte Kinder und ehemals parentifizierte Erwachsene besonders relevant sein können. Im Fokus steht die Situation von Kindern mit unsicheren und besonders mit desorganisierten (traumatisierten) Bindungsmustern, da Parentifizierung häufiger eine Anpassungsleistung an gestresste, traumatisierte Eltern ist – insbesondere extreme Varianten der emotionalen Parentifizierung.

3.2.1 Kinder entwickeln sich in die vorhandene »ökologische Nische« hinein

Unterschiedliche Tiergattungen haben sich durch Jahrhunderte der Evolution perfekt an spezifische Umwelten angepasst (Minelli & Mannuci, 2008); ein ähnliches Prinzip der möglichst perfekten Anpassung an eine gegebene ökologische Nische lässt sich auf biopsychosozialer Ebene beobachten: Jedes Baby versucht sich schon im Mutterleib und besonders ab Geburt maximal gut auf seine relevante Umgebung einzustellen – also zunächst auf seine Mutter, dann auf den Vater und andere bedeutsame Bezugspersonen. Und auch die Eltern versuchen, sich möglichst gut an ihr Kind anzupassen. Doch in diesen komplexen Wechselbeziehungen sind die *Machtverhältnisse* ungleich verteilt: Auch wenn bereits kleine Kinder ihre Eltern beeinflussen, so ist doch der Einfluss der Eltern auf die Kinder weitaus größer. Wenn die Eltern psychisch und körperlich halbwegs gesund sind und akzeptable Lebensumstände ohne chronische Bedrohungen vorliegen, gelingt es ihnen meist, auch ihren Kindern ein hinreichend sicheres Umfeld zu bieten.

Ein klassisches Experiment der Entwicklungspsychologie ist das *Still face experiment* (Experiment mit bewegungslosem Gesicht; Tronick, 2008). Hier wird die Interaktion einer Mutter mit ihrem vier Monate alten Baby gefilmt. Erst sitzen die beiden sich entspannt gegenüber – und dann hört die Mutter (auf ein nicht sichtbares Signal hin) auf, auf ihr Kind zu reagieren, und zeigt ein ruhiges, bewegungsloses Gesicht. Bis zu drei Minuten lang versucht das Kind, immer wieder in Kontakt mit der Mutter zu kommen. Anfangs lächelt es oft häufiger, macht Geräusche und sucht Augenkontakt. Doch wenn es damit keine Reaktion bei der Mutter auslösen kann, wird es unruhig, wirkt verzweifelt, und die geordneten Kontaktbemühungen gleiten ab in Angstreaktionen und Wutausbrüche. Das Kind versucht manchmal auch, sich selbst zu beruhigen, indem es an seiner Kleidung zerrt oder die Hand in den Mund steckt. Manchmal stoppen Forscher oder Eltern an diesem Punkt, doch manchmal wird das Experiment weitergeführt, bis das Kind sich in sich selbst zurückzieht und in sich zusammensinkt – es wirkt dann mutlos und depressiv. »Diese Stadien des Protestierens, der Selbstbeschwichtigung und der Verzweiflung zeigen, wie sehr das Kleinkind für eine ausgeglichene Innenwelt von den Reaktionen einer auf es eingestimmten Mutter abhängig ist« (Siegel, 2012, S. 37). Das gilt analog natürlich auch für Väter.

Wann immer Eltern belastet, gestresst, traumatisiert oder nicht vorhanden sind – und daher ähnlich wie beim *Still face experiment,* dann aber über längere Zeiträume, nicht adäquat auf ihr Kind reagieren (können) –, steigt das Risiko, dass das Kind sich an sehr problematische Bedingungen anpassen muss. In diesem Sinn sind ganz besonders die Kinder, die unter schwierigen Umständen aufwachsen, so etwas wie »Überlebende«. Und wie im Tierreich Grottenolm oder Kobra haben sie – nicht unveränderlich evolutionär wie bei diesen Tieren, sondern meist zumindest partiell über Epigenetik und durch psychosoziale Interaktionen veränderbar – bestimmte Eigenheiten erworben (z. B. »Gefühlsblindheit«/*Alexithymie*, Neigung zu explosiven Wutausbrüchen oder Suchtverhalten oder auch extreme Sensibilität für die Bedürfnisse von Bezugspersonen); denn nur so konnten sie ihre häusliche Umgebung überleben. Das wird belegt durch die Bindungs- und Familienforschung. Solche früh entwickelten speziellen Merkmale sind oft gleichzeitig eine Belastung und eine Stärke.

Die Schriftstellerin Ildikó von Kürthy (2016) beschreibt, wie sie durch die Anpassung an ihren blinden Vater parentifiziert wurde – aber auch ihre Sprache entwickelte:

> »Bis heute schauen Leute betreten auf den Boden, wenn ich sage, dass mein Vater als junger Mann im Gefängnis in Ungarn als unschuldiger politischer Häftling erblindete und er meine Mutter und mich nie gesehen hat. Das klingt nach schwerem Schicksal. Und das ist es auch gewesen, aber nicht für mich. Sondern für ihn. Kinder leben selbstverständlich mit den Eltern, die sie bei ihrer Geburt vorfinden. Ob die sehen können oder nicht, ist egal.
> Mein Vater war für mich nicht behindert, sondern normal. Ich hatte ja keinen anderen. Sobald ich laufen konnte, führte ich ihn, und sobald ich sprechen konnte, beschrieb ich ihm die Welt. Nicht, weil ich so ein entzückendes, selbstloses Kind gewesen wäre, sondern weil ich keine Wahl hatte.
> Ich wurde für meinen Vater durch Sprache lebendig. Worte waren unsere Welt, meine Stimme war meine Verbindung zu ihm. Meine Stimme und meine Hand in seiner. Also fing ich an zu reden – und habe damit bis heute eigentlich nicht aufgehört«. (Ebd., S. 76)

»Für mich wurde Sprache zu meinem wichtigsten Schönheitsmerkmal. Denn der erste und wichtigste Mann in meinem Leben war kein Zuschauer. Er war ein Zuhörer.« (Ebd., S. 240)

3.2.2 Beziehungserfahrungen werden verinnerlicht

»Die Erinnerung, die Fahrradfahren ermöglicht, nennt man *implizite Erinnerung*. Die Fähigkeit, sich an den Tag zu erinnern, an dem wir Fahrradfahren lernten, nennt man *explizite Erinnerung*.« (Siegel, 2012, S. 228)

Im Alltag benutzen wir das Wort »Erinnerung« oft nur für die *explizite Erinnerung*. Besonders bedeutsam für das menschliche Leben aber ist das ab dem Säuglingsalter *implizit Gelernte*, was Verhalten und die Erfahrungen prägt – nicht nur beim Fahrradfahren, sondern besonders in zwischenmenschlichen Beziehungen. Diese implizit gelernten Inhalte sind zu einem großen Teil *nicht bewusst*. Sie können nur aus dem Verhalten erschlossen werden.

Die Bindungstheorie beschreibt, wie Bindungserfahrungen verinnerlicht werden und zu spezifischen (innerlichen und interpersonellen) unterschiedlichen Mustern führen. Eine Reihe unterschiedlicher *Instrumente* erfasst Bindungsmuster. Als Beispiele werden drei bedeutsame Instrumente in Tabelle 3 dargestellt (Sydow, 2024a). Bereits bei einjährigen Kindern ist im *Fremde-Situation-Test (FST)* beobachtbar, dass sie bei einer Trennung von der Bezugsperson unterschiedlich reagieren (Ainsworth et al., 1978). Auch bei Sechsjährigen lassen sich bei der *Seperation-Reunion* (der Wiedervereinigung von Mutter und Kind nach der Trennung) unterschiedliche Muster feststellen (Main & Cassidy, 1988). Ähnliche Muster lassen sich auch bei Erwachsenen z. B. im *Adult Attachment Interview (AAI)* aus ihren Äußerungen erschließen (George et al., 1996) oder auch über den Fragebogen *Experiences in Close Relationships Questionnaire (ECR-RD)* (Ehrenthal et al., 2009) ermitteln, der in Bezug auf die Bindung an den/die Partner:in die Dimensionen *bindungsbezogene Angst* (Beispielitem: »Ich habe Angst, die Liebe meines Partners/meiner Partnerin zu verlieren«) und *bindungsbezogene Vermeidung* (»Ich fühle mich unwohl, mich meinem Partner/meiner Partnerin zu öffnen«) erfasst (Sydow, 2016; Sydow, 2024a). Tabelle 3 zeigt Bindungsmuster in drei diagnostischen Verfahren.

Tabelle 3: Bindungsmuster in drei verschiedenen Verfahren

Fremde-Situation-Test (1-jährige Kinder)	»Seperation-Reunion« nach Main & Cassidy (6-jährige Kinder)	Adult Attachment Interview (Erwachsene)
Sicher: Kinder sind erkundungsfreudig, zeigen ihre Belastung bei der Trennung (z. B. durch Weinen), suchen bei Rückkehr der Bezugsperson kurz Kontakt, beruhigen sich schnell wieder und spielen dann weiter.	**Sicher:** Verhalten bei der Wiedervereinigung ist zuversichtlich, entspannt, offen. Positive reziproke Interaktionen.	**Sicher-autonom:** Kohärente Beschreibungen positiver oder negativer Kindheitserfahrungen in angemessener Länge.
Unsicher-vermeidend: Kinder zeigen wenig Reaktion auf die Trennung und vermeiden oder ignorieren die Bezugsperson nach ihrer Rückkehr. Fokus auf Exploration.	**Unsicher-vermeidend:** Kind bleibt affektiv neutral; es begrenzt subtil mögliche Interaktionen.	**Unsicher-distanziert (vermeidend):** Oberflächliche, pauschal idealisierende oder aber abwertende Narrative (z. B. »Meine Mutter ist für mich gestorben, nächste Frage bitte«).
Unsicher-ambivalent: Kinder können sich kaum beruhigen und zeigen sowohl Nähewünsche als auch Angst und Ärger. Kaum Exploration/ Spielverhalten.	**Unsicher-ambivalent:** Gesteigerte Intimität und Abhängigkeit vom Elternteil. Wiedervereinigung geprägt von Ambivalenz, subtiler Feindseligkeit, übertrieben niedlichem oder babyhaftem Verhalten.	**Unsicher-verstrickt:** Narrative sind geprägt durch negative Erinnerungen und Hinweise darauf, dass Kindheitsgefühle für die Befragten aktuell noch sehr präsent sind.
Unsicher-desorganisiert: Kinder zeigen widersprüchliches Verhalten in Trennungs- und Rückkehrsituationen (z. B. gehen sie zur Bezugsperson, drehen aber gleichzeitig ihr Gesicht von ihr weg).	**Kontrollierend:** Zeichen von Rollenumkehr: strafend (punitive) (zurückweisend, demütigend) oder fürsorglich (caregiving: »cheering«, rückversichernd, falsch positiv).	**Ungelöst-desorganisiert:** Schwere Kohärenzbrüche (»Aussetzer«) beim Sprechen über Traumaerfahrungen oder Verluste.

In der frühen Kindheit erworbene Bindungsmuster tendieren dazu, konstant zu bleiben, sind aber während der späteren Kindheit, dem Jugend- und Erwachsenenalter noch veränderbar. Parentifizierung – vermutlich insbesondere gravierende und maligne Varianten – entsteht im Kontext von unsicheren Bindungsbeziehungen (Byng-Hall, 2002).

3.2.3 Auswirkungen von Bindungstraumata

Bindungstraumata sind relationale Traumata, die in belasteten Eltern-Kind-Beziehungen in der Kindheit entstanden sind. Gemeint sind Erfahrungen im Kontext von emotionalem, körperlichem Missbrauch, schwerer Vernachlässigung, lange Trennungen (z. B. während Krankenhausaufenthalten) oder/und Verlust von Elternteilen. Ob solche Erfahrungen als traumatisch erlebt werden oder nicht, hängt nicht nur vom Schweregrad, der Dauer und der Häufung solcher Erfahrungen ab, sondern auch von den Eigenarten und Ressourcen des Kindes und seines Umfelds. Der Traumatherapeut und Forscher van der Kolk (2015) konstatiert, »die Essenz des Traumas [bestehe] darin, sich völlig verlassen und vom Menschengeschlecht abgeschnitten zu fühlen« (S. 398).

Besonders gravierend sind Traumatisierungen durch primäre Bezugspersonen (z. B. Gewalt, emotionaler oder sexueller Missbrauch), da diese Kinder in ein unlösbares emotionales Paradox bringen: Die traumainduzierte Angst führt dazu, dass das Kind Trost bei seinen Bezugspersonen suchen will – aber gleichzeitig ist die Bezugsperson auch die Quelle der Angst.

Verhalten, das im *Fremde-Situation-Test* als *unsicher-desorganisiert* klassifiziert wird (s. Tab. 3), deutet darauf hin, dass betroffene Kleinkinder Sicherheit/Beruhigung bei der Bezugsperson suchen, aber auch Angst vor dieser empfinden – dass also gleichzeitig zwei widersprüchliche Verhaltenssysteme aktiv sind (Nähesuchen und Flucht). Das ist eine extrem anstrengende Konstellation, die für Kinder Dauerstress bedeutet. Betroffene Kinder können sich womöglich nie sicher fühlen, da sie sich immer als bedroht empfinden oder immer aufpassen müssen (Sydow, 2024a). Insofern sind *desorganisierte Bindungsmuster* gravierende Risikomarker in Hinblick auf die Entwicklung von Psychopathologie.

Desorganisierte Bindungsmuster sind unter Kleinkindern in »High-risk«-Gruppen verbreitet. Sie erhöhen das Risiko dafür, dass betroffene Kinder später psychosoziale Störungen und Probleme entwickeln. Während *elterliche Sensitivität* in Zusammenhang damit steht, ob Kinder bindungssichere oder unsichere Bindungsmuster entwickeln, ist sie für die Prognose von Desorganisation weniger bedeutsam. Stattdessen sind folgende elterlichen Verhaltensweisen mit *desorganisierten Bindungsmustern* bei Kindern assoziiert:

- Die Bezugsperson zeigt Verzerrungen in der Wahrnehmung und Deutung des kindlichen Verhaltens (z. B. nimmt sie ein laut schreiendes Baby nicht als verzweifelt wahr, sondern – auf dem Hintergrund eigener traumatischer Erfahrungen – als aggressiv und bedrohlich).

- Sie löst beim Kind intensive Angst aus:
  - Sie bedroht und ängstigt das Kind aktiv (z. B. durch physische Gewalt, emotionalen oder sexuellen Missbrauch).
  - Sie zeigt (unwillkürlich) ängstigendes oder erschreckendes Verhalten, das dem Kind drohendes Unheil signalisiert (z. B. reagiert sie panisch, wenn das Kind hinfällt, weint und am Knie blutet; dissoziiert), oder zeigt Angst vor dem Kind selbst (z. B. weil die Mutter meint, im schreienden Kind den eigenen schreienden Vater zu erleben).
  - Sie zeigt intrusives oder aber »abgeschaltetes« Fürsorgeverhalten, Rollenverwirrung oder affektive Widersprüchlichkeit.

Desorganisierte Bindungsmuster stehen also einerseits in Zusammenhang mit aktiven Schädigungen von Kindern durch ihre Eltern wie Missbrauch – aber auch mit Situationen, in denen Eltern extrem gestresst sind, z. B. durch eigene psychische, sozioökonomische Probleme, Flucht- und/oder Kriegserfahrungen, und so unwillkürlich ihre Kinder stark belasten (Brisch, 2025; Fonagy et al., 2008; Hesse & Main, 2006).

Die Auswirkungen von Bindungstraumata zeigen sich bei Kindern auch in ihrem Spielverhalten, in Albträumen, Rückzugsverhalten, Schlafstörungen, Konzentrationsstörungen, Trennungsängsten, Reizbarkeit, Wutausbrüchen, externalisierenden Verhaltensproblemen. Bei Jugendlichen und Erwachsenen können auch dissoziative Symptome, Flashbacks, Vermeidungsverhalten, Ängste, somatoforme Störungen, emotionale Dysregulation, Depressionen, aggressive und impulsive Verhaltensweisen, (komplexe) PTBS, Substanzstörungen und Suizidalität auftreten. Nach Bindungstraumata treten häufig, aber nicht immer desorganisierte Bindungsmuster auf (Brisch, 2025; s. Kap. 3.2.4).

3.2.4 Fürsorgliche Kinder und »Boss«-Kinder – Anpassungsleistungen an extreme Bedingungen (desorganisierte Bindungsmuster)

Wenn Kinder chronisch den beschriebenen belastenden elterlichen Verhaltensweisen (z. B. ängstigend, verängstigt) ausgesetzt sind (s. Kap. 3.2.3), entsteht für sie – da sie ja existenziell auf die Zuwendung der Bezugsperson(en) angewiesen sind – ein unlösbarer Konflikt zwischen dem Wunsch, Sicherheit bei der Bezugsperson zu finden, und der Angst vor der Bezugsperson »die das Kind in ein desorganisierendes Annäherungs-Flucht-Paradox treibt« (Hesse & Main, 2006, S. 309).[9]

9 »placing the infant in a disorganizing approach-flight paradox«.

Wenn solche extremen Stresssituationen das kindliche Leben chronisch begleiten, muss das Kind sehr viele innere Ressourcen einsetzen, um das Verhalten von Mutter oder Vater zu verstehen, und hat dadurch viel weniger Kapazitäten dafür, eigene Gefühle und Impulse wahrzunehmen und zu reflektieren. Typische Anpassungsleistungen *desorganisiert* gebundener Kleinkinder zeigen sich darin, dass sie »das Verhalten der Betreuungspersonen überaus wachsam [beobachten], [...] alle verfügbaren Hinweise zur Vorhersage [benutzen] und [...] für intentionale Zustände mitunter extrem sensibilisiert [sind], so dass sie besser [...] imstande sind, eine mentale Erklärung für das mütterliche Verhalten zu konstruieren« (Fonagy et al., 2008, S. 351 f.).

> »[...] diese Faktoren [können] zur Folge haben, dass desorganisiert gebundene Kinder zu wachsamen ›Lesern‹ des mütterlichen Zustands werden, sich über ihre eigenen mentalen Zustände aber kaum Klarheit verschaffen können« (Fonagy et al., 2008, S. 352).

Desorganisierte Bindungsmuster sind mit beobachtbarer *Rollenumkehr (Parentifizierung)* assoziiert (Hesse & Main, 2006). Und Rollenumkehr ist mit psychischen Störungen auf Seiten der Eltern und späterer Dissoziation und desorganisierten Bindungsmustern beim Kind assoziiert (Alexander, 2003; Sleed et al., 2021). Rollenumkehr ist oft auch mit *Verstrickung (enmeshment)* verbunden, die zur Entwicklung eines *falschen Selbst* beitragen kann. Hier internalisieren Kinder die affektiven Zustände von Elternteilen, die dem Kind jedoch eigentlich fremd sind, als eigene Selbst-Zustände. Das kann auch das Risiko für die Entstehung von psychischen Störungen wie der Borderline-Persönlichkeitsstörung erhöhen (Sleed et al., 2021).

Eine Studie untersuchte drei Gruppen von Müttern mit ihren Babys (0–18 Monate) – nicht-klinische Mütter, Mütter mit psychischen Problemen und inhaftierte Mütter aus Mutter-Baby-Units (»Gefängnis-Gruppe«). Es wurde ein *Parent Development Interview* durchgeführt, dessen Transkripte mit dem *Assessment of Representational Risk Coding System (ARR),* einem Ratingsystem, ausgewertet wurden (s. Kap. 4.1); dabei wurden drei Dimensionen von Hochrisiko-»Fürsorge-Repräsentationen« (caregiving representations) auf Seiten der Mütter identifiziert: feindselig, hilflos und idealisierend.

Folgende »caregiving«-Repräsentationen von Müttern gingen mit einem hohen Risiko für Bindungs-Desorganisation der Kinder einher (George & Solomon, 2008; Sleed et al., 2021):

- Mütter mit einem *feindseligen* Muster,
- Mütter mit einem *hilflosen* Muster,
- Mütter mit einem kombiniert *feindselig-hilflosen* dysregulierten Muster: Ihnen gelingt es nicht, sich selbst zu regulieren, so dass sie von sich selbst als Fürsorgeperson oder vom Kind überflutet und erschreckt werden. Die Narrative sind gekennzeichnet durch Hilflosigkeit, Machtlosigkeit, Feindseligkeit und ängstigende Inhalte. Das deutet darauf hin, dass die feindseligen und hilflosen »states of mind« als zwei Enden eines Kontinuums verstanden werden können und als Indikator dafür, dass *Täter-Opfer-Muster* verinnerlicht wurden (Lyons-Ruth et al., 2005).
- Mütter mit einem *idealisierenden, »role-reversed« Muster*: Sie zeichnen sich durch idealisierende und unrealistisch positive Repräsentationen des Kindes oder von sich selbst als Mutter aus. Die Sicht auf das Kind erscheint nicht altersentsprechend, verzerrt. Die Bedürftigkeit des kleinen Kindes wird nicht wahrgenommen. Die Repräsentationen sind charakterisiert durch *Rollenumkehr* (Parentifizierung, Abdankung aus der Fürsorge-Rolle, Attribution von Fürsorge-Verantwortung an das Kind, Verschmelzung von Selbst und Kind). In diesem »state of mind« sehen Mütter das Kind nur in Relation zu sich selbst – das Kind für sich genommen ist (für sie) nicht erkennbar (George & Solomon, 2008, S. 37). Dieses Muster trat häufiger bei den (vermutlich besonders belasteten) Müttern der Gefängnis-Gruppe auf und war eng mit weniger konstruktiven Mutter-Kind-Interaktionen assoziiert (Sleed et al., 2021).

Feindselige und idealisierende Muster und der Gesamt-Risikoscore waren (mehr als das hilflose Muster) mit einer geringeren Qualität der beobachteten Mutter-Kind-Interaktionen assoziiert. Die Dimensionen »feindselig«, »hilflos« und der Gesamt-Risikoscore waren eng mit Psychopathologie der Mutter verbunden – nicht jedoch das »idealisierende« Muster. Das könnte damit in Zusammenhang stehen, dass Idealisierungstendenzen (und Neigungen, Problematisches nicht so genau wahrzunehmen) zu hohen ARR-»Idealisierungs«-Scores führen – sowie auch zu positiv gefärbten und defensiven Antworten in Selbst-Beurteilungs-Fragebögen über psychische Probleme (Sleed et al., 2021).

In Hinblick auf die weitere Entwicklung ist bemerkenswert, dass im Bindungs-Klassifikationssystem für die *Seperation-Reunion* (Trennung – Wiedervereinigung) sechsjähriger Kinder (Main & Cassidy, 1988; s. Kap. 3.2.2: Tab. 3) das in der frühen Kindheit als »desorganisert« beschriebene Bindungsverhalten dann als »kontrollierend« klassifiziert wird und dass zwei Varianten des *kontrollierenden Bindungsmusters* beschrieben werden – ein *kontrollierend-strafendes* und ein *fürsorgliches (care-*

giving) Muster. Auf diesem Hintergrund wird in der Kapitelüberschrift von »fürsorglichen« und »Boss«-Kindern gesprochen. Rollenumkehr ist am häufigsten bei desorganisierten Kindern zu beobachten, unsicher-organisierte Kinder lagen hier im Mittelfeld, und am seltensten gab es eine Rollenumkehr bei bindungssicheren Kindern. Desorganisierte Kinder haben entsprechend ein erhöhtes Risiko zur Rollenumkehr (Lecompte & Moss, 2014).

Eine der wenigen Längsschnittstudien zum Thema deutet darauf hin, dass Kinder, die mit 5–6 Jahren in ihrem Bindungsmuster der Desorganisations-Subgruppe *kontrollierend-bestrafend* zugeordnet worden waren, mit 13 Jahren (noch) stärker belastete Muster aufwiesen als die Vertreter der desorganisiert *kontrollierend-fürsorglichen* Subgruppe (Lecompte & Moss, 2014; s. auch Kap. 4.6). Das deutet darauf hin, dass innerhalb der Gruppe der hochbelasteten Kinder mit Bindungs-Desorganisation die Wendung hin zu einer Fürsorge-Rolle belasteten Elternteilen gegenüber – also zu Parentifizierung – die am meisten adaptive »Lösung« in einer hochbelasteten psychosozialen Umwelt sein könnte.

3.2.5 Transgenerationale Weitergabe von Bindungsmustern/-traumata

Bindungstraumata hinterlassen bleibende Spuren im Gehirn. Erinnerungsprozesse werden in unterschiedliche funktionale Bereiche – multiple Erinnerungssysteme – aufgegliedert.

Traumatische Erinnerungen werden weniger im deklarativen »kalten Gedächtnis« (explizites Gedächtnis für Ereignisse) abgespeichert, da der Hippocampus durch die existenzielle Bedrohung gehemmt wird. Stattdessen speichert das nondeklarative, unwillkürliche »heiße Gedächtnis« nur einzelne Fragmente oder »Erinnerungsfetzen«, die jederzeit getriggert werden können. Insofern kann für Eltern auch das Schreien des eigenen Kindes ein (traumatischer) Triggerreiz sein, auf den ehemals misshandelte Mütter häufig mit Herzrasen und vegetativen Erregungsanzeichen reagieren – das Gefühl der Hilflosigkeit und Bedrohlichkeit kann sogar so stark sein, dass Mütter oder Väter eine traumatische *fight-flight-fright*-Reaktion zeigen. In traumatischen Situationen reagieren Menschen oft unwillkürlich auf elementarer Ebene mit biologisch grundlegenden Mustern wie Kampf (fight), Flucht (flight) oder »Freezing« (fright: Erstarrung in extremer Angst).

In Interaktionsstudien war zu beobachten, dass entsprechend vorbelastete Mütter häufiger in Bezug auf 2- bis 3-jährige Kindern intrusiv, weniger sensitiv und feindseliger agierten. Es besteht auch ein erhöhtes Risiko, dass negative Selbstanteile auf das kleine Kind projiziert werden, so dass *Gespenster im Kinderzimmer* (Fraiberg et al., 1975) auftauchen, weil Eltern das früher erlebte Böse im eigenen Kind wiederzufinden meinen. Insofern ist es nicht überraschend, dass Mütter mit frühen Gewalterfahrungen ein höheres Risiko haben, selbst ihre Kinder zu misshandeln. Mütter mit frühen Gewalterfahrungen neigen zu dauerhafter emotionaler Übererregung und erhöhter Impulsivität. Frauen mit PTBS zeigen weniger Mitgefühl für andere – zeigen jedoch ein erhöhtes eigenes Leiden, wenn sie andere in Notsituationen erleben. Die Fähigkeit Betroffener zu mentalisieren – also Absichten, Gefühle, mentale Zustände anderer Menschen zu verstehen – kann reduziert sein (Möhler, 2020).

Eine Metaanalyse analysierte bei 95 Studien die transgenerationale Transmission von Bindungsmustern, wobei größere Effektstärken für die »sicher-autonome (secure-autonomous) Transmission« (r = .31) als für die Transmission von desorganisierten Bindungsmustern (»unresolved«) (r = .21) gefunden wurden. Allerdings waren die Effektstärken signifikant kleiner als in einer älteren Metaanalyse (r = .47; r = .31). Die Effektstärken wurden durch den Risiko-Status der Stichprobe moderiert, durch biologische Verwandtschaft der Kind-»caregiver«-Dyaden und das Alter der Kinder. Unpublizierte und neuere Studien wiesen kleinere Effektstärken auf als publizierte und ältere Studien. Pfadanalysen belegen, dass die Transmission nicht vollständig durch die Sensitivität des »caregivers« moderiert wurde, wobei die neueren Studien die »Weitergabe-Lücke« (transmission gap) verengt, aber nicht überbrückt haben (Verhage et al., 2016; Verhage et al., 2018). Weitere Befunde werden in Kapitel 4.6.2 dargestellt.

3.2.6 Mentalisieren und epistemisches Vertrauen im familiären Kontext

Auf der Grundlage der Bindungsforschung wurde das Konzept der Mentalisierung entwickelt. *Mentalisieren* beschreibt einen – meist ohne Anstrengung und ohne spezifische Bewusstheit – stattfindenden Prozess, der zu *Mentalisierung* führt, d. h. zu der Kapazität, sich selbst von außen und andere »von innen« zu sehen (Asen & Fonagy, 2014). Die Grundidee ist mit Konzepten wie *Theory of mind* oder *Empathie* verwandt. Mentalisierung wird in Bindungsbeziehungen (meist in der frühen Kindheit) dadurch gelernt, dass Bezugspersonen die Gefühle des Kindes »spiegeln« (z. B. Angst, Schmerz). Wichtig ist die Kompetenz der Eltern, empathisch mitzufühlen und die kindlichen Gefühle in Worte zu fassen – ohne selbst in Panik oder Verzweiflung zu verfallen; vielmehr sollten sie in der Lage sein, in der Stimmmodulation und im Verhalten Zuversicht auszustrahlen, dass das schlimme Gefühl wieder vorbeigehen wird. Diese Fähigkeit sollte auch in Psychotherapien gefördert werden. Darauf fokussiert die *Mentalisierungsbasierte Therapie (MBT;* s. Kap. 7.1).

Bindungsstörungen können zu Defiziten in der Mentalisierung führen. Zudem führt bei allen Menschen Hochstress fast unweigerlich dazu, dass Betroffene ihre Mentalisierungsfähigkeit (vorübergehend) verlieren, der präfrontale Kortex wird dann nahezu »ausgeschaltet« (Asen & Fonagy, 2014). Sofern Väter bzw. Mütter unter gravierenden psychischen Störungen leiden, die ihre Mentalisierung limitieren, kann das dazu führen, dass das Kind »zu einem ungewöhnlich guten Mentalisierer wird« und »problematische Situationen für den Elternteil antizipiert und ihn gut hindurchlenkt« (Asen & Fonagy, 2014, S. 238) – also zu *Parentifizierung* und oft auch zu *Hypermentalisierung*[10] oder aber dazu, dass das Kind »dicht macht« und gar nicht mehr über innere Zustände des Elternteils nachdenkt. In beiden Varianten aber wird dem »Bedürfnis eines abhängigen Kindes, als denkend und fühlend wahrgenommen zu werden, nicht angemessen Rechnung getragen, da das Kind die begrenzten Fähigkeiten des Elternteils, das Kind zu mentalisieren, ausgleichen muß« (Asen & Fonagy, 2014, S. 239). Betroffene Kinder denken übertrieben intensiv über andere nach – kennen aber oft nicht ihre eigenen Gefühle oder verleugnen diese (z. B. Wut). Verstörend wirken sich auch extrem ängstliche Eltern aus, die (oft unabsichtlich) ihre Kinder mit ihren Ängsten »beladen«. Das Kind kann das nicht verstehen und sucht nach Erklärungen für das elterliche Verhalten (s. auch Kap. 3.2.4, 3.4).

In *verstrickten Familien*, bei denen es zwischen den Generationen wenig Grenzen gibt, kann es auch Formen aggressiven Mentalisierens geben, auch *Pseudo-Mentalisierung* genannt: »Unterschiedliche Denkweisen werden nicht respektiert und die Familienmitglieder glauben ganz fest, dass sie genau wissen, was die anderen denken und fühlen« (Asen & Fonagy, 2014, S. 241).

Kinder mit sicheren Bindungen entwickeln Vertrauen in ihre Bezugspersonen und ihnen fällt soziales Lernen leichter. Kinder mit traumatischen Bindungserfahrungen entwickeln häufiger desorganisierte Bindungsmuster und ein generalisiertes Misstrauen sowie (geringere) Fähigkeiten der Selbst- und Beziehungsregulation.

Das Konzept *Epistemisches Vertrauen* beschreibt, dass ich, »wenn ich das Gefühl habe, verstanden zu werden […] [gewillt bin], von der Person zu lernen, die mich verstanden hat« (Fonagy et al., 2019, S. 176; zit. n. Fonagy & Nolte, 2023, S. 10). Die Entwicklung epistemischen Vertrauens wird gefördert, wenn sich der Einzelne als Akteur anerkannt, gesehen und mentalisiert erlebt und sich im sozialen Miteinander als wirksam erleben kann. Menschen, die das kaum erlebt haben, haben oft gelernt, nur auf sich selbst zu setzen, und misstrauen jedem »Input«, der von anderen Men-

10 Hypermentalisierung ist die übermäßige, oft ineffektive und nicht nachvollziehbare Analyse der eigenen psychischen Zustände und der anderer Menschen.

schen kommt. Das hat tiefgreifende Auswirkungen auf ihre Beziehungen, auch auf ihre Bereitschaft, Psychotherapie für sich zu nutzen – und kann auch relevant für destruktiv parentifizierte Menschen sein.

3.3 Relevante Aspekte der Familiensystemtheorie

Familientherapeut:innen haben verschiedene Beziehungsmuster beschrieben, die sich in Familien identifizieren lassen (Sydow, 2015). Diese – oft zirkulären Muster – werden von allen Familienmitgliedern wechselseitig geprägt: Aber Eltern haben auf familiäre Interaktionen einen weitaus stärkeren Einfluss als die Kinder. So kann es passieren, dass »ein schwächerer Partner auf versteckte Weise in ein entwicklungshemmendes Beziehungsnetz und Bezugssystem eingefangen wird, aus dem er nicht mehr zu entrinnen vermag« (Ciompi, 1994, S. 227).

Die wichtigsten Konzepte, die sich auf spezifische familiäre Muster beziehen, werden in der Folge beschrieben. All diese Konzepte – *Grenzen, Delegation, Triangulierung*, das *elterliche Entfremdungs-Syndrom (parental alienation syndrome), Differenzierung* und *Parentifizierung* (Sydow, 2015) – beziehen sich, ebenso wie auch das Konzept *Bindungsmuster* (Sydow, 2008), gleichermaßen auf zwischenmenschliche Beziehungsmuster wie auch auf intrapsychische – implizit gelernte und insofern (partiell) unbewusste – Muster. Das ist nicht überraschend, da die Erfinder dieser Konzepte meist unkonventionelle Psychoanalytiker waren, die zu (systemischen) Familientherapeuten wurden (z. B. John Bowlby, Helm Stierlin, Murray Bowen). Im systemischen Kontext wird bisher allerdings primär die interpersonelle und noch wenig die intrapsychische Ebene beachtet (Sydow & Borst, 2018; Sydow, 2015).

Bei all diesen zum Teil problematischen Mustern besteht ein erhöhtes *Risiko, dass sich das Muster weiter in die nächste Generation »fortpflanzt«*, wenn die Betreffenden das Problem nicht erkennen und sich nicht damit auseinandersetzen (s. Kap. 3.2.5 und Kap. 3.4.2).

3.3.1 Grenzen (Minuchin): Nähe/Distanz und Hierarchie

Die Familiensystemtheorie von Minuchin (1974) ist die Grundlage der *strukturellen Familientherapie*. Die Theorie geht davon aus, dass sich innerhalb von Familien unterschiedliche Subsysteme differenzieren lassen (z. B. Großeltern – Eltern – Kinder) und dass klare hierarchische Grenzen zwischen Eltern und Kindern sowie ein mittleres Maß an Nähe für die gesunde Entwicklung von Kindern wesentlich sind.

Fehlende oder aufgelöste *Generationsgrenzen* wie sie bei *Parentifizierung* vorliegen können, wenn Kinder zu »Eltern« der Eltern oder Geschwister werden, können sich negativ auf die Entwicklung und die psychosoziale Gesundheit des betroffenen Kindes auswirken, insbesondere wenn Kinder sich gezwungen fühlen, Aufgaben zu übernehmen, die sie deutlich überfordern, oder wenn sie keine angemessene Unterstützung oder Anerkennung für ihren Einsatz erfahren. Minuchin et al. (1967) haben beschrieben, dass Parentifizierung besonders in *disengagierten Familien* entsteht, in denen ein Vakuum an elterlichem Funktionieren »parental child(ren)« dazu bringt, selbst überverantwortliche Rollen zu übernehmen.

Gleichzeitig verweist die Familiensystemtheorie auch auf den Stellenwert von individuellen und familiären *Ressourcen*. Parentifizierung muss keine negativen Auswirkungen haben. Wenn Kinder oder Jugendliche elterliche Rollen in moderater Intensität und für begrenzte Zeit übernehmen (müssen) und ihre Beiträge gewürdigt werden, kann Parentifizierung auch positive Effekte haben; denn solche Konstellationen können dazu führen, dass Betroffene Coping-Skills entwickeln, sich insgesamt weiterentwickeln, Selbstwirksamkeit erleben und für ihre Kompetenzen anerkannt werden. All das kann auch zu einer gesunden Identitäts-Entwicklung und gesteigertem Selbstwertgefühl beitragen (Dariotis et al., 2023).

Fehlende oder aufgelöste Grenzen (»boundary dissolution«) zwischen Eltern und Kindern – wie z. B. *»Verstrickung«* – sind laut Minuchin ein Signal, dass ein Risiko bezüglich der Entwicklung der Kinder besteht. Eine *Metaanalyse* analysierte 478 empirische Studien zu Zusammenhängen zwischen »boundary-dissolution«-Mustern von der frühen Kindheit bis ins Jugendalter und internalisierenden und externalisierenden Symptomen auf Seiten des Kindes. In der Fachliteratur wurden vier Muster identifiziert (Thompson et al., 2024). Alle vier in Tabelle 4 beschriebenen Grenzprobleme waren in der Metaanalyse mit internalisierenden und externalisierenden Symptomen von Kindern assoziiert, doch die gewichteten Effektmaße unterschieden sich in ihrer Größe.

In Bezug auf externalisierende Symptome war der gewichtete Effekt von Verstrickung stärker als der von Parentifizierung. In Bezug auf internalisierende Symptome war der Effekt von Verstrickung ebenfalls stärker als der von Parentifizierung sowie der von kindlichem Dominanzverhalten. Zusätzlich war auch der Effekt von Desorganisation stärker als der von »caregiving«. Die Robustheit der Effekte ist von kindbezogenen, kontextuellen sowie methodologischen Aspekten sowie dem »time lag« geprägt. Etwas irritierend ist, dass die Differenzierung der Kategorien »Verstrickung« und »Desorganisierte Grenzen« in Tabelle 4 nicht ganz eindeutig zu sein scheint (Thompson et al., 2024).

Tabelle 4: Muster fehlender/problematischer Grenzen zwischen Eltern und Kindern

Problematisches Muster	Beschreibung des Musters
Kindliche Fürsorge (Parentifizierung; caregiving)	Das Kind übernimmt die Fürsorge-Rolle in der Eltern-Kind-Beziehung und versorgt den Elternteil mit instrumenteller, emotionaler und/oder intimer Unterstützung und Anleitung.
Kindliches Dominanzverhalten (coerciveness)	Das Kind übernimmt die Rolle eines »Zuchtmeisters oder einer Autoritätsperson« (disciplinarian or authoritarian) in der Eltern-Kind-Beziehung und zeigt »nötigende« (coercive) und dominierende Verhaltensweisen, um den Elternteil »einzuschüchtern« (intimidate) und zu kontrollieren.
Verstrickung (enmeshment; verschwimmende Generationengrenzen)	Verstrickung (enmeshment) und verwischte Generationengrenzen zwischen Eltern und Kind durch psychologisch kontrollierendes und intrusives Verhalten: Der Verlust bedeutsamer Generationengrenzen zeigt sich im Fehlen eines kohärenten Musters der Eltern-Kind-Beziehung, die stattdessen chaotisch wirkt (z. B. unvorhersehbar, widersprüchlich, fragmentarische Reaktionsmuster).
Desorganisiert-chaotische Eltern-Kind-Grenzen	Verstrickung (entanglement) zwischen Elternteil und Kind, so dass die Autonomieentwicklung und Individuation des Kindes unterminiert wird und Generationengrenzen verschwimmen (z. B. unerklärliches, widersprüchliches Verhalten und Reaktionen) und sich kein kohärentes Beziehungsmuster zeigt.

Quelle: Thompson et al., 2024, Tab. 1, S. 875 (Übers. K. v. S.)

Theoretische Konzepte zur Art der Auswirkung von Grenzverletzungen auf die kindliche Entwicklung im Zeitverlauf unterschieden zwischen einem »enduring model«, das zeitlich stabile Effekte vorhersagt, einem »revisionistischen Modell«, das annimmt, die Effekte seien nur indirekt und würden durch spätere Einflüsse verstärkt oder abgeschwächt, sowie einem »Schläfer-Modell«, das davon ausgeht, dass die Effekte zunächst schwach sein, sich aber in späteren Entwicklungsphasen verstärken können (Thompson et al., 2024).

Konsistent mit den Annahmen der Familiensystemtheorie belegt diese Metaanalyse, dass Grenzstörungen zwischen Eltern und Kindern das Risiko für symptomatische Belastungen bei den Kindern steigern, da sie die Entwicklung individueller Grenzen und der Individualität sowie die Autonomieentwicklung behindern können. Doch kindliches »caregiving« Elternteilen gegenüber scheint nicht zu den gravierendsten Outcomes zu führen. Das könnte daran liegen, dass das, was in Studien unter »caregiving« oder »Parentifizierung« gefasst wird, ein weites Feld ist (Kinder als Elternteile, als Partner:in, als Erwachsene; instrumentelle und/oder emotionale Parentifizierung; unterschiedliche Schweregerade) – oder auch daran, dass »caregiving« auch die Resilienz und Anpassungsfähigkeit von Kindern stärken kann. Darüber hinaus sind die Outcomes wahrscheinlich gravierender, wenn unterschiedliche Formen von Grenzverletzung gleichzeitig vorkommen, z.B. »caregiving« und Verstrickung, also ein Muster, bei dem der Elternteil beim Kind aktiv Schuldgefühle induziert, wenn es versucht, sich zu distanzieren, oder gar nicht auf die Idee kommt, dass das Kind ein eigenes Lebewesen ist (s. Kap. 3.2.4). Das »caregiving«-Muster schien besonders mit Ängstlichkeit des Kindes (mehr als mit depressiven Symptomen) in Zusammenhang zu stehen. Die Zusammenhänge waren stärker in Berichten von Lehrer:innen als aus Sicht der Eltern oder der Kinder selbst (Thompson et al., 2024).

3.3.2 »Unsichtbare Bindungen« (Boszormenyi-Nagy & Spark)

Der Klassiker *Unsichtbare Bindungen* von Ivan Boszormenyi-Nagy und Geraldine Spark (Boszormenyi-Nagy & Spark, 2006; Original: 1973) fokussiert auf transgenerationale Muster, Gerechtigkeit innerhalb der Familie und familiäre Prozesse. Sie beschreiben, wie Parentifizierung oft transgenerational weitergegeben wird, wenn »unerfüllte kindliche Bedürfnisse früherer Generationen (z.B. der Eltern) durch jüngere Generationen erfüllt werden müssen« (Hooper, 2011, S. 2026; Übers. K.v.S.).[11] Das erhöht das Risiko, dass ehemals parentifizierte Kinder als Erwachsene später eigene Kinder auch wieder parentifizieren könnten – auch wenn das kein unvermeidbares Schicksal ist! Parentifizierung belastet oftmals die Familie (besonders das parentifizierte Kind) –, aber sie bindet die Familienmitglieder auch eng aneinander. Und parentifizierte Kinder können sich auch besonders wichtig oder als »Gewinner« fühlen. Es wird auch auf die Rolle unausgeglichener *Schuld- und Verdienstkonten* (wer steht in wessen Schuld bzw. hat sich um den anderen/die andere verdient gemacht) zwischen den beteiligten Individuen und Generationen verwiesen (Boszormenyi-Nagy & Spark, 2006). Die Autoren betonen, es sei wichtig, Parentifizierung in Therapien zu erkennen und zu adressieren. Auch wenn Parentifizierung natürlich nicht bei allen psychischen Störungen Erwachsener ein dafür prädisponierender Faktor sei, gelte doch: »parentification is a factor inherent in many forms of individual pathology« (Boszormenyi-Nagy & Spark 1973, S. 165). Aber Parentifizierung sollte auch nicht zu sehr pathologisiert werden, sondern es sollte immer abgewogen werden, welche Familienprozesse in welchen Entwicklungsphasen der Kinder stattfinden.

11 »[…] unmet childhood needs of previous generations (i.e., the parents) are demanded or coerced to be met by younger generations«.

3.3.3 Verschmelzung und Differenzierung (Bowen)

Der Psychoanalytiker und Systemtherapeut Murray Bowen (1976) beschäftigte sich mit familiären *Beziehungs-Dreiecken*, z. B. zwischen Mutter, Vater und Kind. Mit dem Begriff *Triangulierung* beschreibt er (anders als in der psychodynamischen Theorie!) einen eher ungesunden Prozess, bei dem z. B. ein Kind in die Beziehung zwischen zwei Erwachsenen »eingebaut« wird, die durch unausgesprochene Konflikte belastet ist. So könnte etwa eine Frau, die es nicht wagt, sich direkt mit ihrem Mann über seinen Alkoholmissbrauch auseinanderzusetzen, ihr Leid ihrer Tochter klagen, die fortan (in der Regel erfolglos) versuchen wird, den Vater zu kritisieren und zu »erziehen« (Sydow, 2015). Das passiere laut Bowen ungewollt, um die Angst, die in *emotional verschmolzenen Beziehungen* z. B. zwischen Paaren entsteht, auf eine dritte Person umzuleiten, oft ein Kind. In solchen Kontexten sei das Kind so sehr mit dem stärker belasteten Elternteil (im Beispiel: mit der Mutter) verschmolzen, dass es dessen Ängste mit lebe und trage (Chase, 1999b). Wenn Stress auf die Familie einwirkt, kann die Verschmelzung zu Partnerschaftskonflikten, Symptomen eines Partners (insbesondere des adaptiveren) oder zu Projektionen auf eines oder mehrere Kinder führen. Am meisten gefährdet sei hier das Kind, das am stärksten an die Eltern gebunden sei (Anonymus (Bowen), 1972). In allen Familien gibt es emotionale Fusion, jedoch in unterschiedlich starker Ausprägung. Als Jugendliche neigten Betroffene dazu, sich zu distanzieren. Doch physische Distanz sei kein Beweis für emotionale Differenzierung, es könne sich auch um eine »Pseudo-Trennung von den Eltern« handeln.

Als Gegenmittel gegen *emotionale Verschmelzung* und problematische Triangulierung beschreibt Bowen die *Differenzierung (des Selbst),* verstanden als die »Fähigkeit, im engen emotionalen und/oder körperlichen Kontakt zu anderen ein stabiles *Selbstwertgefühl* zu wahren – insbesondere dann, wenn diese anderen ihnen immer wichtiger werden« (Schnarch, 2006, S. 66). Zur Differenzierung des Selbst gehören auch Selbstwahrnehmung (insbesondere der eigenen Ängste), *emotionale Selbstregulation*, eine Resistenz gegen eine »Infektion« durch die Ängste von Beziehungspartnern und die Fähigkeit, auch unter erschwerten Bedingungen das psychische Gleichgewicht zu bewahren oder wiederzuerlangen – gerade im Kontakt mit bedeutsamen Bezugspersonen. Insofern stellt Bowen die *individuelle psychische Autonomie* in bedeutsamen Beziehungen in den Mittelpunkt, verstanden als die Fähigkeit, für sich selbst einzustehen, die gerade dann besonders notwendig sei, wenn vom Gegenüber positive Reaktionen ausblieben. Differenzierung zeigt sich nicht nur in der Fähigkeit, auch in emotional aufgeladenen Kontexten mit Bezugspersonen ruhig und »bei sich zu bleiben« und den eigenen Standpunkt nicht zu verlieren, sondern gleichzeitig auch darin, dass man in solchen emotionalen Stresssituationen noch klar (rational) denken kann (Sydow, 2015).

Aus Bowens Theorieansatz lässt sich ableiten, dass Kinder, die in eine problematische Triangulierung geraten sind, oft besondere Probleme mit *Verschmelzung* haben und es für sie besonders herausfordernd sein kann, ihre Autonomie und Differenzierung zu entwickeln.

3.3.4 Delegation (Stierlin)

Der Psychoanalytiker und Systemtherapeut Helm Stierlin entwickelte das Konzept der *Delegationen*, verstanden als spezifische »Aufträge«, die Eltern an ihre Kinder weitergeben (Stierlin, 1978). Manche Aufträge werden explizit ausgesprochen (z.B. die Firma zu übernehmen), manche angedeutet (zur eigenen Tochter: »Annas Tochter bekommt jetzt schon das zweite Kind«) und manchmal wird der Auftrag implizit gegeben und bleibt zum Teil auch unbewusst (z.B. wenn die Mutter, die aufgrund schlimmer Erfahrungen mit ihrem Partner verbittert ist, der Tochter vermittelt, dass sie bloß niemals von einem Mann abhängig werden soll – dieser »Auftrag« wird der Tochter dann vielleicht erst in einer Therapie bewusst). Alle Eltern haben Wünsche für das Leben ihrer Kinder, insofern gibt es immer Delegationen. Sie sind unproblematisch oder sogar positiv, wenn sie zum Wesen des Kindes passen. Pathogen sind sie da, wo sie nicht auch abgelehnt werden können (Sydow, 2015).

Zu Fürsorglichkeit oder auch Empathie Elternteilen gegenüber oder zur Übernahme einer Rolle als »Friedensstifter« (peace maker) werden Kinder manchmal explizit aufgefordert. Viel häufiger aber reagieren Kinder auf die implizite Not der Eltern. Auch hier ist die entscheidende Frage, ob die Übernahme der Aufgabe auch abgelehnt werden kann. Das mag der Fall sein bei instrumenteller Parentifizierung – aber bei emotionaler Parentifizierung ist den Eltern oft gar nicht bewusst, dass Kinder an ihrer gefühlten Verantwortlichkeit schwer zu tragen haben. Auch Kinder rutschen oft in diese Rolle, ohne dass es ihnen bewusst wäre. Wenn das Problem Jugendlichen oder Erwachsenen bewusst wird, ist die Frage, ob sie es überhaupt wagen, Eltern damit zu konfrontieren – und wie die Eltern dann darauf reagieren (s. die Fallgeschichten in Kap. 10).

3.3.5 Elterliches Entfremdungs-Syndrom (»Parental Alienation Syndrome«)

Eine spezielle Variante der Triangulierung (s. Kap. 3.3.3) ist das *Elterliche Entfremdungs-Syndrom (Parental Alienation Syndrome, PAS).* PAS wird als Störung des Kindesalters verstanden: Ein Kind beginnt einen Elternteil abzulehnen, ohne dass ein für Externe nachvollziehbarer Grund (z. B. emotionaler oder körperlichen Missbrauch) erkennbar wäre. Hintergrund kann eine aktive »Indoktrination« durch den anderen Elternteil im Kontext von Sorgerechtstreitigkeiten sein. PAS ist in Nordamerika bei Familiengerichtsentscheidungen ein etabliertes Konzept, in deutschen juristischen Kontexten spielt es bisher kaum eine Rolle. Das Konzept ist umstritten, da es auch missbraucht werden kann, wenn missbräuchlich agierende Elternteile dem jeweils anderen Elternteil unterstellen, er würde ihnen das Kind entfremden (Sydow, 2015).

PAS kann aber auch mit einer Parentifizierung in Zusammenhang stehen, wenn keine aktive Indoktrinierung »gegen« einen Elternteil erfolgt, sondern der Elternteil, bei dem das Kind lebt (oft die Mutter), sich vom Expartner sehr schlecht behandelt fühlt und die Trauer oder Wut der Mutter auch auf das Kind übergreift. Es ist nicht selten, dass Patient:innen berichten, sie würden ihren Vater kaum kennen, da sie ihn nach einer schwierigen Trennung der Eltern jahrzehntelang abgelehnt hätten – nicht weil er ihnen irgendetwas angetan hätte, sondern aus – bewusster oder unbewusster – Solidarität oder Identifikation mit der Mutter; diese wurde als durch den Vater so belastet, benachteiligt und schlecht behandelt erlebt, dass das damalige Kind ihn aus Loyalität zur Mutter nicht mehr lieben »durfte« oder es ihn für schuldig an der Misere hielt. (Die Ablehnung kann sich natürlich auch auf die Mutter oder auf die Großmutter bzw. den Großvater beziehen; Sydow, 2015; s. Fallgeschichten in Kap. 10.)

3.3.6 Familiengeheimnisse

> »Wenn Sie eine Traumafolge an Ihre Kinder weitergeben wollen, dann verschweigen Sie diese. Sie erreichen dadurch, dass die Kinder besonders neugierig werden und besonders empfänglich für das, woran Sie leiden. Das wollen Sie natürlich nicht, aber Ihre Eltern und Großeltern, die diese Konsequenz höchstwahrscheinlich auch nicht wollten, haben so gehandelt.« (Baer & Frick-Baer, 2018, S. 185)

Erfahrungen – und ganz besonders traumatische Erfahrungen – können nur integriert und verstanden werden, wenn die Bezugspersonen Kindern dabei helfen, ihre Gefühle und Wahrnehmungen in Worte zu fassen. Andernfalls entsteht *Gefühlsblindheit (Alexithymie)*: die Unfähigkeit, eigene Gefühle und Erfahrungen differenziert wahrzunehmen und zu verbalisieren. Unsagbares wird sonst in einem separaten Teil des Selbst abgespalten. Bereits Dostojewski schrieb, es gäbe Dinge, »die der Mensch sogar sich selbst zu gestehen fürchtet« (zit. n. Jay, 2018, S. 76). Familiengeheimnisse entstehen wahrscheinlich nur selten absichtlich, häufiger aus kompletter Überforderung und Angst, die die Worte raubt (Jay, 2018), und sie werden oft (unabsichtlich) an die nächste Generation weitergegeben (Imber-Black, 1999).

Die eigene Parentifizierung ist selbst manchen erwachsenen und gebildeten Patient:innen bei Therapiebeginn nicht bewusst, weil sie das Konzept noch nicht kennen und noch sehr in familiären Loyalitäten verhaftet sind und nicht selten in familiären Kontexten mit vielen Geheimnissen und vielen Kontaktabbrüchen aufgewachsen sind, in denen oft nahe Verwandte völlig unbekannt sind (s. Konrad, 2013; Kap. 10).

3.4 Psychotraumatologische Familienpsychologie

Gravierende Parentifizierungs-Erfahrungen, die in Psychotherapien bedeutsam werden können, machen Kinder oft im Kontext traumatischer Belastungen wie Vernachlässigung, Missbrauch oder dem Aufwachsen mit traumatisierten Eltern (s. Kap. 6, 7, 10). Das wird in der Forschung und in klinischen Texten jedoch nur selten berücksichtigt (s. Kap. 4). Nur wenige Texte fokussieren auf Trauma und Parentifizierung (z. B. Lackie, 1999). Es wird in der Folge auf Auswirkungen von (kumulativen) Bindungstraumata auf die individuelle Entwicklung (Kap. 3.4.1), auf Folgegenerationen (Kap. 3.4.2) sowie auf Geschwisterbeziehungen in traumatisierten Familien (Kap. 3.4.3) eingegangen.

3.4.1 Auswirkungen von Bindungstraumata auf die individuelle Entwicklung

Wenn Bezugspersonen, auf deren Hilfe und Schutz Kinder angewiesen sind, diesen Schlimmes antun oder sie stark vernachlässigen, können Kinder das kaum verarbeiten. Bindungstraumata können sich negativ auf die weitere Entwicklung auswirken (s. Kap. 3.2.3). In empirischen Studien werden Kindheitstraumata meist retrospektiv mit Fragebögen erfasst – entweder dem *Adverse Childhood Experiences Questionnaire (ACE)* (s. Anhang, 13.5) oder dem *Childhood Trauma Questionnaire (CTQ)* (s. Anhang, 13.6).

Eine *Metaanalyse* analysierte 37 Primärstudien in Hinblick auf Zusammenhänge zwischen berichteten ACE und der Gesundheit der Betroffenen. Die stärksten Zusammenhänge (Odds Ratio: OR ≥ 6) zeigten sich zwischen Kindheitsbelastungen und Substanzstörungen (Alkohol, Drogen), interpersoneller und gegen sich selbst gerichteter Gewalt. Die Gesamtprävalenz für mindestens ein belastendes Kindheitserlebnis betrug 57 %. Die Prävalenz für vier oder mehr belastende Kindheitserlebnisse lag bei 13 % (Hughes et al., 2017).

Ein *Umbrella Review* leitet aus 68 Reviews und Metaanalysen ab, dass ACE assoziiert sind mit einem signifikant jeweils etwa zweifach erhöhten Risiko für Angststörungen (gepoolte Odds Ratio [OR]: 1.94), für internalisierende Störungen (OR 1.76), Depressionen (OR 2.01) und Suizidalität (OR 2.33). Die Assoziationen variierten nicht signifikant nach Geschlecht oder Alter bei »exposure« (Sahle et al., 2022).

Eine weitere *Metaanalyse* analysierte 206 ACE-Studien aus 22 Ländern, die zwischen 1998 und 2021 publiziert wurden. Die gepoolte Prävalenz lag bei 39.9 % für kein ACE; 22.4 % für ein ACE; 13.0 % für zwei ACE, 8.7 % für drei ACE und bei 16.1 % für vier oder mehr ACE. Populationen mit psychischen/Substanz-Problemen, geringem Einkommen, Wohnungslose und ethnischen Minoritäten berichteten signifikant häufiger von 4+ ACE (Madigan et al., 2023).

Eine Repräsentativstudie untersuchte die Prävalenz belastender Kindheitserlebnisse (ACE) und Zusammenhänge mit psychosozialen Belastungen in der deutschen Bevölkerung ab einem Alter von 14 Jahren. 43,7 % der Befragten berichteten von mindestens einem belastenden Kindheitserlebnis. Vier oder mehr ACE wurden von 8,9 % angegeben. Am häufigsten genannt wurden elterliche Scheidung/Trennung (19,4 %), Alkohol-/Drogenmissbrauch in der Familie (16,7 %), emotionale Vernachlässigung (13,4 %) und emotionale Misshandlung (12,5 %), ähnlich wie in anderen internationalen Studien. Es wurden vier Muster identifiziert (keine ACE; Probleme im Elternhaus; Kindesmisshandlung; multiple ACE). Die Ergebnisse belegen einen *Dosis-Wirkungs-Effekt*. Mit zunehmender Anzahl belastender Kindheitserlebnisse steigt das Risiko für psychische Auffälligkeiten. Im kumulativen Modell zeigte die Hochrisikogruppe mit vier oder mehr ACE ein signifikant erhöhtes Risiko für Depressivität (OR 7,8), Ängstlichkeit (OR 7,1), körperliche Aggressivität (OR 10,5) und eingeschränkte Lebenszufriedenheit (OR 5,1) (Witt et al., 2019).

Eine weitere deutsche Repräsentativstudie belegt, dass 6.6 % der Bevölkerung zumindest moderaten emotionalen Missbrauch berichten, 6.7 % körperlichen Missbrauch und 7.6 % sexuellen Missbrauch. Noch häufiger werden emotionale und körperliche Vernachlässigung angegeben (13.3 % und 22.5 %) (Witt et al., 2017). In der Subgruppe derer, die im CTQ von multiplen Belastungsfaktoren berichteten, waren die Risiken für somatische Erkrankungen wie Adipositas, Diabetes, Krebserkrankungen, Herz-Kreislauferkrankungen wie Herzinfarkt und für chronisch-obstruktive Lungenerkrankungen signifikant erhöht. Die Befunde deuten auch hier auf eine Dosis-Effekt-Relation (Clemens et al., 2018).

Die psychotraumatologische Grundlagenforschung belegt, dass in Säugetieren bestimmte Standardreaktionen biologisch vorgebahnt sind, die in traumatischen Situationen auftreten, um die Überlebenschancen zu erhöhen – wie *Kampf-Flucht-Erstarrung/Einfrieren (»fight-flight-freeze«*; van der Kolk, 2015). Inzwischen wird eine vierte traumatische Reaktion beschrieben: *submissives/beschwichtigendes/besänftigendes Verhalten (»fawn«/»appeasement«)*, das der Anpassung an einen übermächtigen, bedrohlichen oder unvorhersehbaren Beziehungspartner dient und dazu, die Gefühle des Beziehungspartners mit zu regulieren, um so die eigene Lage zu verbessern (Schlote, 2023). Manche Extremvarianten von emotionaler Parentifizierung, die im Kontext traumatisch belasteter Bindungsbeziehungen entstanden sind, lassen sich vielleicht auch als »fawn«-Reaktion verstehen.

3.4.2 Transgenerationale Auswirkungen von Traumata auf Folgegenerationen

> »Jeder von uns [...] neigt [dazu], anderen das anzutun, was ihm angetan wurde. Der tyrannisierende Erwachsene ist das tyrannisierte Kind von gestern« (John Bowlby, 1979, S. 141; Übers. K. v. S.).

Aber es geht nicht nur um die Weitergabe »tyrannisierenden« Verhaltens, sondern um die – meist unbeabsichtigte und unbewusste – Weitergabe gestörter Selbst- und gestörter Beziehungsregulation. *Trans-/intergenerationale Traumatisierung* beschreibt Prozesse, bei denen traumatisierte Eltern unbeabsichtigt und oft auch unbemerkt etwas von ihren Belastungen an die nächste Generation weitergeben. Es werden verschiedene Mechanismen der *transgenerationalen Transmission* diskutiert (s. Tab. 5).

Tabelle 5: Mögliche Mechanismen der transgenerationalen Weitergabe von Stress, Traumata und psychischen Störungen

1. *Genetische Transmission* von Genen, die die Vulnerabilität für belastende Umweltreize erhöhen könnten.
2. *Epigenetische Mechanismen* bzw. Entwicklung dysfunktionaler neuroregulatorischer Mechanismen in der pränatalen Phase, z. B. durch ungesunderen Lebensstil psychisch belasteter Schwangerer (mehr Schlafprobleme, weniger gesunde Ernährung, unzureichende Bewegung, Substanzkonsum) und die Exposition des Fetus mit Stresshormonen (z. B. Kortisol).
3. *Soziale Weitergabe durch direkte Exposition:* postpartale Belastung von Kindern durch maladaptive elterlichen Verhaltensweisen, Gefühle und Gedanken.
4. *Soziale Weitergabe durch indirekte Exposition:* familiäre und außerfamiliäre Kontextbedingungen, die mit elterlichen psychischen Störungen einhergehen, wie Partnerschaftsprobleme und familiäre Konflikte – hierunter fallen auch die Phänomene Parentifizierung, Geheimhaltung und Isolation – sowie sonstige sozioökonomische Belastungen.

Quellen: Alsmeier & Schulz, 2020; Goodman & Gotlib, 1999; Plass-Christl & Arlt, 2020

Genetische und epigenetische Mechanismen

Früher glaubte man, dass unser genetisches Erbe primär über die *chromosomale DNA* weitergegeben wird, die stabile Eigenheiten wie Haar-, Augen- und Hautfarbe bestimmt. Doch diese macht nur etwa 2% der gesamten menschlichen DNA aus. Genetik (s. Tab. 5, Punkt 1) hat einen – in der Regel nur kleinen – Effekt auf erhöhte Risiken für psychische Störungen (Teismann et al., 2024).

Die restlichen 98% der menschlichen DNA bestehen aus *nicht kodierender DNA (ncDNA)* und diese ist für viele Verhaltens- und Persönlichkeitsmerkmale verantwortlich. Die nicht kodierende DNA wird durch viele Faktoren beeinflusst, wie Schadstoffe in der Umwelt, Ernährung, eigene Erfahrungen und Erfahrungen der Vorfahren. In Hinblick auf *epigenetische Belastungen* (s. Tab. 5, Punkt 2) relevant ist, dass psychosozialer Stress der Mutter das ungeborene Kind beeinflusst, z. B. über einen weniger gesunden *Lebensstil* der Schwangeren und eine eventuell erhöhte *Kortisolausschüttung*, die – sofern die Barrierefunktion der Plazenta für Kortisol überwunden wird – auch dazu führen kann, dass der Fetus erhöhten Kortisolkonzentrationen ausgesetzt ist.

Akuter Stress und Traumata erhöhen den Kortisolspiegel (Hyperaktivierung). Doch eine chronische Posttraumatische Belastungsstörung (PTBS) und traumatische Kindheitserfahrungen gehen eher mit einem reduzierten Kortisolspiegel (Hypoaktivität) einher. Kinder traumatisierter Eltern mit PTBS (z. B. Holocaust-Überlebende, Kriegsveteranen, Mütter, die in der Schwangerschaft den Angriff auf das World Trade Center miterleben mussten) kamen mit einem ähnlich niedrigen Kortisolspiegel wie ihre Eltern auf die Welt. Die Wahrscheinlichkeit, selbst Symptome einer PTBS zu entwickeln, ist dreimal so hoch, wenn ein Elternteil unter einer PTBS leidet. Diese transgenerationalen Effekte werden wahrscheinlich epigenetisch vermittelt (Yehuda & Seckl, 2011, wiedergegeben n. Wolynn, 2017, S. 32 f.). Es können Veränderungen der *Hypothalamus-Hypophysen-Nebennieren-Achse (HPA-Achse)* bei Mutter und Fetus auftreten.

Traumata auf Seiten der Mutter beeinflussen Folgegenerationen, indem sie zu epigenetischen Modifikationen der *DNA-Methylierung (DNAm)* führen können, die relevant sind für die Regulation der Transkription bestimmter Genabschnitte (z. B. Glukokortikoid-Rezeptor, Rezeptor für Kortisol). Eine Studie untersuchte bei drei Generationen syrischer Flüchtlinge die DNAm-Signaturen von kriegsassoziierter Gewalt über Wangenabstriche und Befragungen. Es wurden Familien, in denen die Großmutter oder die Mutter jeweils in der Schwangerschaft Gewalt ausgesetzt war, mit einer Kontrollgruppe ohne Kriegserfahrungen verglichen. Es wurden spezifische DNA-Methylierungsmuster identifiziert, die mit verschiedenen Gewalterfahrungen assoziiert werden: mit selbst (postnatal) erlebter traumatischer Gewalt, pränataler Gewalt, die ein ungeborenes Kind im Mutterleib erfuhr, und mit Gewalt, die epigenetisch weitergegeben wurde und bereits in der Keimbahn verankert war. Es wurden 21 epigenetisch veränderte Stellen im Genom von Menschen identifiziert, die in Syrien selbst Gewalt erlebt hatten. Menschen, die im Mutterleib Gewalt ausgesetzt waren, zeigten Anzeichen einer beschleunigten epigenetischen Alterung. Die Studie deutet darauf hin, dass Kriegstraumata über Generationen hinweg epigenetische Spuren hinterlassen können. Das ist nicht nur für Kriegsopfer und Flüchtlinge relevant, sondern wahrscheinlich generell für Opfer traumatischer Gewalt – also auch häuslicher oder sexueller Gewalt (Mulligan et al., 2025).

Obwohl epigenetisch »eingeschriebene« Traumafolgen ein negativer Effekt zu sein scheinen, haben diese vermutlich auch adaptive Seiten, da die Nachkommen dadurch u. U. besser auf das Überleben unter Extrembedingungen eingestellt sind, diese also ihre *umfeldbezogene Resilienz* erhöhen. Eine »Voreinstellung«, die dazu führt, ständig mit Schrecklichem zu rechnen, kann Menschen befähigen, Extremsituationen wie Kriege besser zu überstehen. Diese Sichtweise kann belasteten Nachkommen helfen, ihre Eigenart nicht nur als Last, sondern auch als Ressource wahrzunehmen und zu nutzen. Doch extreme Vigilanz ist zwar im Krieg sinnvoll – im Frieden aber ist z. B. extreme Schreckhaftigkeit eher ein Problem und macht anfälliger für psychische Störungen.

Eine erhöhte Stressbelastung der werdenden Mutter kann auch Aborte, Frühgeburtlichkeit oder geringe Geburtsgewichte zur Folge haben. Intrauterin erhöhte Kortisolkonzentrationen vergrößern zudem bei Kindern das Risiko für Konzentrations-

und Aufmerksamkeitsstörungen im Vorschulalter. Es können auch problematische Auswirkungen auf das Immunsystem (geringere Abwehrkräfte; ungünstige Auswirkungen auf das Mikrobiom) und den Stoffwechsel von Kindern auftreten.

Soziale Weitergabe durch direkte und indirekte Exposition

Im Hinblick auf die *soziale Weitergabe durch direkte Exposition* (Tab. 5, Punkt 3) können in Zusammenhang mit elterlichen psychischen Erkrankungen/Stress auf Seiten der Eltern belastende elterliche Verhaltensweisen und Interaktionen Kindern gegenüber auftreten. Dies kann sich in reduzierter Empathie und geringerer emotionaler Verfügbarkeit der Eltern manifestieren, in häufigen negativen Kommentaren dem Kind gegenüber oder dem Fehlen einer verlässlichen Alltagsstruktur. Hierzu gehört auch die (meist unwillkürliche und oft unbewusste) Weitergabe von implizit gelernten Bindungs- und Interaktionsmustern an Folgegenerationen (s. Kap. 3.2.5).

Menschen, die interpersonelle Traumata überlebt haben, haben zum Teil Probleme, sich auf intime Beziehungen einzulassen. Das kann dazu führen, dass sie emotional von ihren Kindern abgekoppelt, weniger sensitiv, emotional taub oder feindselig gegenüber diesen sind. Es kann auch sein, dass Eltern, die die Welt als unkontrollierbaren und gefährlichen Ort erleben mussten, ihren Kindern gegenüber stark überbehütend sind und so – unbeabsichtigt – deren Ängstlichkeit verstärken. Typisch für Menschen mit Traumafolgestörungen ist eine chronische *Hyperarousal* – im Familienleben führt das in stressreichen Situationen schnell zu eskalierenden Konflikten, Gebrüll und einem erhöhten Gewaltrisiko. Eltern leiden dann oftmals zusätzlich unter Schuld-, Schamgefühlen und Hilflosigkeit, was weiteren Stress erzeugen kann.

Nicht selten nehmen die Kinder posttraumatische Symptome ihrer Eltern wahr, können sie aber nicht verstehen und verarbeiten, da Traumata der Eltern oft *Familiengeheimnisse* bleiben, um die eine *conspiracy of silence* entsteht, ein implizite Übereinkunft, Stillschweigen zu bewahren (Bachem, 2019).

In einer Studie zur transgenerationalen Weitergabe wurden Mütter beim Umgang mit ihren Kleinkindern beobachtet. Von Müttern, die als mit Missbrauch in der Kindheit belastet diagnostiziert worden waren, zeigten unter Beobachtung 40 % ihren Kindern gegenüber misshandelndes Verhalten, 30 % zeigten Verhalten, das grenzwertig auf mögliche Kindesmisshandlung hindeutete, und 30 % zeigten Verhalten, das als »hinreichend gut« eingeschätzt wurde. Ein Drittel schien also die alten negativen Muster nicht weiterzugeben. Schutzfaktoren waren emotionale Unterstützung durch alternative, nicht missbrauchende Erwachsene in der Kindheit oder eigene Psychotherapieerfahrungen von mindestens sechs Monaten Dauer. Mütter ohne eigene traumatische Vorbelastung mit hinreichend guten Bindungserfahrungen zeigten zu fast 100 % adäquates Erziehungsverhalten (Sroufe et al., 2005).

Eine *Metaanalyse* analysierte 97 Studien im Hinblick auf etwaige Zusammenhänge zwischen eigenen Viktimisierungserfahrungen der Eltern in ihrer Kindheit (»parental childhood victimization«) und dem Verhalten der Betroffenen ihren Kindern gegenüber (missbrauchendes/problematisches/positives »Beeltern« [parenting], positiver elterlicher Affekt). Bei Eltern, die berichteten, dass sie als Kinder Opfer von physischer Gewalt oder Zeuge von Partner-Gewalt waren, war auch das Risiko größer, dass sie selbst ihre Kinder missbrauchten oder vernachlässigten. Es gab einen kumulativen Effekt: Eltern, die unterschiedliche Arten von Missbrauch oder wiederholten Missbrauch erlebt hatten, zeigten die größten Risiken, auch selbst missbräuchlich zu agieren. Man fand auch Zusammenhänge zwischen eigenen selbstberichteten Missbrauchserfahrungen der Eltern in ihrer Herkunftsfamilie und problematischen Aspekten der aktuellen Eltern-Kind-Beziehung (Rollenumkehr den Kindern gegenüber, Zurückweisung von Kindern, Rückzug den eigenen Kindern gegenüber). Potenzielle Risiken für die kindliche Gesundheit ergaben sich auch aus erhöhten Risiken für Partnerschaftsgewalt sowie geringeren Niveaus von positiven elterlichen Verhaltensweisen und Affekten in bestimmten Subgruppen. Insofern scheinen Eltern, die selbst Kindesmissbrauch erleben mussten, ihren Kindern gegenüber mehr negatives und weniger positives Elternverhalten zu zeigen. Allerdings beruht die meiste Forschung auf retrospektiven Angaben nichtrepräsentativer Stichproben und nur selten auf prospektiven Studien (Greene et al., 2020).

Eine retrospektive Kohortenstudie untersuchte Mutter-Kind-Dyaden in den USA; diese Studie hatte Belastungen auf Seiten der Mütter retrospektiv erfasst (z. B. ACE) und mindestens ein kindbezogenes Outcome-Datum erhoben (psychische Störungen, somatische Probleme). 44 % der Mütter hatten Missbrauch oder Vernachlässigung in der Kindheit erlebt. Nach Kontrolle konfundierender Faktoren ergab sich, dass ehemals missbrauchte Mütter signifikant häufiger Kinder mit klinisch bedeutsamen internalisierenden Problemen (Odds Ratio [OR] 2.70), Autismus-Spektrum-Störungen (OR 1.70), ADHS (OR 2.09) und Asthma hatten (OR 1.54). Bei Töchtern waren mütterliche Kindheits-Belastungen auch mit einer signifikant höheren Prävalenz von Adipositas (OR 1.69) assoziiert. Die Kinder belasteter Mütter zeigten häufiger Multimorbidität. Mütter, die multiplen Kindheitsbelastungen ausgesetzt waren, hatten die höchsten Risiko-Raten für klinische Symptomatik bei den Nachkommen, was auf eine »dose-response«-Beziehung hindeutet (Moog et al., 2023).

Ein *Review* analysierte Studien zu Zusammenhängen zwischen von Müttern berichtetem selbst erlebtem Missbrauch in ihrer Kindheit und fremdbeobachteten

Mutter-Kind-Interaktionen. Zehn der 14 Studien belegen eine direkte oder eine indirekte Beziehung zwischen selbstberichteten Missbrauchserfahrungen und beobachtetem »caregiving«. Die Schlussfolgerungen sind durch die kleine Zahl der Studien und Variationen der Stichproben-Charakteristika eingeschränkt. Innerhalb der Studien, die den höchsten methodischen Kriterien genügten, gab es insofern eine Übereinstimmung, als dass der Effekt der mütterlichen Missbrauchs-Geschichte auf das »caregiving« über eine dritte Variable moderiert zu werden schien, wie z.B. Stress-Reaktivität oder depressive Symptome (Vaillancourt et al., 2017).

Das Risiko von Kindern psychisch kranker/traumatisierter Eltern, selbst psychisch krank zu werden, ist besonders erhöht, wenn das *gesamte Familiensystem und auch das außerfamiliäre Umfeld* belastet und wenig unterstützend sind (s. Tab. 5, Punkt 4). Hier sind dysfunktionale Konfliktlösungsmechanismen und ausgeprägte elterliche Konflikte bis hin zur Anwendung von Gewalt besonders bedeutsam. Darüber hinaus geht die *Tabuisierung psychischer Probleme* mit einem erhöhten Risiko für psychische Auffälligkeiten bei den betroffenen Kindern einher (s. Kap. 3.3.6; Kap. 6).

Eine *Metaanalyse* von 35 Primärstudien zur *intergenerationalen Transmission von Aggression* belegt einen signifikanten positiven Link zwischen *interparentalem Konflikt* und *aggressivem Verhalten* der Folgegeneration. Die Stärke der Assoziation variierte je nach eingesetztem Konfliktfragebogen und dem Publikationsjahr. Die Korrelationen waren signifikant schwächer, wenn Eltern, und größer, wenn Kinder befragt wurden. Interparentale Konflikte tragen signifikant zu externalisierenden Problemen von Kindern bei (Li et al., 2023). Eltern, die von eigenen belastenden Kindheitserfahrungen berichten, beschreiben häufiger, dass auch in ihren Partnerschaften Gewalt stattgefunden hat (Clemens et al., 2021).

Eine Zusammenfassung der psychosozialen transgenerationalen Weitergabeprozesse (bei fehlender Intervention) findet sich in Abbildung 1 (S. 66; Riggs, 2017).

3.4.3 Geschwisterbeziehungen in traumatisierten Familien

Obwohl 85–90 % aller Kinder Geschwister haben und Geschwister-Beziehungen oft die Beziehungen sind, die am längsten bestehen, sind diese bisher weniger erforscht worden. In Bezug auf die Auswirkungen von familiären Belastungen auf Geschwisterbeziehungen wurden zwei Hypothesen entwickelt: Die *Kongruenzhypothese* (auch *Kontaminations-/Verstärkerhypothese* genannt) besagt, dass die Beziehung zu den Eltern die Geschwisterbeziehung prägt: Bei guten Eltern-Kind-Beziehungen wird auch die Geschwisterbeziehung positiv gestaltet, bei belasteten Eltern-Kind-Beziehungen entstehen belastete Geschwisterbeziehungen. Dagegen postuliert die *Kom-*

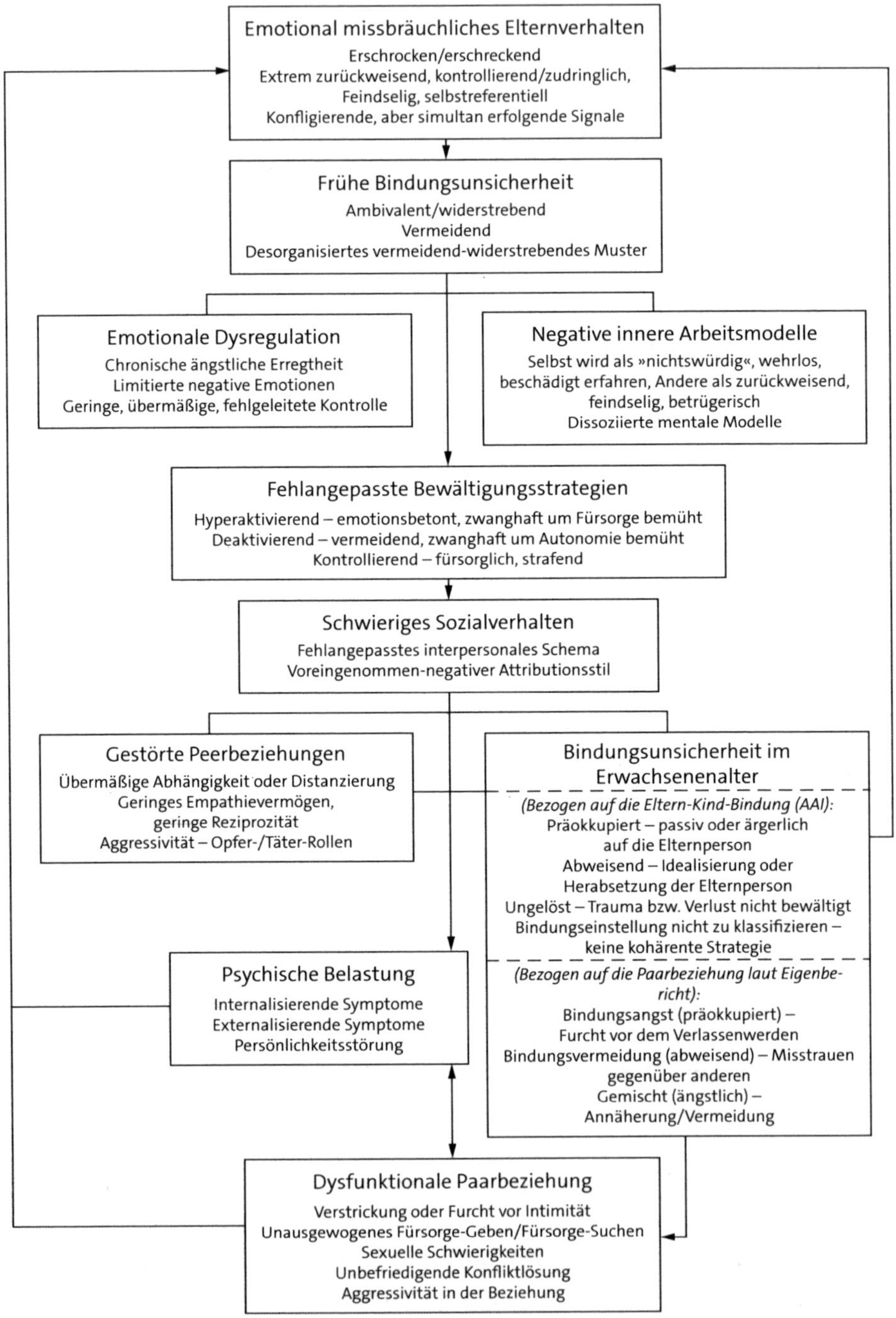

Abbildung 1: Psychosoziale transgenerationale Weitergabeprozesse von Stress, Traumatisierungen und psychischen Belastungen (Riggs, 2017, S. 60)

pensationshypothese, dass unter widrigen Bedingungen, Geschwister einander helfen und sich gegenseitig unterstützen, also versuchen, Probleme in der Beziehung zu den Eltern zu kompensieren. Die Empirie stützt beide Hypothesen partiell: Körperlich misshandelte Kinder neigen dazu, auch ihren Geschwistern häufiger Gewalt anzutun – manchmal aber versuchen Geschwister auch, sich gegenseitig z. B. vor elterlicher Gewalt zu beschützen (Witte, 2018).

Ein »scoping review« identifizierte 148 relevante Artikel zu ACE und Geschwisterbeziehungen (Donagh et al., 2023). Die Studien deuten mehrheitlich darauf hin, dass ältere Geschwister versuchen, Jüngere zu schützen, und nicht selten die Elternrolle übernehmen (*Parentifizierung*). Das kann dazu führen, dass die Älteren mehr Sinn finden – kann diese aber auch überfordern und dazu beitragen, dass sie ihre eigenen Bedürfnisse aus den Augen verlieren. Gerade ältere Geschwister nehmen häufig eine große Verantwortung für die Fürsorge und den Schutz ihrer jüngeren Geschwister auf sich.

> »Ein […] Forschungsdesiderat dieses Reviews ist die hohe Evidenz, dass ältere Geschwister ein Schutzfaktor für ihre jüngeren Geschwister sind und die Jüngeren vor negativen Erfahrungen abschirmen. Beschrieben […] als *Parentifizierung* kann ihre Schutzfunktion auch mit einer Übernahme der Elternrolle einhergehen. Während die Vulnerabilitäten jüngerer Geschwister bisher stärker beachtet wurden, wurde bisher weniger die Situation der älteren Geschwister fokussiert.« (Donagh et al., 2023, S. 3521; Übers. K. v. S.)[12]

Positive Geschwisterbeziehungen können Kinder im Kontext traumatischer Belastungen resilienter machen, z. B. sind Geschwister manchmal die ersten Personen, denen ein Missbrauch enthüllt wird. Belastete und konfliktreiche Geschwisterbeziehungen können aber die Lage auch weiter verschlimmern: Bisweilen wird die durch Eltern oder andere erlittene Gewalt an schwächere jüngere Geschwister weitergegeben. Es können *traumatische Bindungen* entstehen, in denen Geschwister andere Geschwister missbrauchen und so eigene Traumata reinszenieren. Physische Gewalt und sexueller Missbrauch sind unter Geschwistern nicht selten, eine Problematik, die von Eltern oft nicht ernst genommen wird. Wenn ein Geschwisterkind von Trau-

---

12 »A clear advance identified within this review has been the overwhelming evidence of older siblings being a protective factor for their younger siblings, shielding them from adverse experiences. Described […] as *parentification*, their buffering role also finds them taking on the role of the parent. While there has been lot of recognition for the vulnerabilities of younger siblings, substantially less thought has been given to older siblings.«

matisierung betroffen ist, haben die anderen Kinder ein erhöhtes Risiko, auch traumatisiert zu sein (auch durch das Miterleben der Misshandlung anderer Geschwister). Dennoch sind nicht alle Geschwister gleichermaßen von Traumatisierungen betroffen – und selbst wenn, dann erleben sie diese oft sehr unterschiedlich. Kinderschutz-Einrichtungen sollten immer den Schutz *aller* Kinder einer Familie im Auge haben, sofern ein Kind mit besonderen Belastungen auffällt. Vor allem ältere Geschwister nehmen oft besondere Verantwortung und Lasten auf sich, um Jüngere zu schützen. Es wird mehr Forschung benötigt, auch über moderierende Effekte unterschiedlicher Arten von Geschwisterbeziehungen (volle, Halb-, Stiefgeschwister; Donagh et al., 2023).

Die Befunde einer deutschen Online-Studie mit erwachsenen Geschwisterpaaren deuten auf Zusammenhänge zwischen Viktimisierungserfahrungen (retrospektiv gemessen mit dem CTQ) und eher negativen Geschwisterbeziehungen hin. Ein großes Maß an (emotionalem) Missbrauch des älteren Geschwisterkindes stand in Zusammenhang mit größeren psychischen Belastungen auch des jüngeren Kindes (Witte, 2018).

KAPITEL 4

Empirische Forschung zur Parentifizierung

Hausser (2013) gibt einen Überblick über die empirische Forschung zur Parentifizierung von 1950 bis 2012. Sie suchte nach Veröffentlichungen, die die Begriffe »parentification« (Parentifizierung) oder »parentified« (parentifiziert) im Titel haben oder bei denen sie im Abstract vorkommen, und identifizierte 32 Publikationen in medizinischen und 92 Artikel in psychologischen Journalen. 36 Publikationen fokussierten auf die Parentifizierung von Kindern, meist nach einer Trennung der Eltern oder bei einer körperlichen Erkrankung des Vaters bzw. der Mutter. Weitere 12 Publikationen thematisierten im Abstract »Alkohol«, »Depressionen«, »Sucht«, »Schizophrenie« oder »psychisch krank«.

Eine ältere Metaanalyse fasst die Ergebnisse zu Zusammenhängen von selbst berichteter Parentifizierung in der Kindheit und Psychopathologie im Erwachsenenalter von 12 unabhängigen (»non-overlapping«) Studien zusammen, die zwischen 1984 und 2010 auf Englisch publiziert wurden. Belegt wird ein kleiner, signifikanter Effekt ($r = 0.14$, Konfidenzintervall = 0.10 bis 0.18), der darauf hindeutet, dass Menschen, die von Parentifizierung berichten, auch mehr psychopathologische Symptome angeben. Moderatoranalysen belegten, dass die Art der Psychopathologie, die Zusammensetzung der Stichprobe und der eingesetzte Parentifizierungs-Fragebogen alle die Relation zwischen Parentifizierung und psychischen Symptomen der Proband:innen beeinflussten (Hooper et al., 2011a; s. auch Kap. 4.4.1).

Die US-Arbeitsgruppe um Dariotis et al. (2023) erstellte einen systematischen Review zu auf Englisch publizierten empirischen Studien zur Parentifizierung, ihren »Outcomes« und den damit verknüpften Mechanismen. Es wurden 95 Studien aus sechs Kontinenten identifiziert, die die Einschlusskriterien erfüllten. Diese untersuchten meist Erwachsene, auch Kinder oder Jugendliche und – selten – ganze Familien. Fast alle analysierten Studien haben ein Querschnitt-Design, nur sechs sind Längsschnittstudien (s. Kap. 4.6). Die Autor:innen analysierten 81 *quantitative* Studien, 14 *qualitative* und eine *»mixed-methods«-Studie*. Das Parentifizierungs-Konstrukt wurde auf unterschiedliche Weise gemessen (s. Kap. 4.1). Die am häufigsten untersuchte Fragestellung in quantitativen Studien sind mögliche Zusammenhänge zwischen (retrospektiv erfassten) Parentifizierungs-Erfahrungen Erwachsener und ihrer (aktuellen) psychischen Symptomatik (Dariotis et al., 2023). Inhaltsanalytisch wurden aus den qualitativen und den quantitativen Studien verschiedene Themen abgeleitet. Die folgende Darstellung quantitativer Forschungsergebnisse stützt sich auf Dariotis et al. (2023), die Dissertation von Neuerburg (2024), die ebenfalls neue Studien referiert, sowie eigene Recherchen.

4.1 Standardisierte Instrumente zur Erhebung von Parentifizierung

Obwohl Parentifizierung seit Jahrzehnten beschrieben wird, hat die standardisierte Erfassung dieses Phänomens bisher weniger Beachtung gefunden, vielleicht auch weil Parentifizierung bisher nicht in den klinischen Klassifikationssystemen wie *ICD-10*, *ICD-11* oder DSM-5 abgebildet wird (s. Kap. 2.2). Es wird auf Fragebögen und seltener genutzte interviewbasierte Fremdratingverfahren eingegangen.

4.1.1 Englisch- und deutschsprachige Fragebögen

Der Review von Dariotis et al. (2023) identifizierte 78 Publikationen, in denen 21 unterschiedliche Fragebögen zur Erfassung von Parentifizierung eingesetzt wurden (inklusive unterschiedliche Varianten derselben Instrumente und Übersetzungen in verschiedene Sprachen). Es werden verschiedene Aspekte erfasst, wobei oft ungeklärt ist, inwieweit diese übereinstimmen: das Parentifizierungs-Gesamtniveau (»overall level«), die Funktionalität (instrumentell, emotional), übernommene Rollen (eltern-fokussiert, geschwister-fokussiert) und subjektive Wahrnehmungen (Unfairness, Gewinn/»benefit«).

Tabelle 6 gibt einen Überblick über verbreitete englischsprachige Fragebögen zur Parentifizierung. Es werden nur die Verfahren dargestellt, die laut Dariotis et al. (2023) in mindestens fünf Studien eingesetzt wurden. Tabelle 7 stellt alle deutschsprachigen Fragebögen zur Parentifizierung dar. Bemerkenswert sind die Vielzahl der Fragebögen, die Ähnliches, aber nicht dasselbe messen, und das Fehlen einer Kerndiagnostik (s. auch Dariotis et al., 2023; Neuerburg, 2024; Sydow, 2024a).

Im *englischsprachigen* Raum sind drei *Fragebögen* zur retrospektiven Erfassung von Parentifizierung bei Erwachsenen verbreitet, nämlich *Parentification Inventory (PI)* (s. Anhang 13.1), *Parentification Questionnaire (PQ)* und *Parentification Scale (PS)* (s. Tab. 6; Dariotis et al., 2023). Bei einem Vergleich der psychometrischen Eigenheiten der drei Fragebögen bei einer Stichprobe von College-Studierenden, die PI, PQ und PS ausfüllten, erwiesen sich die aus den Fragebögen abgeleiteten Scores als vergleichbar, valide und reliabel (Hooper & Doehler, 2012).

Tabelle 6: Verbreitete englischsprachige Selbsteinschätzungs-Fragebögen zur retrospektiven Erfassung von Parentifizierung bei Erwachsenen (und Jugendlichen)

Name des Verfahrens Autor:innen, Jahr (Einsatz-Häufigkeit) Deutsche Version?	Adressaten Items Antwortskala	Dimensionen/ Subskalen	Interne Konsistenz der Skalen (Cronbach Alpha α)
Parentification Questionnaire (PQ) Wolkin, 1984; Jurkovic & Thierkield, 1998b; Sessions & Jurkovic, 1986 (18 Studien) *Deutsch:* NEIN	Erwachsene 42 (30) Items, 5-stufige Rating-skalen: Grad der Zustimmung: 1 (usually not true/ strongly disagree) bis 5 (usually true/ strongly agree oder true/false)	3 Subskalen: emotional p. (parentification), instrumental p., perceived unfairness	▪ instrumental: 0.61–0.85 ▪ emotional: 0.66–0.85 ▪ unfairness: 0.77–0.92
Parentification Inventory (PI) Hooper, 2009; Hooper, Doehler, Wallace et al., 2011b (14 Studien) *Deutsch:* NEIN (s. Anhang 13.1)	Erwachsene 22 Items 5-stufige Rating-skalen: 1 (never true) bis 5 (always true)	3 Subskalen (Durch-schnittsscores): parent-focused p. (PFP) (12 Items), sibling-focused p. (SFP) (7 Items), perceived benefits of p. (PBP) (3 Items)	PFP: 0.75–0.85 SFP: 0.58–0.88 PBP: 0.77–0.89
Parentification Scale (PS) Mika, Bergner & Baum, 1987 (10 Studien) *Deutsch:* NEIN	Erwachsene 30 Items 5-stufige Rating-skalen: 1 (never or does not apply) bis 5 (very often)	3 Subskalen-Summenscores: Kind funktioniert als: ▪ parent to parent(s), ▪ spouse to parent, ▪ parent to sibling(s)	Parent to parent: 0.76 Spouse to parent: 0.78 Parent to sibling: 0.86
Filial Responsibility Scale, Adult Version (FRS) Jurkovic & Thirkield, 1998a; Jurkovic, Thirkield & Morrell, 2001 (7 Studien) *Deutsch:* NEIN (Wendt, Beckh & Walper, 2005: nur 11 Items; s. Anhang 13.2)	Erwachsene 60 Items Ratingskalen: 1 (strongly disagree) bis 5 (strongly agree)	6 Subskalen: Jeweils »past« und »current«: ▪ instrumental cg. ▪ emotional cg. ▪ unfairness	Past: ▪ instrumental: 0.74–0.80 ▪ emotional: 0.78–0.82 ▪ unfairness: 0.87

Name des Verfahrens Autor:innen, Jahr (Einsatz-Häufigkeit) Deutsche Version?	Adressaten Items Antwortskala	Dimensionen/ Subskalen	Interne Konsistenz der Skalen (Cronbach Alpha α)
Parentification Questionnaire for Youth (PQ-Y) Godsall & Jurkovic, 1995 = modifizierte Version des PQ-A (Jurkovic & Sessions, 1986): (5 Studien) *Deutsch:* NEIN	Jugendliche 20 Items, Yes/no-Format	Keine offiziellen Subskalen; nur genutzt: ■ emotional p. ■ instrumental p. Erzeugt aus 22 Items aus drei anderen Instrumenten	0.64–0.80

Anmerkungen zu Tab. 6: Quelle: Dariotis et al., 2023, Tab. 4, S. 20–31, gekürzt und z. T. übersetzt; p.: parentification; cg.: caregiving

Tabelle 7: Deutschsprachige Selbsteinschätzungs-Fragebögen zur Erfassung von Parentifizierung bei allen Altersgruppen

Name des Verfahrens Autor:innen, Jahr (Einsatz-Häufigkeit) Deutsche Version?	Adressaten Items Antwortskala	Dimensionen/ Subskalen	Interne Konsistenz der Skalen (Cronbach Alpha α)
FRS-Selektion Deutsch Wendt, Beckh & Walper, 2005 *Nur auf Deutsch* (s. Anhang 13.2)	Erwachsene 11 Items 5-stufige Rating-skalen: 1) stimmt überhaupt nicht bis 5) stimmt vollkommen	?	?
PQ-PS-Selektion Deutsch Titzmann, 2012 *Nur auf Deutsch (publiziert aber nur auf Englisch!)* (s. Anhang 13.3)	Erwachsene (Mütter) und Jugendliche 10 Items, basierend auf PQ und PS (s. Tab. 6); 6-stufige Ratingskalen: 1) stimmt überhaupt nicht bis 6) stimmt absolut	Deutsch (u. Russisch) 2 Subskalen (Mittelwert): ■ emotionale P.: 5 Items ■ instrumentelle P.: 5 Items	emotionale P.: 0.70 instrumentelle P.: 0.69
Kindheitsfragebogen Kurzform (KFB-K) Hardt, Egle & Engfer, 2003 *Nur auf Deutsch*	Erwachsene 66 Items gesamt; 8 Items zur Rollen-umkehr; 4-stufige Ratingskala: Grad des Zutreffens (0–3)	KFB-K: (11 Faktoren) 1 Faktor Rollen-umkehr (orientiert an AAI): ■ zur Mutter: 4 Items ■ zum Vater: 4 Items	Rollenumkehr ■ zur Mutter: 0.71 ■ zum Vater: 0.66

Name des Verfahrens Autor:innen, Jahr (Einsatz-Häufigkeit) Deutsche Version?	Adressaten Items Antwortskala	Dimensionen/ Subskalen	Interne Konsistenz der Skalen (Cronbach Alpha α)
Fragebogen zur Erfassung der Parentifizierung Ohntrup, Pollak, Plaß & Wiegand-Grefe, 2011, S. 386/ **Parentifizierungsinventar** Hausser, 2013, S. 142 *Nur auf Deutsch* (s. Anhang 13.4)	Erwachsene (als Eltern zu ihren Kindern) 15 Items; 4-stufige Likert-Skala: 1) nein 2) eher nein 3) eher ja 4) ja	1 Faktor (?)	Patienten – Eltern: 0.76 Kontrollgruppe – Eltern: 0.72
Elternbildfragebogen für Kinder und Jugendliche (EBF-KJ) Titze & Lehmkuhl, 2010; Titze, Wiefel, Assheuer et al., 2010	Kinder/Jugendliche Je 36 Items zu Mutter und Vater; 10 Skalen plus Gesamtscore Selbstbeurteilung	Subskala »emotionale Vereinnahmung« (ähnlich der emotionalen Parentifizierung)	emotionale Vereinnahmung durch Mutter: 0.78–0.80 durch Vater: 0.78–0.82
Fragebogen zur Aufgabenübernahme Neuerburg, 2024	Kinder/Jugendliche (Selbstbericht), Eltern (Fremdbericht) Haushalt (13 Items) 9-stufige Antwortskala (»0-mal« bis »mehr als 7-mal pro Woche«) Zwischenmenschlicher Bereich (6 Items) Reziprozität der Unterstützung und Bewertung (6 Items) 5-stufige Likert-Skala: 1 = »nie«, 2 = »selten«, 3 = »manchmal«, 4 = »oft«, 5 = »sehr oft«	3 Skalen in Selbst- u. Fremdbeurteilung: instrumentelle Aufgabenübernahme (13/9 Items), emotionale Aufgabenübernahme (6/6 Items), wahrgenommene Fairness (3/3 Items)	Studie 3: bei allen Skalen zwischen α = .88 und α = .96

Anmerkungen zu Tab. 7: Quellen: Eigene Recherchen sowie Neuerburg, 2024; cg.: caregiving; p.: parentification

Die Lage ist etwas verwirrend in Bezug auf *deutschsprachige Fragebögen*. Bisher wurde offenbar keiner der etablierten englischsprachigen Fragebögen vollständig ins Deutsche übersetzt, sondern es wurden jeweils einzelne Fragen aus US-Fragebögen adaptiert oder deutsche Fragebögen neu entwickelt (s. auch Neuerburg, 2024).

Die deutschen Fragebögen sind bisher auch nicht alle in Fachzeitschriften oder Büchern publiziert worden, so dass ich auf die Unterstützung von Kolleg:innen angewiesen war.[13] Dariotis et al. (2023) schreiben, in einem Dokument von Walper aus dem Jahr 2005 fände sich die deutsche Übersetzung der englischen Parentifizierungsfragebögen PQ und FRS, doch der in Wendt, Beckh & Walper (2005) beschriebene Parentifizierungsfragebogen (s. Anhang 13.2) umfasst nur 11 Items, also weniger als die englischen Originalfragebögen (s. Tab. 6). Titzmann (2012) entwickelte einen deutschen Fragebogen, der auf PQ und PS aufbaut, jedoch nur 10 Items zur emotionalen und instrumentellen Parentifizierung umfasst (s. Anhang 13.3). Darüber hinaus existieren auf Deutsch folgende weitere Fragebögen:

Die *Skala »Rollenumkehr«* der *Kurzform des Kindheitsfragebogens (KFB-K)* (Hardt et al., 2003) erfasst bei Erwachsenen retrospektiv Parentifizierungserfahrungen in Bezug auf Mutter und Vater, jeweils gesondert mit je vier oder fünf Items zur Mutter und zum Vater (»Für sie verantwortlich«, »Schuldgefühle«, »Seelentröster«, »Lebensinhalt für sie«, »Partei ergreifen für sie«).

Der *Fragebogen zur Erfassung der Parentifizierung* (Ohntrup et al., S. 386) wird bei Hausser (2013, S. 142) *Parentifizierungsinventar* genannt (s. Anhang 13.4). Er erfasst als Einziger die Selbsteinschätzung eigener (destruktiver) Parentifizierungsneigungen bei Eltern. Er wurde im Kontext des CHIMPS- (Children of Mentally Ill Parents-) Forschungsprojekts am UKE in Hamburg entwickelt (Hausser, 2013).

Der *Elternbildfragebogen für Kinder und Jugendliche (EBF-KJ)* erfasst bei Kindern und Jugendlichen 10 Dimensionen, eine erfasst die »*emotionale Vereinnahmung*« durch Mutter oder Vater (Titze & Lehmkuhl, 2010; Titze et al., 2010).

Neuerburg (2024) entwickelte und evaluierte in ihrer Dissertation neue deutsche Fragebögen, die es ermöglichen, Parentifizierung bei Kindern und Jugendlichen (sowie Erwachsenen) im Selbstbericht sowie im Fremdbericht durch die Eltern zu erheben und unterschiedliche Ausprägungen/Schweregrade von Parentifizierung zu differenzieren. Sie prüfte bei Schüler:innen und ihren Eltern Zusammenhänge zwischen Selbst- und Fremdbericht: In allen Skalen zeigten sich signifikante schwach bis moderat positive Korrelationen. Aus den Berichten von Kindern ergaben sich signifikant höhere Werte von instrumenteller Parentifizierung als aus denen ihrer Eltern (meist Mütter). Es zeigte sich jedoch kein signifikanter Unterschied in Bezug auf die emotionale Parentifizierung.

---

13 Mein herzlicher Dank geht an Prof. Dr. Sabine Walper (Deutsches Jugendinstitut München) und an Prof. Dr. Peter F. Titzmann (Leibniz Universität Hannover) sowie an Prof Dr. Silke Wiegand-Grefe (MSH Medical School Hamburg & Universitätsklinikum Eppendorf, UKE).

4.1.2 Interviewbasierte Fremdratingverfahren für Erwachsene

Das *Adult Attachment Interview (AAI)* ist ein halb standardisiertes Interview zur retrospektiven Erfassung von Bindungserfahrungen im Kindesalter und bindungsbezogenen Einstellungen bei Erwachsenen. Es beruht auf der Transkription und Inhaltsanalyse eines Interviews mit Fragen zur Beziehung zu den Eltern in der Kindheit, belastenden Erfahrungen und der Reflexion dieser Erfahrungen. Es wird manualbasiert ausgewertet, wofür ein spezielles Training nötig ist. Dabei werden sowohl die berichteten Inhalte als auch die Art, wie über die Erfahrungen gesprochen wird, klassifiziert und daraus auf die Bindungssicherheit der Proband:innen geschlossen. Eine der Inhaltsdimensionen ist *Rollenumkehr (role reversal)* (Sydow, 2024a).

Das englische Fremdrating-Verfahren *Assessment of Representational Risk (ARR) Coding System* (Sleed et al., 2021) wurde zur Anwendung mit dem *Parent Development Interview (PDI)* (Slade et al., 2004) entwickelt, einem halbstrukturierten klinischen Interview, bei dem Elternteile gebeten werden, ihre Beziehung zu einem spezifischen Kind zu reflektieren. Die Eltern sollen ihre emotionalen Erfahrungen von »parenting«, ihre (inneren) Repräsentationen des Kindes und der Eltern-Kind-Beziehung beschreiben. Es werden *Fremdratings* in Bezug auf 10 Dimensionen durchgeführt, bei denen jeweils auf einer 5-Punkt-Likert-Rating-Skala (1= »no evidence« bis 5 = »lots of evidence«) eingeschätzt wird, inwieweit die jeweilige Dimension im Interviewtranskript relevant zu sein scheint (Sleed et al., 2021).

Eine Dimension des Kodierungssystems fokussiert auf *Enmeshment/Role Reversal (Verstrickung/Rollenumkehr)*. Das bezieht sich auf elterliche Probleme dabei,

> »[...] eigene Gedanken, Bedürfnisse, Emotionen oder das eigene Selbstverständnis von denen des Kleinkindes abzugrenzen, sowie Probleme dabei, in der Elternrolle zu handeln, während dem Kind gestattet wird, ein Kind zu sein. Extreme Verschmelzung kann sich als Rollenumkehr zeigen, bei der der Elternteil beim Kind Unterstützung und Schutz sucht. Eltern, die die Bedürfnisse und kommunikativen Handlungen ihres Kindes nicht als getrennt von sich selbst wahrnehmen, sind wahrscheinlich weniger in der Lage, in der Interaktion mit dem Kind die kindlichen inneren Selbstzustände adäquat und kontingent zu spiegeln (Gergely, 2007).« (Sleed et al., 2021, S. 534; Übers. K. v. S.)[14]

14 [...] in separating their own thoughts, needs, emotions or sense of self from those of their infant, and difficulty in acting in the parental role while allowing the child to be a child. Extreme enmeshment may take the form of role reversal, where the parent looks to the child for support and protection. Parents who do not see their infants‹ needs and communications as separate from their own are not likely to offer adequate contingent marked mirroring of the infant's self-states in their interactions (Gergely, 2007).«

Hinweise auf *Enmeshment/Role Reversed* in der ARR-Kodierung sind direkte Beschreibungen des Kindes in einer »caregiving/spousal«-Rolle (z. B. Beschreibungen davon, wie das Kind das Elternteil beruhigt hat), altersunangemessene Zuschreibungen oder verwischte Grenzen zwischen dem Selbst und dem Kind (z. B. Versprecher, bei denen das Selbst und das Kind verschmolzen sind) oder auch sexualisierte Attributionen in Bezug auf das Kind.

4.2 Epidemiologie von Parentifizierung

Repräsentativdaten zur Verbreitung von Parentifizierung scheinen nicht vorzuliegen.

Es gibt jedoch einige großangelegte Studien, die untersuchen, wie groß der Anteil der selbstberichteten *young carers* ist, die für kranke Elternteile sorgen (müssen). Bei Kindern und Jugendlichen bis 18 Jahre liegt der Anteil in Industrieländern bei etwa 2–8 %, bei den 18–25-Jährigen ist der Anteil noch größer, in (Drittwelt-)Ländern mit fehlenden Krankenversicherungen ist er vermutlich weitaus höher. Kulturelle und ethnische Variationen sind bedeutsam (Hausser, 2013; Leu et al., 2019). 53 % jugendliche US-Latino-Schüler:innen berichteten, sie erbrächten für körperlich beeinträchtigte oder psychisch kranke Angehörige Fürsorgearbeiten (Diaz et al., 2007). Eine Studie mit Jugendlichen aus Polen schätzte die Prävalenz von Parentifizierung während der COVID-Pandemie auf mehr als 30 % (Borchet et al., 2021). Diese Angaben beziehen sich aber überwiegend auf »young caregivers« mit somatisch erkrankten oder pflegebedürftigen Eltern/Bezugspersonen. Weniger berücksichtigt wird hier die emotionale Parentifizierung von Kindern somatisch gesunder Eltern. Insofern muss weltweit von einer hohen Dunkelziffer ausgegangen werden (Hausser, 2013).

Eine große Studie aus Deutschland ermittelte bei 10- bis 18-jährigen Schülerinnen, dass 19.6 % berichteten, jemand in ihrer Familie brauche Hilfe wegen einer chronischen Krankheit. Wegen regelmäßiger pflegender Aktivitäten als »young carers« klassifiziert wurden 6.1 % (64 % weiblich). Meist werden Großeltern, Mütter oder Geschwister gepflegt. Und meist geht es um chronische somatische (38 %), neurologische (23 %) Erkrankungen, Behinderungen (15 %), onkologische Erkrankungen (12 %) und bei 5 % um psychische Erkrankungen (Metzing et al., 2020). In einem nationalen Survey unter 18- bis 25-jährigen Studierenden in Norwegen berichteten 5.5 % der Befragten, sie hätten »informelle Pflege-/Fürsorge Verantwortungen« (»informal care responsibilities«) für Familienmitglieder mit körperlichen oder psychischen Krankheiten (inkl. Substanzmissbrauch) oder Behinderungen. Fürsorgeverantwortung war mit weiblichem Geschlecht, Single-Status, geschiedenen Eltern, Immigranten-Status und finanziellen Problemen assoziiert. Die Fürsorglichen berichteten von mehr psychischen Problemen, mehr Schlafstörungen, mehr somatischen Symptomen und geringerer Lebenszufriedenheit. Die Zahl der Fürsorge-Stunden war mit negativen Gesundheits-Outcomes in einem »dose-response«-Muster assoziiert (Haugland et al., 2020).

Die Befunde zur emotionalen Parentifizierung beruhen fast immer allein auf – meist retrospektiv erhobenen – Fragebogendaten (s. Kap. 4.1), sind also mit einigen methodischen Problemen verbunden. Entscheidend ist hier, wie Parentifizierung operationalisiert wird. In einer großen deutschen Stichprobe berichteten im KFB-K drei Viertel aller Befragten von Rollenumkehr. Nur 15 % erlebten keine Rollenumkehr gegenüber der Mutter und 29 % keine gegenüber dem Vater. Es bestanden keine Unterschiede zwischen Patient:innen und Studierenden. Doch die Mittelwerte waren relativ niedrig. Sie lagen auf einer Skala von 0 bis maximal 3 bei 0.77–0.78 gegenüber Müttern und 0.43–0.45 gegenüber Vätern (Hardt et al., 2012). In einer weiteren Studie, die KFB-K-Befunde in Deutschland und Polen verglich, ergaben sich bezüglich Parentifizierung durch die Mutter erneut höhere Mittelwerte (BRD: 0.72, Polen: 1.00) als bezüglich der Väter (BRD: 0.46, Polen: 0.70). Beim Ländervergleich ergaben sich keine signifikanten Unterschiede hinsichtlich der Rollenumkehr zur Mutter, doch in Bezug auf polnische Väter wurden signifikant höhere Parentifizierungs-Werte abgeleitet (Hardt et al., 2011).

Mayseless et al. (2004) kontaktierten telefonisch nach dem Zufallsprinzip 128 kanadische Proband:innen. Von diesen berichteten 13 % von ausgeprägter Rollenumkehr in ihrer Kindheit, Frauen häufiger als Männer. Parentifizierung erfolgte häufiger in der Beziehung zur Mutter als zum Vater.

4.3 Risiko- und Schutzfaktoren für Parentifizierung

Wesentliche, empirisch fundierte Risikofaktoren für Parentifizierung werden in Tabelle 8 gelistet. Relevante Risikofaktoren treten oft kombiniert auf (s. auch Kap. 4).

Obwohl das genaue Ausmaß von Parentifizierung in der Bevölkerung nicht bekannt ist, deuten demographische und epidemiologische Befunde darauf hin, dass der Anteil potenziell betroffener Kinder und Jugendlicher zunehmen könnte, da Risikofaktoren zum Teil ansteigen. Relevant sind steigende Anteile von Alleinerziehenden (meist Müttern), größerer Finanzdruck auf Familien, der Eltern zwingt, viele Stunden zu arbeiten, und zu ihrer Erschöpfung führen kann, Zunahme chronischer

Tabelle 8: Risikofaktoren für Parentifizierung

Eigenheiten der Eltern/Familie ■ Somatische Erkrankungen/körperliche Behinderungen von Eltern(teilen) ■ Psychische Erkrankungen (einschließlich Substanzabhängigkeit) von Eltern(teilen) ■ Verlust von Eltern(teilen) (Alleinerziehende, Tod, Scheidung/Trennung, Gefängnis) ■ Akute Krisen von Eltern(teilen) (z. B. Arbeitslosigkeit, Trennung/Scheidung) ■ Dysfunktionale Familiendynamiken (z. B. häusliche Gewalt zwischen Partnern) ■ Migration (z. B. Flüchtlinge, Migranten) ■ Eltern, die selbst parentifiziert worden sind ■ Ethnisch-kultureller Hintergrund der Familie (in US-Studien: afroamerikanisch, asiatisch oder lateinamerikanisch)
Eigenheiten des Kindes ■ Status als Erstgeborener/Einzelkind ■ Weibliches Geschlecht des Kindes ■ Höheres Kindesalter ■ Empathie, Reife und ausgeprägtes Sozialverhalten

Quellen: Dariotis et al., 2023; Hausser, 2013.

Erkrankungen wie Adipositas oder Diabetes unter Eltern und Kindern – all diese Belastungen erhöhen das Risiko, dass Eltern zu erschöpft sein könnten, um sich angemessen um ihre Kinder zu kümmern. In den USA lebten 2019 beispielsweise 26 % der Minderjährigen mit nur einem biologischen Elternteil und 4 % ohne biologischen Elternteil (Dariotis et al., 2023).

4.3.1 Familiäre und partnerschaftliche Probleme

Tabelle 8 listet verschiedene familiäre Probleme auf, die das Risiko für Parentifizierung erhöhen, wie psychische/somatische Erkrankungen von Eltern, Eltern-Verlust, akute Krisen von Eltern, dysfunktionale Familiendynamiken (z. B. häusliche Gewalt zwischen Partnern), Migration, Ethnie und auch eine eigene Parentifizierungs-Vorgeschichte der Eltern (Dariotis et al., 2023). So wird z. B. belegt, dass Kinder aus Scheidungsfamilien und von alleinerziehenden Elternteilen ein höheres Risiko für emotionale und instrumentelle Parentifizierung und wahrgenommene Unfairness haben als Kinder zusammenlebender/verheirateter Eltern (Jurkovic et al., 2001).

Darüber hinaus erwies sich Parentifizierung auch als signifikanter Mediator, der familiäre Risiken (z. B. häusliche Gewalt, elterlicher Alkoholmissbrauch) mit negativen Outcomes verknüpfte. Depression auf Seiten der Mutter schien den negativen Effekt von Parentifizierung auf die psychosoziale Gesundheit zu verstärken (Dariotis et al., 2023). Kapitel 6 gibt Aufschluss über spezifische Risikogruppen mit traumatisierten/belasteten Eltern.

4.3.2 Geschlecht und Geschwisterkonstellation

Modelle geschlechtsbezogener Sozialisation betonen, dass Mädchen unter größerem Druck stehen, sich an Geschlechtsrollen anzupassen, die auf interpersonelle Verbindungen und Sorge um das Wohlergehen anderer fokussieren (was partiell auch biologisch angelegt sein könnte). Kinder erleben ihre Mütter nach wie vor häufiger als emotional und instrumentell fürsorglicher als ihre Väter, so dass Mädchen sich meist stärker mit Fürsorgerollen identifizieren als Jungen. Darüber hinaus wird angenommen, dass Mädchen sensibler für Beziehungsprobleme in der Elternbeziehung sind und dass ihre Vulnerabilität im Hinblick darauf, in Reaktion auf elterliche Beziehungsprobleme selbst Belastungsreaktionen zu zeigen, größer sei als die von Jungen. Tatsächlich belegt eine *Metaanalyse* zu den Effekten interparentaler Konflikte auf Kinder, dass besonders *Feindseligkeit zwischen Eltern* bei Mädchen enger als bei Jungen mit emotionaler Reaktivität (z. B. Angst, Traurigkeit, Wut und Stress) sowie internalisierenden Symptomen assoziiert ist (van Eldik et al., 2020). Insofern scheint es plausibel, dass Mädchen häufiger von Parentifizierung betroffen sein könnten, auch um zu versuchen, elterliche Konflikte zu verkleinern.

Metaanalysen und Reviews belegen, dass Mädchen häufiger als Jungen und dass Einzelkinder sowie Erstgeborene häufiger als nachgeborene Kinder von Parentifizierung betroffen sind (Dariotis et al., 2023; Hooper et al., 2011a; Neuerburg, 2024).

Im Internet wird das *»eldest daughter syndrome«* beschrieben (Kayata, 2024), das sich auf emotionale und instrumentelle Parentifizierung zu beziehen scheint (s. Kap. 5.1). Von ältesten Schwestern werde oft erwartet, »caretaker« ihrer jüngeren Geschwister zu sein, zum Teil schon in jungem Alter. Das könne bis ins Erwachsenenalter bedeutsam sein und mit der Erwartung einhergehen, dass die Tochter sich später um die alten Eltern kümmern solle. Das könne zu Konflikten zwischen Tochter und Eltern sowie unter den Geschwistern führen. Solche Erfahrungen prägten oft die Persönlichkeit der Betroffenen und auch ihre Beziehungen außerhalb der Herkunftsfamilie. Auch von ältesten Söhnen könne Fürsorge erwartet werden – dann aber häufiger finanzielle Fürsorge, die eher wertgeschätzt und anerkannt werde als Hausarbeit und emotionale Fürsorge. Hier sind vermutlich auch kulturelle Faktoren und historische Veränderungen in den Rollenerwartungen bedeutsam.

Ein deutsches Forschungsteam untersuchte Mutter-Kind-Paare längsschnittlich von der Schwangerschaft, bis das Kind zehn Jahre alt war. Frauen, die während der Schwangerschaft starkem Stress ausgesetzt waren, berichteten häufiger über Verhaltensprobleme ihrer Kinder im Alter von 7, 8 oder 10 Jahren. Bemerkenswert war, dass *Verhaltensprobleme bei Kindern mit älteren Geschwistern seltener auftraten*, was darauf hindeutet, dass Geschwister zur gesunden Entwicklung jüngerer Kinder beitragen können, indem sie diese »bemuttern/bevatern« und die Entwicklung von Empathie, Sozialkompetenzen und Problemlösestrategien bei den Jüngeren unterstützen (Amici et al., 2022; s. auch Kap. 3.4.3).

US-Bevölkerungsdaten belegen für die Geburtsjahrgänge 1960 bis 2000, dass erstgeborene Töchter signifikant seltener mit ihren Vätern aufgewachsen sind als erstgeborene Söhne, u. a. weil Mütter von Töchtern seltener heiraten (Frauen, bei denen im Ultraschall in Utero festgestellt wurde, dass sie mit einem Mädchen schwanger waren, waren bei der Geburt seltener verheiratet als diejenigen, die gemäß Ultraschall ein männliches Baby bekommen sollten), die Eltern erstgeborener Mädchen signifikant häufiger geschieden wurden und weil nach einer Scheidung Väter häufiger dazu neigten, das Sorgerecht für Söhne, und weniger, das für Töchter zu übernehmen. All das hat Auswirkungen auf das Familieneinkommen und die Ausbildung der betroffenen Kinder – aber womöglich auch auf erhöhte Parentifizierungsrisiken von Töchtern. Erstgeborene Töchter haben den Daten zufolge nämlich auch signifikant mehr jüngere Geschwister als erstgeborene Söhne, leben also in Familien, in denen sich die elterliche Zuwendung stärker verteilt und mehr Fürsorge für jüngere Geschwister gefordert ist. Die Autoren stellen fest: »[...] zusammengenommen, deutet die Evidenz darauf hin, dass Eltern in den USA Jungen gegenüber Mädchen bevorzugen.« (Dahl & Moretti, 2008; Übers. K. v. S.).[15] Offen bleibt, ob sich das seit dem Jahr 2000 verändert hat und ob Europa sich hier von den USA unterscheidet.

In erstaunlichem Gegensatz dazu stehen die Ergebnisse einer *Metaanalyse* mit dem Titel »Eltern bevorzugen Töchter« (»Parents favor daughters«). 30 Primärstudien wurden im Hinblick auf Zusammenhänge zwischen »bevorzugter Behandlung« durch die Eltern und »Geburtsreihenfolge« (»birth order«), Geschlecht, Temperament und Persönlichkeit sowie differenzierenden Effekten analysiert. Die Eltern berichten, ältere Kinder in Hinblick auf Autonomie und Kontrolle zu bevorzugen und Töchter zu bevorzugen, zudem gewissenhafte und angenehme/verträgliche (»agreeable«) Kinder (Jensen & Jorgensen-Wells, 2025). Hier stellt sich die Frage, ob manche Töchter vielleicht so fürsorglich und nett werden, um Zuwendung zu bekommen.

Es existiert bemerkenswert wenig Forschung dazu, inwieweit Parentifizierung in Bezug auf die Mutter sich in Hinblick auf Risikofaktoren und Auswirkungen von der in Bezug auf den Vater unterscheidet. Unter US-Psychologiestudent:innen war ein Mangel an Zuwendung vom Vater bei allen Befragten mit einem höheren Maß an Parentifizierung assoziiert. Nur bei Probandinnen war ein Mangel an mütterlicher

15 »[...] taken together, the weight of the evidence supports the notion that parents in the U. S. favour boys over girls.«

Zuwendung ebenfalls mit Parentifizierung verbunden, während »ein größeres Maß an Zuwendung durch die Mütter« bei männlichen Befragten positiv mit Parentifizierung assoziiert war (DiCaccavo, 2002).

4.3.3 Kultur und Migration

Unter den von Dariotis et al. (2023) analysierten 95 auf Englisch publizierten Studien kamen knapp zwei Drittel aus den USA, 42 % aus anderen Ländern. Die Risikofaktoren, Bedeutungen und Formen von Parentifizierung können kulturell variieren. Potenzielle Einflussfaktoren sind die Lebenserwartung, die Verbreitung von Infektionskrankheiten wie HIV/AIDS, die Existenz von Krankenversicherung – all das hat Einfluss auf die Wahrscheinlichkeit von Erkrankungen, Pflegebedürftigkeit oder Todesfällen unter Eltern und damit einhergehende höhere Anforderungen an Kinder. Kriege und Armut veranlassen Familien zu Flucht und Migration. Auch wenn die Befunde einzelner Studien unter spezifisch kulturellen Aspekten diskutiert wurden (z. B. unterschiedliche Sichtweisen auf Parentifizierung in stärker westlich-individualistischen versus kollektivistischeren Kulturen wie Korea, Türkei, Israel), fehlt es an großen kulturvergleichenden Studien zum Thema (Dariotis et al., 2023). *Migration* kann dazu führen, dass Kinder und Jugendliche mehr Verantwortung für andere Familienmitglieder tragen, als es ihrem Alter angemessen erscheint, sie werden häufiger parentifiziert – insbesondere als *Sprachmittler* (»language brokers«), da Kinder meist weitaus schneller neue Sprachen erlernen als Erwachsene. Das kann belastende Wirkungen haben, aber auch zu positiven Entwicklungen anregen (Dariotis et al., 2023; Titzmann, 2012). Als Beispiele stelle ich zwei Studien dar.

In Israel lebende Migranten-Kinder aus der früheren Sowjetunion nehmen häufiger dominante Rollen in ihrer Herkunftsfamilie ein und übernehmen öfter elterliche Verantwortlichkeiten als in Israel geborene Gleichaltrige. Die Dominanz des Kindes in der Familie war größtenteils nicht mit der psychischen Gesundheit von Kindern assoziiert, mit Ausnahme einer positiven Korrelation zwischen Dominanz und psychischem Stress unter Migranten. Sprachmittlung für Eltern stand – obwohl es mit kindlicher Dominanz assoziiert war – in negativer Beziehung zu »self-perceptions« (Oznobishin & Kurman, 2009).

Eine weitere Studie verglich Mütter und jugendliche Kinder, die entweder in Deutschland geboren waren oder einen migrantischen Hintergrund hatten: Migrantenkinder berichteten von einem höheren Ausmaß emotionaler und instrumenteller Parentifizierung, besonders wenn sie häufig als Sprachmittler tätig waren und eine große Akkulturations-Lücke zwischen Mutter und Jugendlichem bestand. Es traten positive und negative Effekte auf: Betroffene, die von mehr mit mehr instrumenteller Parentifizierung berichten, beschreiben sich später auch häufiger als selbstwirksam. Erschöpfung war nur in der Migrantengruppe mit mehr instrumenteller und weniger emotionaler Parentifizierung verknüpft (Titzmann, 2012).

4.3.4 Soziale Unterstützung und wahrgenommene Fairness

Neun Studien fokussieren auf nicht-demographische Moderatoren für Effekte von Parentifizierung. Ein schützender Effekt geht von der *Offenlegung von Belastungen* und dem Besuch kirchlicher Veranstaltungen sowie *sozialer Unterstützung* aus. Stärker *wahrgenommene Unfairness* war mit negativen Outcomes verknüpft. Wenn die Verantwortungsübernahme von Kindern von diesen als fair wahrgenommen wird und ihre Leistungen für Eltern und Familie von den Eltern oder auch außerfamiliären Instanzen gesehen und wertgeschätzt werden, so hat das einen positiven Effekt auf die psychosoziale Gesundheit der Betroffenen. Gravierend ist es jedoch, wenn Eltern (und Umfeld) gar nicht wahrnehmen, wie sehr Kinder sich »abrackern«, wie viel sie leisten und wie belastend ihre Parentifizierung für sie ist. Das kann das Vertrauen in die Eltern und die Welt nachhaltig erschüttern (Dariotis et al., 2023).

4.4 Zusammenhänge zwischen Parentifizierung und spezifischen Outcomes

In der Folge werden Befunde quantitativer Studien zu Zusammenhängen zwischen Rollenumkehr und psychischen sowie somatischen Symptomen (Kap. 4.4.1), der psychosozialen Situation (Kap. 4.4.2) und Ressourcen (Kap. 4.4.3) zusammengefasst. Befunde qualitativer Studien werden in Kapitel 5 berücksichtigt.

4.4.1 Psychische und somatische Gesundheit

Die *Metaanalyse* von Hooper et al. (2011a) bezieht sich auf 12 Studien (N = 2472), die zwischen 1984 und 2010 publiziert wurden, und erkennt einen signifikanten, kleinen Zusammenhang zwischen selbst retrospektiv berichteten Parentifizierungserfahrungen der Kindheit und (erhöhter) Psychopathologie Erwachsener ($r = 0.14$); seltener werden auch positive Effekte sichtbar (Hooper et al., 2011a).

Depressive Symptome unter ehemals Parentifizierten sind ein zentrales Forschungsthema, das in 25 % aller quantitativen Studien untersucht wird. Dariotis et al.

(2023) identifizierten 21 quantitative Studien zu depressiven Symptomen, 11 Studien zu internalisierenden und 12 Studien zu externalisierenden Problemen. Die Mehrzahl der Studien zum Thema belegt, dass die (meist retrospektiv berichtete) Parentifizierung im Allgemeinen und insbesondere emotionale Parentifizierung mit *internalisierenden Problemen* wie *depressiven* und *Stress-Symptomen* assoziiert ist. Dagegen war instrumentelle Parentifizierung durchgängig *nicht* mit internalisierenden Problemen oder emotionalem Stress verknüpft. Schützend wirkte ein »wahrgenommener Vorteil der Parentifizierung« (»perceived benefit of parentification«), der mit weniger internalisierenden Problemen verknüpft war.

Die Befunde zu Zusammenhängen zwischen *externalisierenden Problemen* (auch: *antisoziales Verhalten*) und emotionaler und genereller Parentifizierung sind uneindeutig (z. T. bestanden Zusammenhänge, z. T. nicht). Keine konsistenten Zusammenhänge wurden zwischen Rollenumkehr und Substanzkonsum oder »risky sex« gefunden; einzelne Studien fanden sogar, dass ein höheres Maß an (instrumenteller) Parentifizierung mit weniger *Substanzkonsum-Problemen* oder weniger *sexuellem Risikoverhalten* assoziiert war (Dariotis at al., 2023). Eine Internet-Einzelstudie fand Zusammenhänge zwischen auf die Mutter bezogener Rollenumkehr und *problematischem Alkoholkonsum* unter (polnischen und deutschen) Proband:innen (Dragan & Hardt, 2016).

Bei Kindern und Jugendlichen zeigte sich bezüglich der *gesundheitsbezogenen Lebensqualität* (im Selbsturteil der Kinder und Fremdurteil der Eltern) ein signifikanter, positiv-moderater Zusammenhang mit der wahrgenommenen Fairness. Der angenommene negative Zusammenhang zwischen emotionaler Aufgabenübernahme und Gesundheit zeigte sich nur im Selbsturteil. Anders als erwartet bestand keine positive Korrelation mit der wahrgenommenen instrumentellen Aufgabenübernahme (weder im Selbst- noch im Fremdurteil) (Neuerburg, 2024).

Auch bei unbelasteten und belasteten Erwachsenen, bei denen die »Aufgabenübernahme« in der Kindheit retrospektiv erfasst wurde, zeigten sich kaum signifikante Zusammenhänge zwischen instrumenteller Parentifizierung und Gesundheit, doch emotionale Parentifizierung war konsistent mit negativen Auswirkungen korreliert wie geringerer Lebenszufriedenheit, geringerer Resilienz, geringerer Selbstwirksamkeitserwartung, höherem subjektiven Belastungsempfinden und stärkerer Depressivität. Allerdings handelte es sich überwiegend um kleine Effekte (Neuerburg, 2024).

Eine deutsche Fall-Kontroll-Studie stellte fest, dass Patient:innen, die berichteten, schon mal einen *Suizidversuch* begangen zu haben, häufiger als andere Patient:innen retrospektiv die Eltern-Kind-Beziehungen als belastet bezeichneten. Suizidrisiken waren signifikant mit berichtetem hohem Ausmaß an mütterlicher Kontrolle und wenig wahrgenommener Liebe sowie hohem Ausmaß an Kontrolle und Rollenumkehr assoziiert (Hardt et al., 2007).

4.4.2 Psychosoziale Lage, Bildung und Beruf

Reviews berichten von Assoziationen zwischen Parentifizierung im Kindesalter und geringerer Bildung (u. a. wegen »school-dropout«), häufigerer Arbeitslosigkeit und früher Elternschaft (Dariotis et al., 2023; Graf & Frank, 2001; Schier et al., 2011; s. auch Kap. 4.3.2, 8.5).

4.4.3 Ressourcen und persönliches Wachstum

Nur wenige quantitative Studien untersuchten *positive Outcomes von Parentifizierung* wie Selbstwert, Selbstwirksamkeit und Lebenszufriedenheit. Es ergaben sich keine konsistenten Befunde bezüglich etwaiger Zusammenhänge zwischen Parentifizierung und diesen Aspekten. Berichtet werden Zusammenhänge von (erhöhter) Parentifizierung und höherer *Sozialkompetenz* und *größerer Empathie* (Dariotis et al., 2023).

Es wurde bereits referiert (Kap. 4.4.1), dass mehr (instrumentelle) Parentifizierung zum Teil mit weniger *Substanzkonsum-Problemen* oder weniger *sexuellem Risikoverhalten* assoziiert war (Dariotis et al., 2023). So ergab eine US-amerikanische Studie mit Jugendlichen, deren Vater oder Mutter beim Militär war, dass Jugendliche mit hoher instrumenteller Parentifizierung ein signifikant geringeres Risiko hatten, zur Gruppe derer zu gehören, die häufig multiple Substanzen konsumieren (Sullivan et al., 2023). Eine andere Studie zeigte, dass stärker parentifizierte Töchter aus belasteten, armen US-amerikanischen Familien, die zu ethnischen Minoritäten gehörten (ein Teil der Mütter war mit HIV infiziert), weniger zu sexueller Aktivität neigten als weniger parentifizierte Töchter (Sang et al., 2014).

4.5 Mediatoren für den Effekt von Parentifizierung auf andere Outcomes

17 quantitative Studien untersuchten *Mediatoren* für den Effekt von Parentifizierung auf andere Outcomes. Nur drei Mediatoren wurden wiederholt untersucht und sie erwiesen sich alle als signifikant: die *Differenzierung (des Selbst)* (s. Kap. 3.3.3), *Zurück-*

weisungsempfindlichkeit (rejection sensitivity, also erhöhte Kränkbarkeit durch [mutmaßliche] Zurückweisung) und *Bindungsstile.* Als Beispiele werden einzelne Befunde dargestellt: So mediierte etwa die Differenzierung den Effekt wahrgenommener Unfairness auf die psychische Gesundheit und den Alkoholkonsum. »Rejection sensitivity« mediierte den Effekt von Parentifizierung auf Intimität in gleichgeschlechtlichen Freundschaften. Der Effekt emotionaler Parentifizierung auf konstruktive Kommunikation wurde über eine ängstliche, aber nicht vermeidende Bindung mediiert. Andere Einzelstudien erkundeten die Einflüsse weiterer potenzieller Mediatoren (Dariotis at al., 2023).

4.6 Befunde aus Längsschnittstudien

Im Review von Dariotis et al. (2023) wurden sechs Publikationen zu fünf Längsschnittstudien zu Parentifizierung explizit als solche aufgeführt. Weitere sieben Publikationen wurden zusätzlich identifiziert. Da Längsschnittstudien methodisch einen besonderen Stellenwert haben, werden deren zentrale Ergebnisse hier kurz im Einzelnen dargestellt (Kap. 4.6.1), die zur transgenerationalen Transmission von Parentifizierung in Unterkapitel 4.6.2.

4.6.1 Zentrale Ergebnisse der Längsschnittstudien

Jugendliche (11–18 Jahre) mit an HIV/AIDS erkrankten Eltern (N = 183 Eltern-Kind-Paare) wurden mit 6-Monats- (Stein et al., 1999) und 6-Jahres-Follow-ups untersucht (Stein et al., 2007). Nach 6 Monaten prognostizierte die initiale Übernahme erwachsener Rollen mehr internalisierenden emotionalen Stress. Die Übernahme der Elternrolle durch die Kinder prognostizierte mehr externalisierendes Problemverhalten (sexuelle Aktivität, Alkohol-/Cannabis-Konsum, Verhaltensprobleme). Beim 6-Jahres-Follow-up zeigte sich jedoch, dass die frühere Parentifizierung bessere adaptive Coping-Skills und weniger Alkohol-/Tabak-Konsum prognostizierte. Frühere Parentifizierung war auch nicht assoziiert mit späterem »emotionalem Stress« oder dysfunktionalen »elterlichen Einstellungen« (»parenting attitudes«), einschließlich einer Erwartung, eine Rollenumkehr mit den eigenen Kindern zu erleben (»expecting role reversals in their own children«).

Eine Studie untersuchte die Transmission aufgelöster Grenzen (boundary dissolution) in Eltern-Kind-Beziehungen. Interaktionsbeobachtungen erfolgten in der frühen Kindheit der Kinder und als diese 13 Jahre alt waren. Aufgelöste Grenzen in der frühen Kindheit des Kindes prognostizierten beobachtbare Grenzprobleme in strukturierten Interaktionen zwischen 13-jährigen Jugendlichen und ihren Eltern (Rollenangleichung [»role equalization«], sexualisiertes Verhalten). »Role equalization« mediierte Assoziationen mit Selbstwert und externalisierenden Problemen der Jugendlichen (Shaffer & Egeland, 2011).

In einer weiteren US-Hochrisiko-Stichprobe (wenig Einkommen, unterschiedliche Ethnien) wurden Mutter-Kind-Dyaden untersucht, als die Kinder etwa 10 Jahre und 15 Jahre alt waren. Der Grad der kindlichen familiären Fürsorge (»family caregiving«) war im zeitlichen Verlauf moderat stabil. Die Langzeit-Effekte von Parentifizierung wurden von der Ethnizität moderiert: Emotionale und instrumentelle Parentifizierung waren bei Weißen überwiegend mit negativen Outcomes assoziiert (Zunahme externalisierenden Problemverhaltens, verschlechterte Eltern-Kind-Beziehung). Bei schwarzen Jugendlichen dagegen war emotionale Parentifizierung mit einer verbesserten Eltern-Kind-Beziehung assoziiert und instrumentelle Parentifizierung hatte neutrale Auswirkungen (Khafi et al., 2014).

In einer Studie mit 118 Jugendlichen, die mit einem psychisch kranken Elternteil lebten, war Parentifizierung querschnittlich mit internalisierenden und externalisierenden Problemen assoziiert, längsschnittlich jedoch wurden dadurch nur internalisierende Probleme der Jugendlichen ein Jahr später prognostiziert (Van Loon et al., 2017).

In Mutter-Kind-Dyaden wurden beim Übergang von der Vorschule zur Schule (Alter der Kinder 5–6 Jahre) längsschnittlich über zwei Jahre Zusammenhänge zwischen Bindungsmustern und interaktionell beobachtbarer Rollenumkehr untersucht. Alle Gruppen mit desorganisierten Bindungsmustern zeigten stärker belastete Mutter-Kind-Interaktionen und ein stärker belastetes Familienklima, verglichen mit sicher oder unsicher gebundenen Kindern ohne Desorganisation. Bei der Subgruppe der desorganisiert »controlling-punitive« Kinder erlebte die Mutter längsschnittlich die meisten Zunahmen an kindbezogenem Stress. »Kontrollierend-strafende« Kinder zeigten höhere Werte an externalisierendem Verhalten und »kontrollierend-fürsorgliche« höhere internalisierende Belastungen als sicher gebundene Kinder (Moss et al., 2004). Im Follow-up wurden externalisierende Probleme dieser Kinder mit 13 Jahren (in Selbst- und Fremdeinschätzung) sowie die Hilflosigkeit in der Fürsorgerolle der Mutter untersucht. Kinder mit frühen desorganisierten Bindungsmustern zeigten eine hohe externalisierende Symptomatik und ihre Mütter erlebten die meiste Hilflosigkeit. Kinder, die dem *kontrollierend-strafenden* Subtyp von Desorganisation zugehörten, wiesen mit 13 Jahren stärker belastete Muster auf als die desorganisiert *kontrollierend-fürsorgliche* Subgruppe (Lecompte & Moss, 2014).

4.6.2 Längsschnittbefunde zur transgenerationalen Transmission von Parentifizierung

Eine Studie mit US-amerikanischen Hochrisiko-Mutter-Kind-Dyaden untersuchte Mütter in der Schwangerschaft und erhob Follow-up-Daten, als das Kind 6, 12, 18, 24 und 36 Monate alt war. Externalisierende Symptome des Kindes wurden durch mütterliche Einschätzungen erhoben und es wurden Mutter-Kind-Interaktionen beobachtet und kodiert. Eine Parentifizierung in der Vorgeschichte der Mütter (emotionales/instrumentelles »caregiving«, erhoben durch retrospektiven Selbstbericht in der Schwangerschaft) und besonders erlebte unfaire Rollenverteilung (»role unfairness«) hatten Auswirkungen auf mütterliche Kognitionen über sich selbst (Selbstwert, elterliche Selbstwirksamkeit [»parenting self-efficacy«]) und das Kind (schwieriges Temperament; Unzufriedenheit mit dem Kind) in der nachgeburtlichen Phase (Nuttall et al., 2021). Im Follow-up wurde die Hypothese bestätigt, dass ein hohes Ausmaß an mütterlicher Parentifizierung (Filial Responsibility Scale, Adult Version [FRS], Summenscore) Auswirkungen auf die Responsivität der Mutter (geringere Wärme) gegenüber dem 18 Monate alten Kind haben werde, welche assoziiert wäre mit zunehmenden externalisierenden Symptomen der Kinder mit 36 Monaten (Nuttall et al., 2012). Ebenfalls belegt für den Längsschnittverlauf (12, 36 Monate post partum) ist eine kurvilineare Assoziation zwischen mütterlicher instrumenteller Parentifizierung in der Herkunftsfamilie und späteren externalisierenden Symptomen von Kindern. Diese waren höher, wenn das Ausmaß am Parentifizierung auf Seiten der Mutter besonders hoch oder aber besonders gering war (Infantilisierung; Nuttall et al., 2019).

In einer weiteren Längsschnittstudie wurden pränatal bei N = 138 werdenden Müttern und Vätern Adult Attachment Interviews (AAIs) durchgeführt und die dort berichtete Rollenumkehr erhoben. Dann wurde die Mutter-Kind-Interaktion beobachtet, als die Kinder zwei Jahre alt waren: Wie angenommen, wurden geschlechtsspezifische Wiederholungen von Rollenumkehr beobachtet: Mütter, die im AAI von eigener Parentifizierung berichtet hatten, neigten zu mehr beobachtbarer Rollenumkehr in den Interaktionen mit ihren Töchtern – und wenn Väter von eigenen Erfahrungen mit Rollenumkehr berichtet hatten, zeigten die zugehörigen Partnerinnen/Mütter mehr Rollenumkehr-Verhalten gegenüber ihren Söhnen (Macfie et al., 2005). Bei derselben Stichprobe prognostizierte Bindungs-Desorganisation des Kindes im Fremde-Situation-Test der Mutter gegenüber die später zu beobachtende Rollenumkehr des zweijährigen Kindes der Mutter gegenüber. Außerdem prognostizierte die im AAI erfasste Rollenumkehr zwischen Mutter und ihrer eigenen Mutter auch die spätere Rollenumkehr des Kindes seiner Mutter gegenüber (Macfie et al., 2008).

4.7 Fazit

In den USA werden zwei Fragebögen zur Parentifizierung häufig eingesetzt (Parentification Questionnaire [PQ]; Parentification Inventory [PI]), während sich im deutschen Sprachraum bisher kein Fragebogen klar durchsetzen konnte. Fast alle quantitativen empirischen Studien untersuchen mittels Fragebögen bei Erwachsenen retrospektive Angaben zu Parentifizierung. Es existieren gravierende Forschungsdefizite: Bisher gibt es keine Repräsentativdaten, nur wenige Längsschnittstudien und kaum Studien, die Parentifizierung über Verhaltensbeobachtung oder Interviews erheben.

Auch wenn keine Repräsentativdaten vorliegen, so scheint es sich doch um ein häufiges Phänomen zu handeln, das ca. 2–6 % der Heranwachsenden in Industrieländern zu betreffen und das weltweit aufzutreten scheint. Parentifizierung kann negative und positive Auswirkungen auf die psychische und körperliche Gesundheit der Betroffenen und die Familienbeziehungen haben. Während instrumentelle Parentifizierung nur in extremen Fällen negative Folgen zu haben scheint und oft auch positive Effekte belegt werden, scheint sich emotionale Parentifizierung deutlich belastender auszuwirken (z. B. auf Depressivität; Dariotis et al., 2023; Metzing et al., 2020).

Parentifizierung hat unterschiedliche Ausprägungen und ereignet sich im Kontext mehr oder weniger schwerwiegender assoziierter Belastungen (z. B. elterliche psychische/somatische Probleme, häusliche Gewalt zwischen den Eltern, sozioökonomische Notlagen, Migration, Flucht). Die Befunde deuten darauf hin, dass Parentifizierung ein komplexer Prozess ist, der in ein komplexes Netzwerk familiärer – auch transgenerationaler – und gesellschaftlicher Begleitfaktoren eingebunden ist. Lineare Erklärungen sind oft nicht hinreichend und verschiedene Mediator-Variablen sollten berücksichtigt werden. Resilienz und positive Effekte wurden bisher kaum erforscht. Protektiv wirken wahrgenommene »benefits«, die wahrgenommene Fairness und soziale Unterstützung. (Ehemals) Parentifizierte Kinder entwickeln als Erwachsene häufiger dann biopsychosoziale Symptome, wenn sie die Rollenumkehr als stark belastend oder traumatisierend erlebten, als unfair, wenn sie sich nicht wertgeschätzt fühlten und wenn die Problematik sehr früh in ihrem Leben eintrat, so dass womöglich ihre Gehirnentwicklung dadurch geprägt wurde.

Abbildung 2 illustriert die Relation von Parentifizierung, psychischen Störungen und Trauma(folgestörungen). Fokus des Buches im weiteren Sinn ist die Parentifizierung (heller Kreis links in Abb.), im engeren Sinn sind es Menschen mit psychischen Störungen, die eher belastende Formen der Parentifizierung erlebt haben, oft im Kontext von Bindungstraumatisierungen (Oval innerhalb des hellen Kreises).

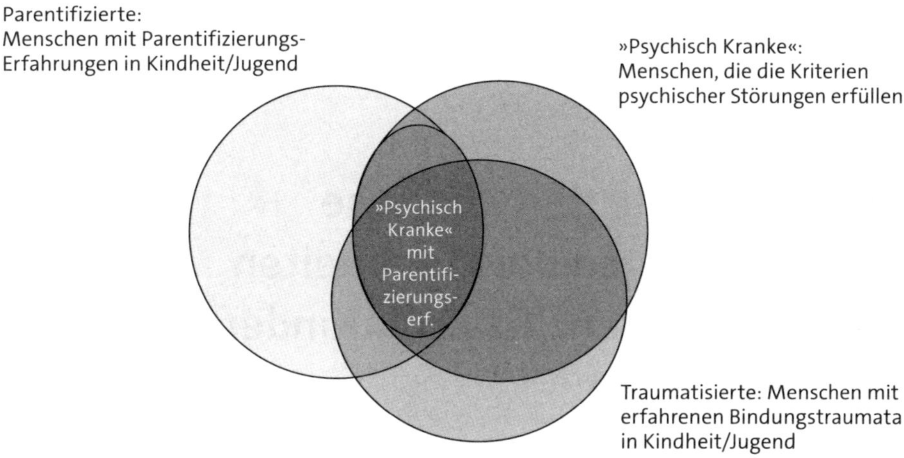

Abbildung 2: Relation von Parentifizierung, psychischen Störungen und Trauma(folgestörungen)
Anmerkung: Die Größe der Kreise ist zufällig gewählt und impliziert keine Aussage über die exakte Häufigkeit der Problembereiche.

KAPITEL 5

Selbstberichte und klinische Beschreibungen der Eigenheiten (ehemals) parentifizierter Kinder als Erwachsene

Von Parentifizierung betroffene Kinder können durch eine Vielzahl von Problemen belastet sein, die auch durch zum Teil assoziierte Bedingungen wie psychisch kranke Elternteile, Vernachlässigung, emotionalen Missbrauch und Abwertungserlebnisse beeinflusst werden. Betroffene Kinder (und Erwachsene) fühlen sich oft in besonderem Maße für die elterlichen Probleme verantwortlich – nicht selten werden sie zu Vertrauten, zu Aufpassern, Bewachern oder Mini-Therapeut:innen ihrer Eltern (emotionale Parentifizierung). Das kann zu *Scham* (z. B. über die Symptomatik eines psychisch kranken Elternteils) und zu *Loyalitätskonflikten* führen (innerhalb der Familie, z. B. bei zerstrittenen Eltern, aber auch zwischen familiären Schweigegeboten und dem Wunsch, außerfamiliäre Unterstützungsangebote anzunehmen; Hausser, 2013).

Doch längst nicht alle Kinder aus belasteten Familien leiden gleichermaßen unter der Situation. Zum einen fühlen sich in Familien mit mehreren Geschwistern die Kinder nicht alle im selben Maße für elterliche Nöte zuständig: Besonders gefährdet sind Einzelkinder, Erstgeborene und Mädchen (Kap. 4.3.2). Zum anderen besitzen alle Kinder (mehr oder minder starke) *Widerstandskraft (Resilienz)* und entwickeln individuelle *Ressourcen*, die ihnen helfen, mit den Belastungen umzugehen (Kap. 4.4.3). Manche betroffenen Jugendlichen retten sich auch durch Flucht aus dem Elternhaus, um sich aus inadäquaten Rollen zu lösen, etwa durch einen frühen Auszug aus dem Elternhaus, eine frühe Partnerschaft/Ehe, einen fernen Studienort, schnelle Selbständigkeit durch raschen Berufseinstieg und selbst verdientes Geld oder indem sie sich um eine außerfamiliäre Unterbringung bemühen (betreutes Wohnen für Jugendliche; stationärer Aufenthalt in einer Kinder- und Jugendpsychiatrischen Klinik) (Hausser, 2013).

Insofern treten ehemals (oder immer noch) parentifizierte Kinder und Jugendliche ganz unterschiedlich ins Erwachsenenalter ein: manche schwer beladen mit eigener psychischer Symptomatik und verstrickt mit belasteten Elternteilen, andere beginnen scheinbar problemlos wie »Phoenix aus der Asche« ein erfolgreiches Erwachsenenleben – die meisten aber bewegen sich vermutlich irgendwo zwischen »belastet« und »erfolgreich«.

In Kapitel 5.1 werden intrapsychische Eigenheiten ehemals parentifizierter Menschen dargestellt, die in qualitativen Studien, klinischen Erfahrungsberichten, Selbsthilfebüchern und literarischen Texten beschrieben werden. Probleme bei der Diagnostik werden in Kapitel 5.2, Erfahrungen in Partnerschaften, im Beruf, mit eigenen Kindern und mit alten Eltern in Kapitel 5.3 beleuchtet.

Dieses fünfte Kapitel fokussiert eher hochbelastete Betroffene, die Hilfe in Therapien und Selbsthilfebüchern suchen – also eher Menschen mit maligner emotionaler Parentifizierung, die nicht selten im Kontext traumatischer Beziehungserfahrungen entstand. Lackie (1999, S. 148) fragt entsprechend: »Ist es ein traumatischer Prozess, parentifiziert zu werden?« Gewiss ist das nicht immer der Fall, aber klinisch bedeutsam sind besonders Parentifizierte mit komplexen Traumatisierungen (s. auch Kap. 3.4, 6, 7 und 10).

5.1 Klinische Beschreibungen der Eigenheiten Betroffener

Die Befunde quantitativer empirischer Forschung wurden in Kapitel 4 dargestellt – aber in qualitativen Studien, in Selbstberichten und Selbsthilfebüchern und im Internet existieren noch andere Beschreibungen von Erfahrungsmustern und klinischen Problemen, die der Parentifizierung verwandt zu sein scheinen. Diese erreichen – obwohl die empirische Fundierung manchmal fraglich erscheint – zum Teil eine beachtliche Popularität, was zeigt, dass sich offenbar viele Menschen in diesen Beschreibungen wiederfinden können.

Die von Dariotis et al. (2023) analysierten 14 *qualitativen und »mixed methods«-Studien* berichteten meist positive *und* negative Folgen von Rollenumkehr, selten *nur* positive oder *nur* negative Outcomes. Als positive Auswirkungen von Parentifizierung wurde von persönlichem Wachstum (z. B. das Entwickeln von emotionaler Intelligenz samt der Übernahme der Perspektiven anderer, von Empathie; Interesse, andere zu verstehen und für sie zu sorgen; das Priorisieren anderer Menschen; soziale Skills; Unabhängigkeit; »grit«/persönlicher Stärke; Erleben von Sinn) und gestärkten Geschwisterbeziehungen berichtet (s. Kap. 5.3.2; Dariotis et al., 2023).

Darüber hinaus wird in der Literatur auch auf folgende klinische und alltagspsychologische Beobachtungen eingegangen:[16]

- *Co-Abhängigkeit* (Flassbeck & Barth, 2020; Forward, 1993; Lambrou, 2010; Wells et al., 1999; s. Kap. 6.2.1),
- »Anzeichen, dass Sie als Kind parentifiziert wurden« (Goodmann, 2020; s. Tab. 9),
- Auswirkungen (angeblich) *emotional unreifer Eltern* auf ihre erwachsenen Kinder (Gibson, 2024a; Gibson, 2024b),
- *Familienhelden*, resiliente Erwachsene mit traumatischen Kindheitserfahrungen (einschließlich Parentifizierung; Jay, 2018),
- Auswirkungen des *eldest daughter syndrome* auf Betroffene (Kayata, 2024; s. auch Kap. 4.3.2).

Manche der von Gibson (2024b) im Kontext von Büchern über angeblich *unreife Eltern* beschriebenen Phänomene scheinen auch (ehemals) parentifizierte Kinder zu betreffen. Allerdings scheint die dort betriebene Elternabwertung (»Solche Eltern können Spielverderber und manchmal regelrecht sadistisch sein«) und die den Eltern unterstellte böswillige Intentionalität weder empirisch fundiert noch therapeutisch nützlich zu sein. Relevant erscheinen jedoch bestimmte Aspekte der beschriebenen Auswirkungen auf erwachsene Kinder: »Sie fühlen sich in ihrer Gegenwart [der Eltern] einsam«; »Interaktionen mit ihnen [den Eltern] fühlen sich einseitig und frustrierend an«; »Sie fühlen sich genötigt und gefangen«; die Eltern »kommen zuerst und erst danach ihr Kind«; sie »kommunizieren über emotionale Ansteckung«; die Eltern »missachten ihre [der Kinder] Grenzen und ihre Individualität«; »Die Emotionsarbeit in der Beziehung zu den Eltern leisten sie«; »Sie verlieren ihre emotionale Autonomie und mentale Freiheit« (wobei es wohl häufiger darum geht, dass emotionale Autonomie noch gar nicht entwickelt werden konnte). Auswirkungen der Erfahrungen mit den angeblich »unreifen« Eltern seien u. a.: »Sie fühlen sich für ihre [die elterlichen] Gefühle verantwortlich«, »Sie fühlen sich erschöpft und ängstlich«, »Sie haben das Gefühl, nicht Nein sagen zu können«, »Ihre Eltern beschuldigen sie, sie im Stich zu lassen« (vgl. Gibson, 2024b, S. 21–44; s. Tab. 10).

Das *eldest daughter syndrome* (Chatterjee, 2024; Kayata, 2024) wurde zunächst von der US-Psychologin Kati Morton im Internet beschrieben. Charakteristisch seien ein

16 Ich gehe nicht ein auf weitere (bei Amazon auffindbare) dubiose Bücher von Autor:innen mit unklarem Hintergrund zu »Narcissistic Parents« oder »Toxic Parents«, die »independently published« wurden, ohne regulären Verlag.

Gefühl hoher Verantwortung für andere, eine Neigung zum »Übererfüllen« von Leistungserwartungen (»overachieving«), Ängste, »people-pleasing« (d. h. anderen ständig gefallen zu wollen und deren Bedürfnisse wichtiger zu nehmen als die eigenen Bedürfnisse), Probleme, sich abzugrenzen, Schuldgefühle, Probleme mit erwachsenen Beziehungen und Gefühle von »resentment« gegenüber Geschwistern und Eltern. Von erstgeborenen Schwestern werde oft von klein auf und bis ins hohe Alter erwartet, »Caretaker« ihrer jüngeren Geschwister (und alter Eltern) zu sein (s. auch Kap. 4.3.2).

Tabelle 9 beschreibt typische Merkmale ehemals parentifizierter Erwachsener und Tabelle 10 vergleicht die beschriebenen Merkmale erwachsener Parentifizierter und verwandter Risikogruppen.

Tabelle 9: Anzeichen dafür, dass Sie als Kind parentifiziert wurden

1. Aufgewachsen mit dem Gefühl, (immer) verantwortlich und ein »caregiver« oder »peacemaker« zu sein für Eltern(teile), die Partnerschaft(en) der Eltern, die Familie und Geschwister – weil die Eltern Probleme hatten, für sich selbst und andere zu sorgen oder das Kind in ihre Streitereien reinzogen.
2. Neigung dazu, immer wachsam kontrolliert zu sein – Probleme, zu spielen oder »locker zu lassen«; keine Erinnerung daran, »ein Kind« gewesen zu sein.
3. Hohes Maß an Empathie und die Fähigkeit, engen Kontakt mit anderen herzustellen.
4. Die eigene Fürsorgeleistung wird gesehen und gewürdigt und so zu einer Quelle von Selbstwertgefühl – oder aber gar nicht gesehen.
5. Die eigenen Fürsorgeleistung geht damit einher, dass Teile des Selbst geopfert oder nicht gelebt werden.
6. Wenig Vertrauen in andere und eine Neigung zu Selbstgenügsamkeit.

Quelle: Goodman, 2020, S. 1 (Übers. K. v. S.) und eigene Weiterbearbeitung

Aus den von Dariotis et al. (2023) analysierten qualitativen Studien wurde Ähnliches wie in Tabelle 10 abgeleitet. Hier geht es darum, dass parentifizierte Kinder spezifische Coping-Mechanismen entwickeln, um mit ihrer Situation klarzukommen; diese Eigenheiten mögen gemessen an konventionellen Standards suboptimal wirken, sind jedoch adaptiv (gewesen). Häufig wird versucht, *Eltern vor Sorge und Stress zu beschützen – bis hin zur Selbst-Aufopferung* (self-sacrifice), es wird also z. B. nicht von eigenen Belastungen am Arbeitsplatz erzählt, was auch mit mehr *Distanz* den Eltern gegenüber einhergehen kann (Dariotis at al., 2023).

Zentrale Aspekte dieser (und anderer) Beschreibungen werden – angereichert mit klinischen Beobachtungen und literarischen Zitaten – in den folgenden Unterkapiteln genauer beschrieben.

Tabelle 10: Merkmale ehemals parentifizierter Kinder, abgeleitet aus klinischen Beschreibungen verwandter Phänomene

Merkmale Erwachsener mit spezifischer Vorgeschichte	»Co-Abhängige«/ Kinder von Suchtkranken	Ehemals Parentifizierte	Kinder »emotional unreifer Eltern«: »Internalizer traits«	»Supernormale«/ »Familienhelden«	»Eldest daughter syndrome«
Literatur-Referenzen	Forward, 1993; Flassbeck & Barth, 2020; Lambrou, 2010; Wells et al., 1999	Goodman, 2020	Gibson, 2024b	Jay, 2018	Kayata, 2024
»Caregiver«; »people-pleasing«; Fürsorglichkeit; »helfen müssen«	X	X	X	X	X
»Peacemaker«, Konflikt-Mediation		X			X
Gefühl, ständig verantwortlich zu sein für andere	X	X	X	X	X
Ständige Wachsamkeit; hohes Maß an Kontrolle/Selbstkontrolle; Alarmbereitschaft	X	X	X	X	
Große Empathie mit anderen	X	X	X	X	
Probleme, sich abzugrenzen (bis hin zur Verschmelzung)	X		X	X	X
»Self-sacrifice«; Teile des Selbst werden nicht gelebt	X	X	X	X	X
Wenig Vertrauen in andere Menschen; Einsamkeit	X	X	X	X	
Selbstgenügsamkeit; Unabhängigkeit; Autonomie		X			X

Merkmale Erwachsener mit spezifischer Vorgeschichte	»Co-Abhängige«/ Kinder von Suchtkranken	Ehemals Parentifizierte	Kinder »emotional unreifer Eltern«: »Internalizer traits«	»Supernormale«/ »Familienhelden«	»Eldest daughter syndrome«
Probleme mit dem Selbstwert; dieser ist geknüpft an Leistung für die Familie/Anerkennung in der Außenwelt; Perfektionismus, »Overachieving«, starke Leistungsorientierung	X	X		X	X
Erschöpfung; »Burn-out«; psychosomatische Symptome	X		X	X	X
Schuld- und Schamgefühle	X			X	X
Aggressionshemmung, dahinter Wut und »resentment«	X			X	X
Fürsorgeleistung wird gesehen und gewürdigt und zu einer Quelle von Selbstwertgefühl	eventuell	eventuell		eventuell	eventuell

5.1.1 »Ungeheure Antennen«: Hohe Sensibilität und unablässige Wachsamkeit

»Die Kinder erraten die Eltern besser als diese jene.«
(Jean Paul, 1763–1825, deutscher Publizist und Pädagoge)

Extreme Sensibilität, Empathie und Hypervigilanz bezüglich der Bedürfnisse anderer Menschen werden wiederholt beschrieben (Goodman, 2020; Jay, 2018; Lackie, 1999). Im Japanischen gibt es einen spezifischen Begriff für diese Fähigkeit: *Kuuki wo yomu*, »die Luft lesen« – die Fähigkeit, intuitiv zu erfassen, was die Menschen in der Umgebung gerade denken, fühlen und wollen, ähnlich der deutschen und englischen Redewendung »zwischen den Zeilen lesen« (»reading between the lines«)

(s. https://japaninsider.com/reading-the-air/, Zugriff: 21.10.25). Dieser Aspekt wird auch häufig in Biographien, »Memoirs« oder Romanen beschrieben. So z. B. von Jeanette McCurdy (*I'm glad, my mom died*), die im Bann einer schwer krebskranken Mutter aufwuchs, die ihre Tochter unbedingt zum Hollywood-Star machen wollte, oder im Roman *Die Schönheitslinie* von Hollinghurst über einen homosexuellen Studenten:

> »Niemand sonst in der Familie scheint Moms Stimmungen lesen zu können. Alle laufen ahnungslos rum und wissen nie, mit welcher Mom sie als Nächstes zu tun bekommen. Doch ich weiß das immer. Ich habe mein ganzes Leben damit verbracht, sie zu studieren, damit ich es immer weiß. Weil ich immer tun will, was in meiner Macht steht, damit Mom glücklich wird oder bleibt. Ich erkenne den Unterschied zwischen einer gereizten und einer aufgebrachten Mom. Ich sehe, ob sie sich über Dad oder über Grandma aufregt (zusammengebissene Zähne bedeuten Dad, zusammengezogene Augenbrauen Grandma). Ich sehe, ob sie nur ein bisschen glücklich ist (dann küsst sie mich auf die Stirn) oder sehr glücklich (dann singt sie Phil Collins). Und jetzt gerade, wo sie lacht und gleichzeitig ausatmet und sich Fältchen um ihre Augen bilden, da ist sie nicht nur sehr glücklich, sondern auf besondere Weise glücklich.
> Mom ist glücklich vor Dankbarkeit.
> So sehe ich sie am liebsten, denn ihr Dank gilt mir. Ich habe Mom schon *glücklich vor Dankbarkeit* gesehen, wenn ich Rollen bekam, oder wenn ich mich bei einem Streit mit irgendwem auf ihre Seite schlage. Mom ist *glücklich vor Dankbarkeit*, wenn sie sich gesehen fühlt, wertgeschätzt, gehegt und gepflegt.« (McCurdy, 2023, S. 116 f.)

> »Manchmal fand Nick seine Mutter einfach nur beschränkt und engstirnig, er bedauerte ihre Dummheit, gleichzeitig war er so empfänglich für ihre Stimmungen, die Dynamik der Verflechtungen zwischen einer Mutter und ihrem einzigen Kind, dass er die Spuren ihrer Angst mühelos entziffern konnte.« (Hollinghurst, 2007, S. 330)

In einem Buch über Alkoholabhängigkeit und ihre Auswirkungen auf Familien wird eine Tochter alkoholabhängiger Eltern zitiert, die sagt: »›Man muss ungeheure Antennen entwickeln, die beste Vorbereitung, um Therapeutin zu sein, das beste Training‹ (Anna, 40 Jahre)« (Lambrou, 2010, S. 85). Viele Betroffene empfinden ihre Fähigkeit, die Bedürfnisse und Wünsche anderer Menschen zu antizipieren und feinfühlig zu erfüllen, als besondere Ressource (Jay, 2018).

5.1.2 Hohe Verantwortlichkeit und Fürsorglichkeit für andere

Ein wesentliches Charakteristikum Betroffener ist ihre Neigung, sich chronisch – und oft übermäßig (und in Kindheit und Jugend auf nicht altersentsprechende Weise) – verantwortlich zu fühlen, sich immer wieder in der »Caregiver«-Rolle für andere wiederzufinden, da die Eltern einst nicht hinreichend Verantwortung für sich selbst und die Familie übernehmen konnten. Manchmal ist die Rede davon, dass die Verantwortung dem Kind von den Eltern »gegeben« oder gar »aufgebürdet« wurde (z. B. Goodman, 2020). Das kann so sein:

Eine meiner Patientinnen berichtet, ihr Vater (ein mutmaßlich schwer traumatisiertes Kriegskind) sei in ihrer Kindheit immer extrem schreckhaft, ohne Empathie für andere und sehr schnell wütend gewesen. Die als sehr empathisch beschriebene Mutter richtete ihre Empathie aber zuvorderst auf den Vater und forderte die Kinder ständig dazu auf, sich selbst zurückzunehmen, um den Vater nicht noch mehr zu stressen.

Aber viel häufiger scheint zu sein, dass das Kind nicht aufgefordert wird, sondern sich »von sich aus« verantwortlich fühlt, weil es das Gefühl hat, dass sonst kein Verantwortlicher »an Bord« ist.

> »Phoebe konnte sich an kein einziges Mal erinnern, bei dem sich ihre Schwester geweigert hatte [dem malenden Vater Modell zu stehen], weil sie lieber spielen oder mit einer Burg weitermachen wollten, die sie und Barry [Bruder] gerade bauten, obwohl es Anlässe gegeben haben musste, wo sie das gewollt hatte. Oder vielleicht auch nicht. Vielleicht konnte nichts, das sie selber betraf, es mit der Dringlichkeit aufnehmen, mit der ihr Vater sie brauchte, sie und ihre einzigartige und anscheinend unerschöpfliche Kraft, ihn zu retten.« (Egan, 2018, S. 63)

> »Es lag an den Kopfschmerzen, dass seine Mutter so viel Ruhe brauchte. Er hatte ja selbst gesehen, wie sie im Bett lag und sich die Handflächen gegen die Schläfen presste, damit das Pochen aufhörte. Er hatte noch nie Kopfschmerzen gehabt, jedenfalls konnte er sich nicht erinnern, aber er wusste, dass sie Schmerzen litt. Er konnte sich gut in die Gefühle anderer hineinversetzen. Es fiel ihm leicht [...]
> Eines Nachmittags schlich er wieder mit einem kalten, nassen Waschlappen auf Zehenspitzen zum Zimmer seiner Mutter. Er hatte ihn vorsichtig ausgewrungen, nicht zu fest, sonst wäre er wieder lauwarm, wenn er bei ihr ankam, aber es

sollte ihr auch kein Wasser ins Gesicht und aufs Kissen tropfen. Im letzten Jahr war er zum Fachmann für perfekt ausgewrungene Waschlappen geworden.« (Ostlund, 2017, S. 154 f.)

Die Fähigkeit, »den Vater zu retten« oder die Mutter mit »perfekt ausgewrungenen Waschlappen« zu versorgen, kann für betroffene Kinder und auch Erwachsene auch positive Effekte haben – sie werden oft für ihre empathische Fürsorglichkeit geschätzt. Das kann mit einem Gefühl von Wichtigkeit, Kompetenz und auch mit Wertschätzung für den Einsatzes des Kindes einhergehen (Goodman, 2020). Kehrseite aber ist ein Minderwertigkeitsgefühl – oder besser gesagt: Das (ehemals) parentifizierte Kind fühlt sich nur in der Fürsorge für Bedürftige (zunächst Eltern, dann vielleicht Partner:innen, Freund:innen und schützenswerte Personen im Berufsumfeld) wertvoll.

5.1.3 Geringe Selbstwahrnehmung und Selbstfürsorge, »Selbstverlust«

Viele parentifizierte Psychotherapie-Klient:innen haben – weil sie immer auf andere fokussiert sind (s. Kap. 5.1.4) – Probleme, ihre eigenen Gefühle und Wünsche wahrzunehmen und sich angemessen um sich selbst zu kümmern (Schlaf, Ernährung, Bewegung, Erholung usw.). In extremen Fällen wird von *Selbstverlust* berichtet. Traumapatient:innen neigen generell häufiger zur *Dissoziation,* einer Art unwillkürlicher Selbstabschaltung, die hilft, traumatische Situationen zu überleben (van der Kolk, 2015). Eine Dissoziation kann auch bei (traumatischer?) Parentifizierung auftreten (Lackie, 1999).

Walter Kohl, der Sohn des früheren Bundeskanzlers Helmut Kohl, beschreibt, wie er als 13-Jähriger, als die Familie durch mögliche RAF-Terroristen in Gefahr war, zum Beschützer und Tröster seiner Mutter wurde – und darüber sich selbst verlor:

»Ich fühlte mich innerlich mit dem Rücken zur Wand. Und es fühlte sich an, als ob ein verborgener Zeitraffer anliefe, der mich ohne Zwischenschritte zu einem Entwicklungssprung zwang. Ich musste unbedingt mit dieser neuen Lage klarkommen, und meine Psyche war bereit, den Preis zu zahlen. Es entwickelte ohne mein Zutun eine neue Bewusstseinsqualität: Verantwortungsgefühl. Weniger für mich selbst, ich fühlte mich nach wie vor ohnmächtig, ausgeliefert. Sondern für einen anderen Menschen: für meine Mutter. [...] Plötzlich fühlte ich mich – als Mann. Ich musste meine Mutter trösten und beschützen! In ihrem und in meinem eigenen Interesse. Das fühlte ich überaus klar und deutlich, mit

aller Treuherzigkeit und Konsequenz. zu der ein dreizehnjähriger Junge in der Lage ist. [...]
Der Preis war, dass ich meine eigenen Gefühle zu verneinen begann und zunehmend von meiner eigenen Wertlosigkeit und Unwichtigkeit überzeugt war. [...] Was mich selbst schmerzte, musste verdrängt werden. [...] Ich ›nahm hin‹, ich ›fand mich ab‹, ich stellte keine Ansprüche mehr. Aber ganz tief innen drin, da akzeptierte ich nicht. Ich fraß mein Leid in mich hinein, ich ebnete damit mir selbst den Weg ins Opferland.« (Kohl, 2013, S. 84)

5.1.4 Probleme, sich abzugrenzen, »Verstrickung« und »Verschmelzung«

Gibson (2024b) beschreibt, dass »emotional unreife Eltern« die Grenzen ihrer Kinder und deren Individualität missachten würden und über emotionale Ansteckung kommunizierten, also erwarteten, dass ihre Kinder intuitiv wüssten, was die Eltern fühlen, ohne dass sie es sagen müssten. Solche Eltern seien verletzt und wütend, wenn ihre Bedürfnisse nicht erahnt würden. Es werden Prozesse beschrieben, die Bowen als *Verschmelzung* beschrieb (s. Kap. 3.3.3), Minuchin als *Verstrickung* (s. Kap. 3.3.1). Hier muss differenziert werden zwischen innerer Verstrickung (oder sogar Verschmelzung), die es dem Kind oder Erwachsenen erschwert oder sogar unmöglich macht, überhaupt eigene Impulse und Gefühle wahrzunehmen, weil ständig automatisiert nur auf den Elternteil und dessen Befinden geachtet wird (im Therapiekontext vielleicht dann auch immer auf die Reaktionen der Therapeutin!), und – nachdem eine innere Abgrenzung entstanden ist – Problemen dabei, sich im Verhalten von belasteten und belastenden Eltern (und anderen Menschen) abzugrenzen. Die in Kapitel 10 wiedergegebenen Fallgeschichten illustrieren, wie hartnäckig Verstrickung wirken kann und wie schwer veränderbar sie ist – selbst nach voller »Krankheitseinsicht« (z. B. Kap. 10.1, Frau A).

Besonders gegenüber Eltern mit unverarbeiteten Traumata identifizieren sich manche Kinder unbewusst so stark mit deren Leid und Bewältigungsversuchen, dass sie emotional verstrickt und manchmal sogar verschmolzen aufwachsen und manchmal erst spät entdecken, dass die mitgeschleppte Last eigentlich nicht die eigene, sondern die eines Elternteils ist (s. auch Kap. 6). So entdeckte die aus dem früheren Jugoslawien stammende Schauspielerin und Schriftstellerin Adriana Altaras (2013) bei einem Seminar für die Kinder Überlebender, dass sie das Partisanen-Leben ihrer erstarrten Mutter fortzuführen schien.

»Meine Mutter wirkte auf mich immer abweisend und kalt. Umarmte ich sie, erstarrte sie, hielt den Atem an, bis ich wieder losließ. Oft dachte ich damals, sie könne mich nicht leiden. Irgendwann wollte ich sie auch nicht mehr anfassen, ekelte mich. Heute denke ich, wie überfordert sie gewesen sein muss: Als sie 15 war, wurden in Jugoslawien die Rassengesetze eingeführt, sie musste die Schule verlassen, den Judenstern tragen, ihr gewohntes Leben aufgeben. Mit 17 kam sie ins Lager. Der Ekel vor den Demütigungen, vor den anderen Inhaftierten, der Ekel vor sich selbst. Etwas war in ihr erfroren, für immer. Nur im Widerstand, im Kampf konnte sie sich noch spüren.
Wir hatten die Traumata unserer Eltern übernommen, sehr gründlich, sehr vollkommen. Wir sprachen von Lagern, die wir nie gesehen hatten, von dem Gefühl auf dem Todesmarsch, immer wieder von Tod. Wir waren die exakten Kopien unserer Eltern und deren Geschichte.
Es war ein Schock [die Erkenntnis aus einem Seminar für die Kinder von Überlebenden]: Zwar hatte ich nicht den grausamen Auschwitz-Alltag nachzuerleben, aber jede Pore meiner selbst war Widerstand, doch nicht mein eigener Widerstand, sondern geerbter. Ich war die Partisanin von 1941, die im 21. Jahrhundert weiterkämpfte.
Wenn es uns [den Kindern der Opfer] aber so ging, wie ging es dann den Kindern und Kindeskindern der Täter? [...] Das Eis, auf dem ich meine Mitmenschen betrachtete, wurde plötzlich derart dünn, dass ich mir weitere Gedanken verbot.« (Altaras, 2013, S. 61 f.)

5.1.5 Aggressionshemmung, latente und manifeste Wut

Permanent ausgefahrenen »Antennen«, ständige Empathie und Fürsorge, ausbleibende Abgrenzung und der damit einhergehende Selbstverlust kosten ungeheuer viel Kraft und sind oft mit einer *Aggressionshemmung* gegenüber den Eltern assoziiert, die als so bedürftig erscheinen (Flassbeck & Barth, 2020).

In Therapien scheinen Betroffene zunächst oft so sehr mit dem Leid der Eltern beschäftigt und identifiziert zu sein, dass manche das Gefühl haben, es ihrer armen Mutter oder ihrem armen Vater nicht antun zu können, wütend zu sein. Auch innere Loyalitätsbande können das erschweren (s. Kap. 5.2.2, 7, 10). Doch in der Auseinandersetzung mit der Thematik stellt sich dann meist früher oder später heraus, dass die erdrückende Bedürftigkeit von Müttern oder Vätern, die diese »Aufopferung« zu brauchen scheinen, ungeheure *Wut* auslösen kann. Das wird nicht nur in klinischen Fallgeschichten (s. Kap. 10), sondern auch in literarischen Texten deutlich. George

Bernhard Shaw spricht von »Hass«, Claudia Schumacher zeigt ihre Wut in der Wortwahl (»krasser Kackjob«), die israelische Schriftstellerin Zeruya Shalev beschreibt »dumpfen Zorn« und Jeannette McCurdy (2023) nannte ihr Memoir über das Aufwachsen mit traumatischer Parentifizierung provokant *I'm glad my mom died*.

> »Wenn du damit beginnst, dich denen aufzuopfern, die du liebst, wirst du damit enden, die zu hassen, denen du dich aufgeopfert hast.« (George Bernhard Shaw, zit. n. Holzberg, 2023, S. 16)

> »Mit jedem Kilometer Autofahrt, der uns nach Ederfingen [= nach Hause, zum gewalttätigen Vater] bringt, schrumpfen unsere Herzen auf Rosinengröße. Dann fängt Mama an, mich vollzuschwallen.
> Das hat sie schon gemacht, als ich noch klein war. Mit zehn Jahren war ich ihre Eheberaterin, krasser Kackjob – aber du kannst schlecht aus dem fahrenden Auto springen. Sie redet so schnell, dass mir schwindelig wird. Am Ende fragt sie: Was soll ich nur machen? – Aber was weiß denn ich? Vielleicht ihre Kinder nehmen und gehen, wie es jeder normale Mensch tun würde? Oder ihren Mann aus dem Haus werfen? Ist doch ihr Haus, sie hat es von Opa geerbt. Aber wenn ich sowas sage, wird sie wütend und äfft mich nach: *Dein* Mann?! Rede nicht so mit mir, er ist schließlich auch *dein* Vater! Gerade so, als wäre ich durch diese biologische Tatsache für irgendetwas verantwortlich. Gott, die Frau ist so ein Kind!« (Schumacher, 2024, S. 39 f.)

> »[...] denkt sie, dass sie eigentlich auch keine Kindheit gehabt hat, denn der Tod des Vaters hatte sie über Nacht in einen Menschen verwandelt, der eine große Verantwortung auf den Schultern trug, hatte sie aus der Kindheit ins Erwachsenenalter geschleudert. Vielleicht fühlt sie sich deshalb manchmal so alt, weil sie schon als Vierjährige erwachsen war, und vielleicht begleitet sie in der letzten Zeit der leichte Überdruss alter Menschen, ein dumpfer Zorn.« (Shalev, 2016, S. 83)

5.1.6 Resilienz und Standfestigkeit in Krisensituationen

Qualitative Studien beschreiben, dass Parentifizierung auch positive Effekte haben kann, wie größere emotionaler Reife, Autonomie und mehr Selbstverantwortung (Dariotis et al., 2023; s. Kap. 4.4.3).

Die Schriftstellerin Nele Pollatschek beschreibt, wie aus einer »beschissenen Kindheit« mit Parentifizierung hochfunktionale Krisenkompetenz entstehen kann. Manchen Betroffenen ist das völlig klar, bei anderen helfen Ressorcenorientierung und positive Umdeutungen, sich darüber klar zu werden (s. Kap. 7, 10).

> »Der Vorteil einer beschissenen Kindheit ist, dass man lernt, routiniert mit Katastrophen umzugehen. Während andere im Sturm anfangen, mit ihren Ängsten zu ringen und mit den Tränen zu kämpfen, bleibt man selbst ganz ruhig, befestigt die Takelage und verschiebt emotionale Ausbrüche auf die Zeit, wenn das Schiff im sicheren Hafen angekommen ist. Und so ratterte mein Gehirn alle Möglichkeiten und Handlungen durch, schnell und analytisch, eher Schachspiel als Todesfall [nach dem Unfalltod der Mutter].« (Pollatschek, 2018, S. 66 f.)

5.2 Probleme bei der Diagnostik

Die Diagnose von Parentifizierungserfahrungen und -Folgen bei Erwachsenen erfolgt in der Forschung in der Regel über retrospektive Selbstbeurteilungsfragebögen (Kap. 4.1). Doch die klinische Erfahrung zeigt: Längst nicht allen Erwachsenen mit ausgeprägten Parentifizierungserfahrungen scheinen diese, z. B. zu Beginn einer Therapie, bewusst zu sein (Sydow, 2015). Manchmal fühlen sich bereits Jugendliche durch erlebte Rollenumkehr emotional missbraucht – doch gerade Psychotherapiepatient:innen sind initial manchmal ganz mit ihrer Fürsorgerolle identifiziert und benötigen aus Loyalität zum leidenden Elternteil lange Zeit, bis sie es sich »erlauben« – auch – wütend zu werden oder überhaupt mit Abstand auf ihre Kindheitserfahrungen zu blicken (s. Kap. 5.1.5). Ich gehe in der Folge auf implizite Muster, die nicht immer bewusst sind, ein (Kap. 5.2.1), auf Loyalität, Geheimnisse und Schweigegebote und Angst (Kap. 5.2.2) sowie auf die Frage, was ein Problem und was eine Ressource ist (Kap. 5.2.3).

5.2.1 Implizite Muster sind nicht immer bewusst

Bindungs- und Beziehungsmuster – auch traumatische Muster wie maligne Parentifizierung und Verschmelzung mit traumatisierten Elternteilen – werden früh im Leben implizit gelernt und sind oftmals nicht voll bewusst (s. Kap. 3, 6). Offene Kommunikation hilft dabei, implizite Muster klarer zu erkennen, sei es in der Psychotherapie (s. Kap. 7, 10), in Selbsthilfegruppen/Seminaren für Betroffene (s. Kap. 8.4) oder in Gesprächen mit Eltern(teilen).

Der Therapeut Hans Grillenberger (2010) litt unter chronischen Albträumen und wurde von diesen erst befreit, als sein Vater mit 80 Jahren erstmals über seine eigenen Kriegstraumata sprach:

»Mein Vater erlebte 1944/45 als 19-Jähriger das Inferno des Stellungskriegs um Monte Cassino/Italien. Nach kurzer Kriegsgefangenschaft war er einer der Ersten, der entlassen wurde, um den elterlichen Bauernhof zu versorgen. Seit seiner Heimkehr galt er als der Schweiger. Weder seiner Frau noch uns Kindern erzählte er in den folgenden 60 Jahren von seinen Erfahrungen im Krieg. Er beschwieg diese Jahre seines Lebens. Dass ich als sein ältester Sohn, der 10 Jahre nach Kriegsende geboren wurde, sein Schweigen mittragen musste, begriff ich erst, als in meinem Vater im Alter von 80 Jahren seine Erlebnisse als junger Soldat aufbrachen. Auslöser war ein Fernsehfilm über die Schlacht bei Monte Cassino. Bis zu diesem Zeitpunkt litt ich, so lange ich mich erinnern konnte, immer wieder unter Albträumen über Schreckensszenarien des Krieges. Meine Alpträume verschwanden, als mein Vater im hohen Alter begann, das Schweigen zu brechen und von seinem Schrecken zu erzählen. Sein Schweigen wurde mir zur Last über lange Jahre meines Lebens und sein Erzählen befreite mich davon.« (Grillenberger, 2010, S. 1)

5.2.2 Loyalität, Geheimnisse, Schweigegebote und Angst

Die *Loyalität* zu Eltern und Herkunftsfamilie und das Sich-Halten an *Schweigegebote* und *Familiengeheimnisse* wird in klinischen Texten besprochen (s. Kap. 3.3.6), aber es existieren (logischerweise?) kaum empirische Studien dazu, deshalb stütze ich mich hier auf literarische Texte.

Die Schriftstellerin Kathrin Weßling (2019) beschreibt in ihrem Roman *Super, und dir?* das Leben ihrer kindlichen Protagonistin Marlene im Bann einer Mutter, die nach dem Auszug des Ehemannes schwer depressiv und alkoholkrank zu sein scheint:

»Manchmal habe ich Angst, dass ich aus meinem Zimmer gehe und in einem Meer aus den Tränen meiner Mutter stehe. Ich habe Angst, dass wir beide darin ersaufen, dass vor meiner Zimmertür ein gigantischer Fluss entsteht, der uns beide mitreißt und unter Wasser drückt. Im Haus ist es still wie in den Tiefen eines großen Meeres, weil jetzt [nach dem Auszug des Vaters, der eine neue Partnerin hat] nur noch wir beide sind, weil immer einer fehlt, der nur noch ab

und zu vor der Tür steht. Ich versuche zu begreifen, was passiert, und zu ersetzen, was fehlt.
Das Haus ist zu groß für uns beide, die Reste einer Familie, aber sie will hierbleiben. Sie sagt: ›Das ist unser Zuhause, ich lasse mich nicht vertreiben.‹ Dabei schaut sie so trotzig wie ein Kind, das ich doch eigentlich bin, aber nicht mehr sein darf. Ich kümmere mich um den Einkauf, um die Wäsche und um die Kotze auf dem Wohnzimmerboden. Ich räume die Flaschen weg und bringe meine Mutter ins Bett, ich gebe ihr Tabletten und koche ihr Suppe, die sie nie isst. Ich kümmere mich um uns, um das, was von uns übriggeblieben ist, um uns beide, die jetzt nur noch zwei sind und eigentlich sogar nur ich und ein Schatten, der meine Mutter ist. […]
Sie liegt weinend auf dem Sofa, ganz schmal ist sie geworden und ein bisschen geschrumpft. Ich halte ihre Hand, während ihr kleiner Körper bebt und die Tränen sie schütteln. Ich drücke fest zu, lasse dann aber wieder locker aus Angst, ich könnte ihre Hand zerquetschen. Ich weiß nicht, was ich sonst tun soll, ich kann nicht mehr machen als das: da sein, drücken und warten, bis es vorüber ist. Aber bis was vorüber ist? Wann soll ich loslassen? Gerade bin ich mir nicht mehr sicher, ob es jemals so weit sein wird oder ob ich bis ans Ende meiner Tage in diesem Raum sitze, die Hand meiner Mutter halte und darauf warte, dass es vorübergeht.« (Weßling, 2019, S. 95–99)

Eine Lehrerin bemerkt, dass das Kind belastet ist, und versucht, es dazu zu ermuntern, zu sagen, was los ist. Doch leider lässt sich Marlene nicht darauf ein:

»Nicht nachgeben und nichts sagen. Nicht von dem reißenden Fluss, von den Tabletten und von den Weinflaschen erzählen, auch nicht von der Angst sprechen, sie [die Mutter] könne eines Tages einfach nicht mehr aufwachen. Ihr nicht erzählen, wie schwer so ein Körper sein kann, wenn man ihn die Treppe hochwuchten muss […].
Ich darf nichts sagen von der Einsamkeit, die sich um mich gelegt hat, von der Sprachlosigkeit und von der Last des Versprechens [an die Mutter]: *Du erzählst es niemandem, was hier passiert, versprich es, Marlene, versprich es mir.* […]« (Weßling, 2019, S. 104)

Der Roman illustriert auch, wie es weitergehen kann nach solch einer Kindheit. Die extrem parentifizierte Protagonistin wird erfolgreich und findet einen liebevollen Freund – stürzt dann aber ab in Arbeitssucht und Drogenabhängigkeit.

Manchmal halten sich Kinder an explizit ausgesprochene *Schweigegebote* (s.o.), viel häufiger aber entscheiden sich sogar erwachsene Nachkommen dafür, zu schweigen und nicht nachzufragen – aus *Loyalität* und um die ohnehin schon extrem belasteten Eltern nicht noch mehr zu belasten und sie nicht zum Weinen zu bringen. Das beschreibt z.B. der Journalist Sascha Chaimowicz, der mit einem Vater aufwuchs, dessen Eltern jüdische Holocaust-Überlebende sind, und dessen Mutter katholisch-karibische Wurzeln hat.

»Erst heute fällt mir auf, wie wenig auch ich mich innerhalb meiner Familie mit der Geschichte beschäftigt habe. Ich fragte als Jugendlicher nie danach, in welchen Konzentrationslagern meine Großeltern waren, wie viele Verwandte sie verloren hatten, wie sie sich als Paar gefunden hatten während des Holocausts. Hatten sie sich überhaupt währenddessen kennengelernt? Ich stellte auch den jüdischen Eltern meiner Eltern diese Fragen nicht, obwohl auch deren Eltern Holocaust-Überlebende waren. Meine Sorge war immer, dass jemand weinen könnte. Dazu wollte ich weder meine Eltern, ihre Freunde noch mich bringen. Ich glaube, in Familien wie unserer sind viele Tränen nicht geflossen, die hätten fließen können. Wenn sich hinter den Türen zur Vergangenheit das Grauen verbirgt, lässt man die Tür vielleicht einfach zu. [...] Ich lebe leichter, weil ich nicht genau weiß, was meine Großeltern durchlebt haben. Aber ich glaube, diese Unkenntnis hat ihren Preis. Sie schafft Distanz zur Vergangenheit. Ist es nicht meine Verantwortung, für meine Nachfahren eine Art Fenster in die Vergangenheit zu sein? Irgendwann werden nur meine Schwester und ich in der Lage sein, die Geschichte unserer Familie zu überliefern. Ich bin überrascht, wie nah mir der Gedanke geht.« (Chaimowicz, 2017, S.22)

Die Schauspielerin Jeanette McCurdy beschreibt, wie die extreme Loyalität zur belasteten Mutter auch in ihrer eigenen Psychotherapie zu (systemisch beschrieben) »schwacher Kooperation« oder (psychodynamisch gedeutet) »Widerstand« führt, als die Therapeutin nach der Kindheit und der »kleinen Jeanette« fragt:

»Diese Therapeuten haben es immer mit der Kindheit. Ich habe genug Filme und Fernsehsendungen gesehen, um zu wissen, dass Therapeuten *alles* auf die Kindheit schieben. In der Kindheit ist irgendeine Scheiße passiert, das hat dich kaputt gemacht, und deshalb bist du so, wie du bist.
Aber ich nicht. [...]« (McCurdy, 2023, S.308)

Auf die Frage der Therapeutin nach der Mutter reagiert die Protagonistin folgendermaßen:

> »Sofort gehe ich in die Defensive. Warum will sie, dass ich über Mom rede? Was stimmt nicht mit Mom? Mit Mom stimmt alles. Mom war perfekt. Mein Bauchgefühl sagt mir, dass ich das selbst nicht glaube, dass es viel komplexer ist als das, aber warum in aller Welt sollte ich Laura [der Therapeutin] Genaueres erzählen? Ich habe es noch nie jemandem erzählt und werde das auch niemals tun. Sogar ich selbst verstehe es ja nicht völlig. Und will auch nicht. Ich muss auch nicht.
> ›Mom war wunderbar. Sie war, ehrlich gesagt, so was wie die perfekte Mom.‹« (McCurdy, 2023, S. 308 f.)

Das Schweigen zum Thema kann auch empirische Studien behindern, da Parentifizierte jeden Alters aus Loyalität ihre Belastungen leugnen oder minimieren und belastete Eltern aus Angst vor staatlichen Eingriffen in ihr Familienleben an Studien nicht teilnehmen oder die Probleme ihrer Kinder verleugnen (s. auch Kap. 5.1.2). In der deutschen CHIMPS-Studie wurde mit einem neu entwickelten Parentifizierungsfragebogen für Eltern (s. Kap. 4.1, Tab. 7; Anhang 13.4) untersucht, ob sich Eltern mit oder ohne Diagnose einer psychischen Störung darin unterscheiden, in welchem Ausmaß sie von der Parentifizierung ihrer Kinder berichten. Konträr zur Hypothese fanden sich *keine* signifikanten Gruppenunterschiede. Doch fast 50 % der für die Studie angesprochenen psychiatrischen Patient:innen verweigerten die Teilnahme, meist aus Angst vor Konsequenzen des Jugendamtes (Hausser, 2013).

5.2.3 Was ist ein Problem, was ist eine Ressource?!

Parentifizierte Kinder/Jugendliche fühlen sich oftmals nicht nur belastet, sondern auch wichtig, bedeutsam und hilfreich für die Familie oder einzelne Elternteile. Das Kind kann so »Grandiosität«, »Macht« (»power«), Krisenkompetenz und Selbstwirksamkeit entwickeln, die auch in anderen Lebensbereichen von Vorteil sein können (Jurkovic, 2015; Kap. 4.4.3, 5.1.6). Insofern fühlen sich manche Betroffene lange Zeit psychisch gut und kompetent und sind oft auch erfolgreich in Ausbildung und Beruf (s. Kap. 4.4.2, 5.3.3).

Viele der oben beschriebenen Merkmale Betroffener (Kap. 5.1) sind gleichermaßen Problem und Ressource, und es ist abhängig vom psychosozialen Kontext und den Selbstregulationsfähigkeiten des Individuums, ob daraus ein gelingendes Leben und/oder schwere Depressionen oder andere psychische Probleme entstehen. Krisen treten bisweilen erst zeitverzögert auf, z. B. im Jugend- oder jungen Erwachsenenalter, wenn es um Abgrenzung von den Eltern oder um Intimität in neuen Beziehungen geht, oder im mittleren/späteren Erwachsenenalter, wenn nach Jahrzehnten der Überlastung durch Fürsorgearbeit die »Batterien leer« sind (Chase, 1999b; Kap. 10).

5.3 Das Beziehungs-/Familien- und Berufsleben erwachsener Betroffener

In diesem Kapitel gehe ich auf Partnerschaften und Freundschaften (Kap. 5.3.1), Geschwisterbeziehungen (Kap. 5.3.2) und das Berufsleben (Kap. 5.3.3) ein. Da es zu den ebenfalls bedeutsamen Aspekten »Beziehungen zu Kindern« und »Beziehungen zu (alten) Eltern« fast keine empirische Daten zu geben scheint, nur klinische Beobachtungen, werden diese Aspekte erst in Kapitel 7.5 und 7.6 genauer beleuchtet, wenn es um Psychotherapien ehemals parentifizierter Erwachsener geht.

5.3.1 Partnerschaften und Freundschaften

Qualitative Studien berichten, dass manche ehemals Parentifizierte vom »Verlust der Kindheit« sprechen, in der sie kaum Zeit für Spiel und den Austausch mit Peers hatten und ihre Bindungsbedürfnisse nicht erfüllt wurden. Bedeutsam sind auch *Beziehungsprobleme*. Einerseits, weil Betroffene als Heranwachsende oft wenig Zeit für Freundschaften hatten, weshalb weniger Peer-Beziehungen aufgebaut werden konnten und weniger Sozialkompetenz entwickelt wurde, andererseits aufgrund zum Teil bestehender grundlegender *Bindungsstörungen*: Einige ehemals Parentifizierte haben Probleme, anderen zu vertrauen, und große Ängste vor Zurückweisung. Manche vermeiden es, eigene Bedürfnisse zu zeigen oder Unterstützung von anderen zu erbitten oder anzunehmen, aus Sorge, den anderen dann gleich auch Unterstützung zu schulden (Dariotis et al., 2023). Ansonsten werden die Themen »couple«, »marriage« oder »friendship« im Review von Dariotis et al. (2023) nicht weiter thematisiert. Das ist erstaunlich, da in Therapien oftmals deutliche Auswirkungen von Parentifizierung auf spätere Liebesbeziehungen deutlich werden (s. auch Kap. 7.6, 10.).

Es konnte nur eine quantitative Primärstudie identifiziert werden, die bei College-Studentinnen (durchschnittlich 19 Jahre alt) Zusammenhänge zwischen retrospektiv erhobener paternaler Parentifizierung und Selbstberichten zur Bindungssicherheit in romantischen Beziehungen untersucht. Paternale Parentifizierung war negativ mit der Zufriedenheit in Bezug auf romantische Beziehungen und positiv mit Unsicherheit in romantischen Beziehungen assoziiert, nachdem die Niveaus mütterlicher Parentifizierung kontrolliert wurden. Diese direkten Assoziationen wurden mediiert durch unsichere erwachsene Bindungsstile (Bindungsangst/-vermeidung). Bedeutsam war auch die Gesundheit des Vaters: Der indirekte Effekt von paternaler Parentifizierung und vermeidender Bindung war nicht mehr signifikant für Frauen, die berichteten, dass ihr Vater krank war, während sie heranwuchsen (Baggett et al., 2015).

5.3.2 Geschwisterbeziehungen

Gerade für Kinder, die von der außerfamiliären Umwelt isoliert aufwachsen – z. B. weil Eltern(teile) psychisch krank sind, Geschwister oder sie selbst missbraucht oder vernachlässigt werden oder häusliche Gewalt stattfindet und die Familie stigmatisiert wird oder sich selbst durch Schweigegebote und Geheimnisse isoliert –, sind Geschwisterbeziehungen sehr bedeutsam. Wie in Kapitel 3.4.3 dargestellt wurde, können in traumatisierten Familien Geschwister wichtige Unterstützungspersonen sein oder auch weitere Quellen von Angst, wenn ältere Kinder selbst erlittenen Missbrauch mit Schwächeren reinszenieren. Qualitative Studien belegen, dass Parentifizierung zum Teil zu verbesserten Geschwisterbeziehungen beiträgt (Dariotis et al., 2023).

Das *older sister syndrome* verweist darauf, dass die ältesten Geschwister – insbesondere Schwestern – die größte Last tragen und dass dies zu Überforderung führen und Wut auslösen kann, insbesondere wenn der Einsatz der Ältesten von Eltern und den jüngeren Geschwistern nicht gesehen und gewürdigt wird (s. Kap. 4.3.2, Kap. 5.1).

Im klinischen Kontext lässt sich häufiger beobachten, dass ältere Schwestern berichten, dass sie jüngere Geschwister auch emotional mitversorgt haben »wie eine Mutter«, während sie selbst kaum emotionale Zuwendung erhalten haben. Die Älteren fühlen sich häufig von den Eltern und den Jüngeren ungesehen und ungewürdigt – auch noch im reiferen Erwachsenenalter –, sind vielleicht auch neidisch, wenn den mehr unterstützen Jüngeren manches im Leben besser zu gelingen scheint (z. B. Ausbildung, soziale Beziehungen).

Als Folgen wird gelegentlich berichtet, dass Geschwisterbeziehungen – aufgrund der aus Sicht der älteren Geschwister kompletten Blindheit für deren Einsatz – chronisch belastet sind; jüngere Geschwister in Therapie fühlen sich manchmal schuldig am Leid der Älteren (für das sie nichts können!), aber auch, weil sie nicht selten psychosozial und gesundheitlich besser »dazustehen« scheinen als die Älteren. Und dann gibt es noch eine weitere Geschwisterrolle: das »Sündenbock«-Geschwisterkind, das eher selten eine Therapie zu machen scheint und das, wenn es in den Schilderungen älterer oder jüngerer Geschwister auftaucht, als mit dissozialen, Drogen- und somatischen Problemen schwer belastet geschildert wird (s. z.B. Kap. 10.2). Vielleicht handelt es sich in solchen Fällen um Entwicklungen, die aus einem »desorganisiert-strafenden« Bindungsmuster (ohne Intervention) entstehen, was erneut darauf verweist, dass für Kinder mit desorganisierten Bindungsmustern ein Parentifizierungsmuster die konstruktivste Variante zu sein scheint (s. Lecompte & Moss, 2014; Kap. 3.2.4).

Bedeutsam ist auch, dass jüngere Geschwister oft in (inzwischen) »ganz andere« Familiensysteme hineingeboren werden und häufig gar nicht wissen, dass es früher und für die älteren Geschwister (völlig) anders war – nicht selten (viel) schlimmer. Für gute Geschwisterbeziehungen ist es wichtig, dass sich Geschwister für die unterschiedlichen subjektiven Realitäten der anderen interessieren. Parentifizierte Geschwister haben das meist schon ausgiebig getan und vielleicht irgendwann genug davon – nichtparentifizierte jüngere Geschwister wissen jedoch manchmal nur wenig über das Leben der Älteren.

5.3.3 Berufsleben: Heil- und Sozialberufe

Während manche Parentifizierte so extrem belastet sind, dass sie schulisch und beruflich nur schwer ihren Weg finden (Kap. 4.4.2), gibt es auch viele Parentifizierte, die über ihre Fürsorge für Eltern und Geschwister soziale Kompetenzen, Empathie und Verantwortungsbewusstsein erworben haben – Eigenheiten, die für helfende Berufe sehr nützlich sind. Einige Betroffene professionalisieren ihre »Kinderarbeit« als »caretaker«, indem sie Berufe in Medizin, Pflege, Psychologie, Psychiatrie, Lehre, Sozialarbeit oder Kirche ergreifen (Dariotis et al., 2023; Jay, 2018; Lambrou, 2010).

Es ist empirisch belegt, dass gerade Menschen, die Leid und Not erlebt haben (z.B. Krieg, soziale Ausgrenzung, persönliche Gewalt), eher als andere bereit sind, Menschen in Not zu helfen. Diese Neigung, Leid in gute Taten zu verwandeln, wird als *leidbedingter Altruismus* bezeichnet (Jay, 2018). Aber gerade *heroische Helfer* sind auch besonders gefährdet, eigene Grenzen nicht genug zu beachten und in Depressionen und Burn-out abzugleiten (Jay, 2018). So können »heroische« zu *hilflosen Helfern* werden. Tatsächlich leiden Psychotherapeut:innen, Psycholog:innen und Psychiater:innen zum Teil stärker unter psychischen Problemen (z.B. Suizidalität,

Depressionen, Burn-out; Fengler, 2001; Schmidbauer, 2002; Sydow, 2014). (Angehende) Vertreter:innen der genannten Heilberufe sowie der Sozialen Arbeit berichten häufiger als andere Berufsgruppen (z. B. Ingenieurwissenschaften; Mediziner mit nicht-psychiatrischer Spezialisierung; Wirtschaft) von größeren Kindheitsbelastungen (z. B. sexueller Missbrauch, Parentifizierung, Aufwachsen mit einem psychisch kranken/alkoholabhängigen Elternteil; Chase, 1999b; Frank & Paris, 1987; Hinshaw, 2008; Jay, 2018, S. 322 f.; Sessions, 1986; Sydow, 2014). Sozialarbeiter:innen berichteten zu mehr als zwei Dritteln, dass sie in ihrer Herkunftsfamilie Rollen als »caretaker« oder Vermittler innehatten (Lackie, 1983). Psychologiestudierende, die an einem Training teilnahmen, um Berater:in zu werden (»Counselling psychology trainees«), berichteten im Vergleich zu Psychologiestudierenden, die planten, eine nichtberatende Spezialisierung zu ergreifen, von signifikant weniger Zuwendung von Seiten ihrer Mütter und mehr »self-efficacy toward caring« (DiCaccavo, 2002).

5.4 Fazit

Qualitative Studien, klinische Erfahrungen und literarische Texte erweitern das bisher enge Spektrum der quantitativen Forschung zu Parentifizierung (Kap. 4). Parentifizierung – und besonders maligne Parentifizierung in traumatisierten Familien – bringt spezifische Eigenheiten von Betroffenen hervor, die oft gleichzeitig Belastung und Ressource sind (z. B. »ungeheure Antennen«, hohes Maß an Verantwortlichkeit und Fürsorge für andere, Abgrenzungsprobleme, Aggressionshemmung und Wut). Das kann tiefgreifende Auswirkungen auf Beziehungen zu potenziellen Partner:innen, Freund:innen, zu Geschwistern und auf die berufliche Entwicklung haben. Forschungsergebnisse deuten auf eine Häufung von belastenden Kindheitserlebnissen, Parentifizierung unter Vertreter:innen psychosozialer Berufe hin. Kaum erforscht wurden bisher Bezüge zu privaten Beziehungen.

KAPITEL 6

Spezifische Risikogruppen für Parentifizierung: Traumatisierte Eltern(teile) und ihre Kinder

Traumatisierungen haben Auswirkungen nicht nur auf die direkt Betroffenen, sondern vielfach auch – unbeabsichtigt und oft auch unbemerkt – auf die Nachgeborenen (Kinder, Enkel). In Bezug auf die *transgenerationale Transmission* von Traumata sind neben epigenetischen Prozessen vor allem psychosoziale Weitergabeprozesse bedeutsam, die auf unterschiedlichen Wegen erfolgen können. Der theoretische Rahmen für diese Betrachtungsweise ist die *Mehrgenerationenperspektive*, die in der Bindungs- und Familiensystemtheorie sowie der Familientherapie/Systemischen Therapie bedeutsam wurde (s. Kap. 3; Sydow & Borst, 2018; Sydow, 2018). Auch Psychoanalytiker:innen beschäftigen sich mit der Weitergabe von Traumatisierungen und *transgenerationalen Introjekten*, verstanden als elterliche Traumata, die vom Kind so erlebt werden, als wären sie ihm selbst zugestoßen (Hirsch, 2011). Traumatisierte reinszenieren manchmal unbewusst das erlebte Schreckliche mit Schwächeren: Sigmund Freud hat bereits festgestellt, dass sexuell missbrauchte Kinder manchmal ihrerseits Geschwister missbrauchen, und spricht von einer psychischen »Infektion« durch das Trauma: Der Patient »reproduziert [...] [das Trauma] nicht als Erinnerung, sondern als Tat; er wiederholt es, ohne natürlich zu wissen, dass er es wiederholt [...]. Man versteht endlich [...], dies ist seine Art des Erinnerns.« (Freud, 1914, S. 129 f.; zit. n. Hirsch, 2011, S. 66)

In der Folge stelle ich Befunde zu spezifischen Risikogruppen wie »Kriegskindern«, Holocaust-Opfern, Eltern mit psychischen oder somatischen Störungen und ihren Kindern dar. Die Grundlagenforschung zu den Auswirkungen von Traumatisierungen auf Betroffene und ihre Nachkommen wurde bereits in Kapitel 3.4 zusammengefasst. Präventions- und Interventionsangebote für Kinder von Risiko-Eltern werden in Kapitel 9.1 beschrieben.

6.1 Auswirkungen von Politik und Zeitgeschichte

> »Es gibt in Deutschland keine Familie, an der der Krieg und die NS-Zeit spurlos vorbeigegangen ist. [...] Was aber sicher fehlt, ist ein Verständnis für die *Auswirkungen* dieser Vergangenheit. Was bedeutet diese Erbschaft für unsere persönliche Identität, für unsere Familienidentität und [...] für unsere gesellschaftliche Identität?« (Bode, 2010, S. 33)

Die Auswirkungen von »politischen« Belastungen und Traumatisierungen auf Einzelne, ihre Partnerschaften, Kinder und Enkel wurden in Psychologie, Medizin und verwandten Wissenschaften lange ignoriert, obwohl Gewaltereignisse wie der 1. Weltkrieg (1914–1918: 17 Millionen Tote), der 2. Weltkrieg (50–70 Millionen Tote), der Holocaust (mindestens 6 Millionen Tote) und die DDR-Geschichte mit Stasi und Mauerschüssen eine überwältigende Präsenz hatten und leider auch aktuell wieder haben (z. B. Kriege in der Ukraine, Israel/Palästina). In Deutschland waren auch »helfende Berufe« in schändliche Taten wie die »Aktion T4« (1940–41) verstrickt, einen Massenmord an Geisteskranken und Behinderten, dem ca. 70 000 Menschen zum Opfer fielen, die in Gaskammern von sechs Mordanstalten ermordet wurden. Weitere Tötungen von psychisch Kranken und Behinderten in Kliniken, »Kinderfachabteilungen« und Heimen kosteten weitere 200 000 bis 300 000 Menschen das Leben; sie wurden mit Medikamenten und Hungerkost oder im besetzten Osten mit Auspuffgasen und Exekution getötet. Viele Überlebende wurden durch Zwangssterilisationen nachhaltig geschädigt (Jachertz, 2012).

6.1.1 Kriegskinder und ihre Nachkommen: Flucht, Vertreibung, Migration

Kriegserfahrungen, Flucht, Vertreibung und Migration sind ein universelles Thema der Menschheitsgeschichte. Aus den ehemaligen deutschen Ostgebieten wurden 1945 14,5 Mio. Menschen vertrieben, diese machten in den 1950er Jahren in der BRD ein Fünftel der Bevölkerung aus, in der DDR knapp ein Viertel. Trotzdem waren deren Erfahrungen lange kein Thema: »Im Volk der Täter konnte es, durfte es keine Opfer gegeben haben« (Kossert, 2009, S. 325). Die damit verbundenen Leiden wie wiederkehrende Todesangst, Verlust von Angehörigen, massenhafte Vergewaltigungserlebnisse der Frauen und Mädchen, häufiges Miterleben von Gewalt und Tötungen, Hunger, Verlust (aller) materieller Besitztümer und Stigmatisierung am neuen Wohnort wurden lange Zeit tabuisiert und führten oft zu unverarbeitetem Schmerz, der bisweilen an die nächsten Generationen weitergegeben wurde (Kossert, 2009).

Psychische Belastungen der Kriegsüberlebenden fanden auch in der Psychotherapie lange Zeit keine Beachtung. Erst Jahrzehnte nach dem Ende des 2. Weltkriegs entstand – angefangen mit den Büchern der 1947 geborenen Journalistin Sabine Bode (2009; 2010) – plötzlich eine Vielzahl journalistischer und psychologisch-psychotherapeutischer Publikationen. Diese fokussierten die Kohorten der *Kriegskinder* (geb. 1930–1945), *Nachkriegskinder* (geb. 1945–ca. 1960) und *Kriegsenkel* (geb. ca. 1960–1975: Ustorf, 2013); oft ging es um die eigene Generation der Autor:innen (Kossert, 2009; Welzer et al., 2003).

> »Auf der Flucht von 14 Millionen Flüchtlingen aus dem deutschen Osten sterben etwa 2 Millionen Zivilisten, meist Frauen und Kinder. Die Bomben töteten etwa eine halbe Million Menschen. Etwa 2,5 Millionen Kinder verlieren einen Elternteil. Viele haben Ohnmachtserfahrungen gemacht, Mutter, Vater, Geschwister neben sich sterben zu sehen. Auf irgendeinem Bahnhof verloren zu gehen, allein die Flucht schaffen zu müssen. Vergewaltigt zu werden, Vergewaltigungen mit ansehen zu müssen. Erschießungen. Erfrieren. […] Daß die Erfahrung der massenhaft beschwiegenen Vergewaltigung konstitutiv für die Sozialgeschichte Ostdeutschlands und der 14 Millionen Flüchtlinge ist […], belegen diese Bücher […] oft nur durch Andeutungen. […] Die Schätzungen liegen bei 1,4 Millionen Opfern [von Vergewaltigungen]« (Thadden, 2009, S. 50).

> »Vielen der Kriegskinder ist eine fortwährende existentielle Angst geblieben […], die Aufspaltung in ein scheinbar funktionierendes Ich und eines, das unerreichbar blieb.« (Ebd.)

Es wird geschätzt, dass 10–30 % der ehemaligen Kriegskinder bis ins (hohe) Erwachsenenalter durch Traumafolgesymptome belastet sind (Reddemann, 2015; Radebold, 2009). Doch auch die Nachgeborenen wurden oft (unwillkürlich) belastet: Viele »haben immer gemeint, ihre Eltern unmerklich trösten zu müssen, deren stumme Gefühle stellvertretend empfinden zu müssen und durch Leistung das Leid wettzumachen. […] fast allen [hat es] an körperlicher Wärme gefehlt, an Nähe. […] Immer glaubten sie, die Verantwortung für das Wohlsein der Eltern zu tragen« (Thadden, 2009, ebd.).

Psychotherapeut:innen beschrieben in Bezug auf Kriegskinder und Kriegsenkel in der Psychotherapie folgende – auch transgenerationalen – Auswirkungen von Kriegserfahrungen, Flucht und Vertreibung (Radebold, 2009; Reddemann, 2015):

- *Emotionale Vernachlässigung*, da die Eltern sehr von eigenen Problemen eingenommen waren – oder davon, durch exzessives Arbeiten die Konfrontation mit eigenen Problemen zu vermeiden.
- *Emotional instabile Eltern* mit unverständlichen (posttraumatischen) Reaktionen (z. B. Ängste, Panik, Depressionen, Wutausbrüche, Ekel, Dissoziation).
- Oft hochkonflikthafte, explosive Interaktionen in Ehen und Familien (z. T. Gewaltprobleme in Partnerschaften oder/und gegenüber Kindern).
- *Familiengeheimnisse* und Schweigen oder aber ein »Überschwemmen« der Kinder mit Trauma-Geschichten. Große Geheimnisse waren/sind oftmals eigene Täter-Erfahrungen im Nationalsozialismus und Opfererfahrungen, insbesondere durch Vergewaltigungen bei Kriegsende im ehemaligen deutschen Osten, mit gravierenden Auswirkungen auf selbst Betroffene, direkt anwesende, abwesende und damals schon lebende und später geborene Kinder. All das blieb meist komplett unverarbeitet – aber für Nachgeborene in rätselhaften Reaktionen von Eltern spürbar.
- Häufig das Erleben, dass das Alltagsleid der Kinder irrelevant schien angesichts des traumatischen Leids der Eltern.

Auch die Anpassungsbemühungen der Kinder gehen oft in eine ähnliche Richtung wie in anderen traumatisierten Gruppen (s. Kap. 6.1.2; Reddemann, 2015; Radebold, 2009):

- Häufige *Parentifizierung*.
- Ein hohes Maß an *Loyalität* mit dem Leid der Eltern – die zum Teil auch eine Loyalität mit NS-Tätern ist.
- *Grenzprobleme* bis hin zu emotionaler *Verschmelzung/Fusion*, wenn Kinder meinen, das Leid der Eltern selbst spüren zu müssen.
- Das Bemühen, die Eltern mit Leistungen und/oder durch Enkelkinder glücklich zu machen.

Während die Kriegs- und Nachkriegskinder lange gar nicht die Gelegenheit hatten, ihre seelischen Wunden aufzuarbeiten, sind spätere Generationen viel stärker an psychotherapeutischer Aufarbeitung interessiert (Radebold, 2009).

Kriegs- und Fluchterfahrungen sind leider auch in der Gegenwart häufig: Die bisher letzten Flüchtlingswellen nach Europa wurden von den Kriegen in Afghanistan, Syrien und der Ukraine beeinflusst. Es wird angenommen, dass Parentifizierung in Migrantenfamilien häufiger auftritt oder intensiver ausgeprägt ist als in »native families«. Das wird auf eine *Akkulturations-Lücke* in Migrantenfamilien zurückgeführt, für die relevant ist, dass sich migrantische Kinder und Jugendliche schneller akkulturieren (z. B. schneller die neue Sprache lernen) und so ihre Eltern soziokulturell überflügeln. Aber es gibt auch Ressourcen von Flüchtlingen: Bildung, die oft eine große Bedeutung hat und gefördert wird – sie bleibt, anders als materieller Besitz, bei einer Flucht erhalten –, z. T. besonderer familiärer Zusammenhalt und oft auch großes Mitgefühl für spätere Flüchtlingsgenerationen und anderweitig Traumatisierte. Empirische Befunde zum Thema finden sich in Kapitel 4.3.3.

6.1.2 Holocaust-Opfer und ihre Nachkommen

Die jüdisch-australische Schriftstellerin Lily Brett beschreibt die schwierige Lage der Kinder von Holocaust-Überlebenden.

> »Ihre Eltern, die da tanzten, waren allesamt Überlebende der Vernichtungslager. [...] Die Kinder waren die Überlebenden ihrer Eltern. Nicht wenige von ihnen waren die Opfer von Vernachlässigung bei gleichzeitiger übermäßiger Wachsamkeit. Sie hatten Eltern, denen es sofort auffiel, wenn sie ein Pfund zunahmen oder sich die Haare falsch frisierten, aber nicht, wenn sie traurig, verwirrt, einsam oder ängstlich waren. Ihnen fiel nicht auf, wenn sie die Schule schwänzten, Geld klauten oder irgendein anderes der vielen Symptome eines gestörten Kindes zeigten.
> Der Raum, der den meisten Eltern für das tägliche Leben ihrer Kinder zur Verfügung stand, wurde von der Vergangenheit eingenommen. Lola sah es an ihrer Mutter. Ihre Mutter hörte sie nicht. Normalerweise musste Lola alles drei- oder viermal sagen, und selbst dann war nicht sicher, dass sie eine Antwort bekam. Wann immer Lola in der Nähe war, beschäftigte sich ihre Mutter mit anderen Dingen. Hängte Wäsche auf. Räumte das Geschirr weg. Wenn Lola Renia eine Frage stellte, schien Renia sofort etwas Dringendes oder unnötig Kompliziertes zu tun zu haben. [...] Es würde Jahre dauern, bis Lola begriff, dass Renia Fragen gar nicht beantworten konnte. Dass Renia sich vor Fragen zu Tode fürchtete. Und vor den Antworten.« (Brett, 2012, S. 131 f.)

Die *erste Generation* der *Holocaust-Überlebenden* musste häufig die Ermordung Angehöriger miterleben, die Menschen waren mit Folter, Deportation, Selektion, Zwangsarbeit, sadistischen »medizinischen« Versuchen, Zwangssterilisierung, Aushungerung, permanenter Angst und Entwürdigung konfrontiert. Manche verloren in deutschen Konzentrations- und Vernichtungslagern oder durch andere Mordaktionen (etwa Erschießungen jüdischer Menschen) alle Familienangehörige. Manche Überlebende zeig(t)en Symptome einer Posttraumatischen Belastungsstörung (PTBS), litten unter chronischer Angst, Depressionen, psychotischen Zuständen, psychosomatischen Störungen oder Störungen des Selbstwertgefühls und isolierten sich von ihren Mitmenschen. Mögliche Trigger für Panikreaktionen ehemals Verfolgter können politische Ereignisse und Medienberichte (z. B. Nazi-Kriegsverbrecher-Prozesse, Schlagzeilen über Neonazi-Aktivitäten, Kriege, Kriegsgefahr, terroristische Aktivitäten), bestimmte sinnliche Erfahrungen (z. B. Konfrontation mit Uniformen, bellenden Hunden, großen Menschenmassen, Zügen) oder existenzielle Verluste und Bedrohungen sein (Verlust von Bezugspersonen, Pensionierung, Existenzangst, Sorge um die Kinder).

Auswirkungen auf die *zweite* und *weitere Folge-Generationen* können Probleme in Zusammenhang mit Migration (belastete sozioökonomische/sprachliche Situation) und sozial-emotionale Belastungen sein: Aufgrund der nicht selten unbewältigten Traumata der Eltern lastet(e) auf den Kindern großer Druck, was oft noch dadurch verschärft war, dass weitere Familienmitglieder (Großeltern, Onkel, Tanten) fehlen, da sie ermordet wurden. Die Übermittlung der Lebensgeschichte der Eltern war/ist oft ebenfalls problematisch, da traumatisierte Eltern meist dazu neigen, (fast) nichts zu erzählen – oder aber der Holocaust ist ständig allgegenwärtig, für die Nachkommen womöglich schon im Kleinkindalter.

Die empirischen Befunde zu etwaigen Auswirkungen des Holocaust auf die jüdischen Opfer der ersten, zweiten und dritten Generation sind bemerkenswert kontrovers. Eine *Metaanalyse*, die 71 Stichproben einschloss und Holocaust-Überlebende mit anderen Menschen verglich, konstatierte: Holocaust Überlebende zeigten signifikant mehr PTBS-Symptome, aber wenig Unterschiede zu nicht direkt durch den Holocaust belasteten Menschen bezüglich somatischer Gesundheit, stressassoziierten körperlichen Variablen, kognitiven Funktionen und eine bemerkenswerte Resilienz (kombiniert mit Abwehrmechanismen). Das psychische Wohlbefinden war größer bei in Israel als bei den anderswo Lebenden (Barel et al., 2010). Eine weitere Serie von Metaanalysen untersuchte bei 32 Stichproben, ob bei den Nachkommen Holocaust-Überlebender eine »sekundäre Traumatisierung« festzustellen sei. In nicht-klinischen Stichproben wurde keine Evidenz dafür gefunden, dass sich die traumatischen Holocaust-Erfahrungen der Eltern auf die Kinder ausgewirkt hätten. Solche Effekte wurden nur in klinischen Stichproben gefunden, wo Teilnehmende aus anderen Gründen Stress ausgesetzt gewesen seien (van IJzendoorn et al., 2003). Eine dritte Arbeit untersuchte etwaige »tertiäre Traumatisierungen« der Enkelkinder von Holocaust-Opfern: In der Metaanalyse von 13 nicht-klinischen Stichproben wurde keine Evidenz für eine tertiäre Traumatisierung in den Familien von Holocaust-Überlebenden gefunden (Sagi-Schwartz et al., 2008). Zusammengenommen deutet das auf eine bemerkenswerte Resilienz der betroffenen Familien hin.

Im Kontrast zu den Metaanalysen beschreiben klinische Texte und Selbstberichte deutliche Belastungen der Nachkommen von Holocaust-Überlebenden (Kogan, 2009; Sush, 2012; Spiegel, 2012). Die Kinder wuchsen in einem Umfeld auf, in dem oft nicht ihre eigenen Bedürfnisse – Liebe und Geborgenheit zu erfahren – Vorrang hatten, sondern die der Eltern: Halt und Orientierung zu finden, Hoffnung haben zu können. Kinder aus einer solchen Umgebung seien, so die klinischen Texte, schon von klein auf mit schweren Bürden belastet. Krieg und Verfolgung sei eine allgegenwärtige, stille Drohung. Der Holocaust stelle oft einen integralen, nicht hinterfragten Bestandteil der eigenen Identität dar. Vor seinem Hintergrund werde jede andere Erfahrung wahrgenommen.

Es komme oft schon früh zu einer Rollenumkehr (*Parentifizierung*). Viele Kinder fühlten sich für das Leid ihrer Eltern verantwortlich und bemühten sich sehr darum, diese zu trösten oder durch das Erfüllen von Leistungserwartungen glücklich zu machen. Dass dieses Bemühen nie so richtig zum Erfolg führe, könne zu Schuldgefühlen und Wut führen. Kinder der zweiten Generation würden sich oft hilflos und verletzlich fühlen und empfänden starke bewusste und unbewusste *Schuldgefühle* gegenüber den Eltern – aber auch *Wut* darüber, dass ihre eigenen Gefühle so wenig wichtig gewesen seien. »Normale« Auseinandersetzungen mit den Eltern seien kaum möglich, da diese dazu neigten, Kritik als Zurückweisung oder fehlende Dankbarkeit von Seiten des Kindes zu verstehen. Zentral seien Bildung, Berufserfolg und die Kontinuität der Familie. Oft bemühten sich die Kinder, diese *Delegationen* der Eltern zu erfüllen, um sie glücklich zu machen.

> »Oft sind die Kinder von Überlebenden überall auf der Welt als Leistungsträger zu erkennen, die unbewusst den Auftrag ihrer Eltern angenommen haben, Dinge so zu tun, dass sie den Leiden und Verlusten der Eltern [im Nachhinein] einen Sinn geben. Sie haben subkutan verstanden, dass es ein lohnendes Ziel ist, erfolgreich zu sein und den Eltern einen Grund zu geben, stolz zu sein. Manchmal deckt sich das sogar mit ihren eigenen Bestrebungen, aber es kann auch eine auferlegte Mission sein, die zu erfüllen ist, ungeachtet ihrer eigenen Bedürfnisse und Wünsche. Die meisten Kinder der Zweiten Generation, mit denen wir gearbeitet haben, haben den Wünschen ihrer Eltern Vorrang vor den eigenen gegeben.« (Spiegel, 2012, S. 182)

Die Identifikation von Kindern mit der Erfahrungswelt der Eltern könne so vollständig werden, dass es scheine, als wären Kinder selbst die Verfolgten und Erniedrigten, eine fast symbiotische *Verschmelzung* von Ich-Grenzen zwischen Kind und Elternteil.

Für Holocaust-Opfer seien ihre Kinder der Inbegriff des Überlebens. Gleichzeitig seien ihre Angst und Sorge um das Überleben der Kinder immer spürbar – *Hypervigilanz und Ängstlichkeit* erschwerten den Kindern die Ablösung und Autonomieentwicklung. Gleichzeitig hätten die Eltern nur wenig Mitgefühl mit den alltäglichen Sorgen der Kinder aufbringen können, da ihr Maßstab immer der Holocaust gewesen sei. Gemessen daran erschienen die Probleme und Sorgen ihrer Kinder als belanglos und unwichtig. Manche Überlebende seien so stark traumatisiert (gewesen), dass sie nicht mehr emotional auf Partner:in oder Kinder hätten eingehen können. So habe es manchmal an Zuwendung und Empathie gefehlt.

In Hinblick auf die *innerfamiliäre Kommunikation über elterliche Traumata* werden zwei konträre Vorgehensweisen beschrieben: Entweder wurden die Kinder schon sehr früh in alles Schreckliche eingeweiht (ohne Grenzen der Kinder wahrzunehmen) oder aber – häufiger – die traumatischen Erfahrungen der Eltern und die gesamte Vergangenheit wurden komplett tabuisiert und zum *Familiengeheimnis*, um die Kinder vor dem Schrecklichen zu schützen. Dennoch spürten die Kinder die Belastung der Eltern in deren rätselhaften posttraumatischen Reaktionen (z. B. Dissoziation, heftige Reaktionen auf scheinbar kleine Auslöser, extreme Ängste). Unverstehbare Reaktionen seien oft mit *widersprüchlichen Botschaften (Double-Binds)* wie »Komm mir nicht zu nah!« und, gleichzeitig, »Verlass mich nie!« verknüpft (Spiegel, 2012). Die Familiensysteme seien oft stark durch die belastende Vergangenheit gebunden.

> »Wir haben die *Parentifizierung* von Kindern der Überlebenden von einem frühen Alter an beobachtet, d. h. ein ausgeprägtes Verantwortungsbewusstsein der Kinder für das Wohlergehen und das mögliche Glück ihrer Eltern. Da die Eltern jedoch großen Wert darauf legen, als stark, erfolgreich und selbstständig angesehen zu werden, möchten sie nicht hilflos oder bedürftig erscheinen. Die Diskrepanz zwischen dem, was die Eltern nach außen zeigen und zum Ausdruck bringen, und dem, was die parentifizierten Kinder immer interpretiert und angenommen haben, mag der Zweiten Generation verwirrend erscheinen. Aber es scheint für die Kinder wichtiger zu sein, sich um ihre Eltern zu sorgen, was zu wiederholten Auseinandersetzungen mit den Eltern führen kann. Die Kinder wollen ihre Eltern, die oft sehr narzisstisch und überaus stolz sind auf ihre nach

außen erfolgreiche Fähigkeit, gut zu funktionieren, nicht beleidigen. Deshalb kommt der Zwiespalt nur selten zum Ausdruck und wird zu einem weiteren der zahlreichen unausgesprochenen Familiengeheimnisse.« (Spiegel, 2012, S.182)

Die Therapeutin Miriam Spiegel (2012) schreibt, es sei wesentlich, dass die Kinder Überlebender »keinerlei Beschwerden vorbringen und weder körperliche noch emotionale Probleme oder [...] Vorwürfe gegenüber den Eltern äußerten. Persönliche Leiden oder Schwierigkeiten sind tabu, wodurch ein weiteres Familiengeheimnis entsteht« (ebd.). Sich zu erlauben, Selbstmitgefühl zu empfinden, würde unweigerlich bei der Zweiten Generation Scham- und Schuldgefühle auslösen. »Es wäre kühn, das eigene Leid mit dem des verfolgten Elternteils zu vergleichen« (ebd.).

Ein weiteres Dilemma könne in widersprüchlichen Botschaften an die Kinder bestehen. Einerseits gelte: »Sei glücklich! Zeig mir, dass dein Glück im Leben meinem Leiden und meinen Verlusten einen Sinn gibt!« – doch andererseits spürten die Kinder, dass ihre Lebensfreude und Sorglosigkeit die Eltern schmerzlich daran erinnerten, dass ihnen die Kindheit genommen wurde, und dass sie ihre Kinder genau darum beneiden.

»Das Tabu, dass Eltern das eigene Kind um etwas beneiden und dass das Kind spüren könnte, dass die Eltern nicht ganz so selbstlos sind, muss von beiden geleugnet werden. Gleichwohl spüren die Kinder, dass es ein Tabu gibt und dieses das Geheimhaltungserleben in der Familie noch verstärkt, weil es niemals ausgesprochen werden darf – außer möglicherweise in einer Therapie.« (Spiegel, 2012, ebd.)

Spiegel (2012) schreibt, dass die Nachkommen oft eine Verpflichtung empfinden, im emotionalen Strudel der Eltern zu bleiben und ihn sich zu eigen zu machen – als ob die Teilhabe am Leid der Eltern deren Leid lindern könnte. Manche seien auch noch in ihren Fünfzigern weiterhin fest davon überzeugt, dass Ablösung von den Eltern und Individuation für sie etwas Verbotenes seien. Häufig sollten auch Kinder Familienmitglieder ersetzen, die im Nationalsozialismus umgekommen waren. Gleichzeitig fehlte eine Unterstützungssystem: Viele Großeltern, Tanten und Onkel waren im Holocaust ermordet worden, auch Familienerinnerungen waren oft verloren gegangen (Spiegel, 2012).

Als offene Fragen bleiben, warum manche Holocaust-Überlebende mit ihrer Geschichte relativ gut weiterleben konnten, während andere von den Schrecken der Konzentrationslager für ihr Leben gezeichnet waren, und wie es kommt, dass Fragebogen-Daten und klinische Befunde/Selbstberichte so weit auseinanderzuliegen scheinen.

Die neuere Forschung fokussiert weniger auf die Frage, ob es transgenerationale Effekte des Holocaust gibt, als auf Mechanismen, die für die transgenerationale Weitergabe bedeutsam sein können. In einer freiwilligen Stichprobe von 341 Dyaden aus alten Müttern und Vätern und mittelalten Kindern mit einem Durchschnittsalter von 82 bzw. 55 Jahren wurden bei den Eltern PTBS-Symptome erfasst, bei den Kindern die wahrgenommene Rollenumkehr, sekundäre Traumatisierung, depressive Symptome und Maße für erfolgreiches Altern. Die Nachkommen von Holocaust-Überlebenden mit PTBS-belasteten Eltern alterten weniger »erfolgreich« als die Nachkommen von Holocaust-Überlebenden ohne PTBS (oder die Nachkommen von Eltern ohne Holocaust-Belastungen). Mediatoranalysen zeigten die Relevanz von wahrgenommener Rollenumkehr/Parentifizierung, sekundärer Traumatisierung und depressiven Symptomen, die alle drei die elterliche PTBS mit dem mehr oder weniger gelingenden Altern der Nachkommen verknüpfen (Hoffman & Shrira, 2019).

6.2 Kinder psychisch kranker Eltern

Der britische Schriftsteller Alan Hollinghurst und die französische Autorin Delphine de Vigan beschreiben beide Menschen, die tief durch die Anpassung an Symptome der Mutter geprägt sind:

> »Manchmal fand Nick seine Mutter einfach nur beschränkt und engstirnig, er bedauerte ihre Dummheit, gleichzeitig war er so empfänglich für ihre Stimmungen, die Dynamik der Verflechtungen zwischen einer Mutter und ihrem einzigen Kind, dass er die Spuren ihrer Angst mühelos entziffern konnte.« (Hollinghurst, 2007, S. 330)

> »Luciles [= Mutter] Schmerz war Teil unserer Kindheit und später unseres Erwachsenenlebens, vermutlich ist Luciles Schmerz für mich und meine Schwester persönlichkeitskonstituierend.« (de Vigan, 2013, S. 42)

Familiensysteme mit einem psychisch erkrankten Elternteil stehen vor besonderen Herausforderungen: Etwa 3,8 Millionen Kinder und Jugendliche in Deutschland leben vorübergehend oder dauerhaft mit einem psychisch erkrankten Elternteil. Etwa 15 % dieser Kinder sind jünger als drei Jahre. Im Vergleich zur Gesamtbevölkerung haben betroffene Kinder ein bis zu achtfach erhöhtes Risiko, selbst psychisch zu erkranken. Ca. 50 % der Eltern der Patient:innen von kinder- und jugendpsychiatrischen Kliniken weisen selbst psychische Störungen auf. Und bundesweit haben 19–27 % der Patienten:innen im stationären psychiatrischen Setting minderjährige Kinder (Bühring, 2017; PTK NRW, 2020). Weltweit leben 15–23 % aller Kinder mit psychisch erkrankten Elternteilen. Unter Kindern psychisch kranker Eltern liegt die Prävalenz psychischer Störungen bei bis zu 50 %, während sie sonst bei Kindern in Deutschland nur bei etwa 17 % liegt (Alsmeier & Schulz, 2020; Leijdesdorff et al., 2017).

Bei meiner therapeutischen Arbeit fällt mir auf, dass Klient:innen häufig psychisch belastete Eltern und Großeltern beschreiben – also Verhaltensweisen, die z. B. auf Depressionen, Ängste, Essstörungen, Alkoholabhängigkeit hindeuten –, dass diese Probleme mehrheitlich jedoch offenbar *nicht* diagnostiziert und noch seltener behandelt wurden oder werden. Das sind selbstverständlich Vermutungen mit fraglicher Validität. Doch unplausibel ist es nicht, da ein hoher Prozentsatz aller psychisch Kranken aufgrund der Tabuisierung und Stigmatisierung psychischer Krankheiten, die früher noch viel stärker war, nie diagnostiziert und nie behandelt wurde und wird: Nur 19 % der Befragten, die die Kriterien mindestens einer psychischen Störung erfüllten, berichteten, im vorangegangenen Jahr aufgrund ihrer psychischen Beschwerden professionelle Hilfe aufgesucht zu haben (Mack et al., 2014). Es gibt also vermutlich noch (weitaus?) mehr Menschen, deren Leben von psychischen Problemen der Eltern überschattet war oder ist, als offiziell bekannt ist.

Allgemeine Modelle zur transgenerationalen Transmission von Stress, Traumata und Störungen werden in Tabelle 5 und Abbildung 1 dargestellt (s. Kap. 3.4.2).

Störungsassoziierte belastende und maladaptive Verhaltensweisen, Gefühle und Gedanken der Eltern mitzuerleben, kann Desorientierung, Scham- und Schuldgefühle, Tabuisierung, Trauer, Wut, Hilflosigkeit und soziale Isolation zur Folge haben. Bedeutsam ist hier u. a. hohe »*Expressed Emotion*«, insbesondere ein hohes Maß an Kritik *(criticism)*, der Eltern den Kindern gegenüber. Das zeigt auch eine Metaanalyse (Fahrer et al., 2022). Psychisch belastete Eltern werden oft als unberechenbar und verwirrend erlebt, da die Kinder sie oft nicht verstehen und elterliches Verhalten nicht einordnen können. Betroffene Kinder glauben oft, an den Problemen ihrer Eltern schuld zu sein. Bei Tabuisierung der Störung durch die Eltern haben die Kinder häufig den Eindruck, es sei verboten, mit anderen über deren Erkrankung zu sprechen. Dann bleiben die Kinder allein mit ihren Problemen und ziehen sich dadurch noch mehr aus ihrer sozialen Umwelt zurück (Hausser, 2013).

Eine *Metaanalyse* von 174 Primärstudien belegt, dass ein engerer Zusammenhang zwischen mütterlicher Psychopathologie und internalisierenden Störungen von Kindern besteht als mit der väterlichen Belastung. Dieser Effekt zeigte sich besonders bei jüngeren Kindern. Bei externalisierenden kindlichen Störungen ergab sich dagegen kein Unterschied zwischen dem väterlichen und mütterlichen Effekt (Connell & Goodman, 2002). Besonders belastet sind Kinder mit zwei psychisch erkrankten Eltern und Kinder alleinerziehender psychisch Kranker, während Kinder mit einem psychisch kranken und einem nichterkrankten Elternteil weniger stark belastet sind (Alsmeier & Schulz, 2020).

Ein systematischer Review zum Einfluss *unterschiedlicher elterlicher Diagnosen* auf etwaige kindliche Diagnosen analysierte 76 Primärstudien. Charakteristisch für Kinder depressiver oder bipolarer Eltern ist *Multifinalität*: Betroffene Kinder leben mit einem erhöhten Risiko für ein breites Spektrum psychischer Probleme. Dagegen findet sich bei Kindern von Eltern mit Angststörungen eher *Äquifinalität* (ein erhöhtes Risiko, ähnliche psychische Probleme wie ihre Eltern zu entwickeln, also z. B. auch Angststörungen; van Santvoort et al., 2015).

Von der World Health Organization (WHO) wurden in 22 Ländern psychische Störungen der Befragten und elterliche Störungen erfasst. Nahezu alle untersuchten elterlichen Störungen (Depressionen, generalisierte Angst-, Panik-, Substanzkonsum-, antisoziale Störungen, Suizidalität) standen in signifikantem Zusammenhang mit Störungen der Kinder. Gleichzeitig wurde wenig Spezifität gefunden. Elterliche Störungen erklären in einem prädiktiven Sinn 12.4 % der psychischen Störungen der Kinder (9.8 % der affektiven, 13.0 % der Angst-, 11.4 % der Substanzkonsum- und 17.3 % der Verhaltensstörungen der Kinder). Elterliche Psychopathologie scheint ein robuster nicht-spezifischer Prädiktor für Störungen der Nachkommen zu sein (McLaughlin et al., 2012).

Eine deutsche repräsentative Querschnittstudie belegt, dass psychische Probleme in der Familie mit einem erhöhten Risiko für alle Subtypen von Kindesmisshandlung einhergehen (ORs 5.07–5.63), ebenso wie auch Substanz-Missbrauch (ORs 4.87–6.91). In Familien mit Substanzmissbrauch war das Risiko für körperliche Misshandlung (OR 6.81) und körperliche Vernachlässigung am stärksten erhöht (OR 6.91). Für Kinder psychisch kranker Eltern war das Risiko für emotionalen Missbrauch (OR 5.63) am höchsten (Clemens et al., 2020).

Wie sehr (oder wenig) Kinder durch elterliche psychisch Störungen belastet sind, ist von vielfältigen *Risiko- und Schutzfaktoren* beeinflusst, etwa der elterlichen Störung (Art, Schwere, Chronizität; Alter des Kindes bei Beginn), familiären Faktoren (Qualität der Eltern-Kind-Beziehung; emotionale Verfügbarkeit des anderen Elternteils; Sozialstatus der Familie; soziale Integration vs. Isolation der Familie) und kindlichen Faktoren (Frühgeburt, perinatale Traumen; Temperament; intellektuelle und soziale Kompetenz). Die subjektive Belastung der Kinder wird erhöht durch Tabuisierung und Kommunikationsverbote, fehlende soziale Unterstützung, beeinträchtigten familiären Alltag und Parentifizierung.

Gerade im Hinblick auf das Ausmaß von *Tabuisierung* bestehen je nach Art der Erkrankung deutliche Unterschiede: Bei somatischen Erkrankungen herrscht häufiger (aber durchaus nicht immer) Offenheit, was dazu führen kann, dass Kinder eher Empathie, Verständnis und Unterstützung durch das Umfeld erfahren. Psychische (und manche somatischen) Störungen (z. B. HIV/AIDS, manchmal auch Krebserkrankungen) werden häufiger total tabuisiert, sowohl von Seiten der Angehörigen und der Gesellschaft als auch von Seiten der erkrankten Mütter bzw. Väter. Folgen für die Kinder können sein: Desorientierung, Überforderung, Vernachlässigung, mangelnde Kontinuität der Lebensumstände, Isolation, Schuldgefühle, Hilflosigkeit, Hoffnungslosigkeit und vermindertes Selbstwertgefühl. Häufige Symptome betroffener Kinder sind internalisierende Störungen (z. B. Ängste), externalisierende Störungen (z. B. aggressives Verhalten), Stresssymptome (z. B. Nägelbeißen, Einnässen), sozialer Rückzug, Überangepasstheit und/oder auffälliges Fürsorgeverhalten.

Die Belastungen können Betroffene bis ins Erwachsenenalter begleiten. Mit einer Online-Fragebogenstudie wurden erwachsene Kinder psychisch kranker Eltern befragt. Die Befragten berichteten von vielfältigen emotionalen und sozialen Problemen, die sie als Folgen ihrer Kindheitserfahrungen wahrnehmen. Sehr häufig haben sie das Gefühl, in ihrer Identität und ihrem Verhalten negativ geprägt zu sein. Viele äußern deshalb Bedarf an professioneller Unterstützung. Sehr häufig wurde *Parentifizierung* erlebt, knapp die Hälfte berichtete von permanenten Ängsten vor einem Suizid des psychisch kranken Elternteils – zwei Drittel machten diese Erfahrungen für spätere Lebensprobleme verantwortlich; ihre häufigsten Diagnosen sind Depressionen und Angststörungen (Jungbauer et al., 2018).

Unterschiedliche psychische Störungen haben zum Teil spezifische Auswirkungen auf Kinder und deren Parentifizierung. Vertieft werden können hier nur Befunde zu drei relativ großer Gruppen: Kinder suchtkranker, depressiver Eltern und Kinder aus hochstrittigen und gewaltbelasteten Partnerschaften.

6.2.1 Kinder suchtkranker Eltern

> *»Nicht über den Alkoholismus zu reden ist für alle Kinder, deren Eltern süchtig sind, die erste Überlebensregel.«*
> *(Lambrou, 2010, S. 35)*

Viele Schriftsteller:innen beschreiben die extrem feinfühligen Anpassungsleistungen, die »Alkoholikerkinder« ständig erbringen, um allzeit bereit zu sein, mit den Entgleisungen und Wutanfällen alkoholkranker Väter oder Mütter umzugehen. Als Beispiele sind hier Zitate des Norwegers Karl O. Knausgard und der Österreicherin Martina Brandl aufgeführt:

> »Wenn ich ihn [den alkoholabhängigen, gewalttätigen Vater] sah, wusste ich, wo er war, und im Grunde war diese Gewissheit das Wichtigste. Ich kannte seine Launen und hatte längst gelernt, sie mit Hilfe eines unterbewussten Kategoriensystems vorherzusehen, was mir später klar wurde, bei dem das Verhältnis zwischen wenigen festen Größen ausreichte, um zu entscheiden, was mich erwartete, so dass ich die nötigen Vorkehrungen treffen konnte. Eine Art Meteorologie des Gemüts [...]. Die Geschwindigkeit des Wagens auf dem sanften Anstieg zu unserem Haus, die Zeit, die er benötigte, um den Motor auszuschalten, seine Sachen zu packen und auszusteigen, die Art, wie er sich umsah, wenn er die Autotür abschloss, die Nuancen in den unterschiedlichen Lauten, die aus dem Flur hochdrangen, wenn er den Mantel ablegte – das alles waren Zeichen, das alles ließ sich deuten. Ergänzt wurde es durch Informationen, wo er und wie lange er mit wem zusammen gewesen war, ehe die Schlussfolgerung, der einzige Teil des Prozesses, den ich bewusst wahrnahm, gezogen wurde. Am meisten fürchtete ich mich deshalb, wenn er einfach *kam* [...]. Wenn ich aus irgendeinem Grund *unaufmerksam* gewesen war [...].« (Knausgard, 2013, S. 19 f.)

> »In der Küche hörte ich Kirsten rumoren, und anhand der Geräusche, die sie machte, konnte ich erkennen, dass sie sauer auf mich war. Das war wie früher, als wir schweigend um den Küchentisch saßen, wenn mein Vater in den Hof einfuhr, und wir nur an der Art, wie er die Autotür zuwarf, hören konnten, wie viel Bier er getrunken hatte. Alkoholikerkinder können so was.« (Brandl, 2008, S. 66)

Es wird geschätzt, dass 2.65 Millionen Kinder in Deutschland mit einem Elternteil zusammenleben, der die Kriterien einer Alkoholabhängigkeit oder von Alkoholmissbrauch erfüllt. 6.6 Millionen Kinder sind von elterlichem riskanten Alkoholgebrauch betroffen, 60 000 Kinder haben opiatabhängige Väter und/oder Mütter und leben zum Teil mit diesen zusammen (Bühring, 2017).

Der griechische Philosoph Plutarch (ca. 45–125 n. Chr.) postulierte: »Trinker zeugen Trinker«. Tatsächlich werden Alkoholstörungen von Eltern manchmal, aber keinesfalls immer an die nächste Generation weitergegeben. Das Risiko, dass Kinder eine Alkoholabhängigkeit entwickeln, ist umso höher, je mehr Elternteile von Alkoholproblemen betroffen sind: 6 % der Kinder werden alkoholabhängig, wenn kein Elternteil betroffen ist, 14 %, wenn der Vater, 21 %, wenn die Mutter und 40 %, wenn beide Elternteile betroffen sind (Lachner & Wittchen, 1997). Eine Metaanalyse untersuchte längsschnittliche Auswirkungen elterlichen Substanzkonsums auf das psychische Befinden des Kindes (0–18 Jahre). Elterlicher Substanzkonsum hatte einen signifikanten, kleinen negativen Effekt auf das psychische Befinden der Kinder ($r = .15$). Der Effekt war am stärksten bezüglich elterlichem Drogenkonsum ($r = .25$), gefolgt von Alkoholstörungen wie z. B. Alkoholabhängigkeit ($r = .14$), Alkoholkonsum ($r = .13$) und Tabakkonsum ($r = .13$) (Kuppens et al., 2020). Besonders gravierend kann Alkoholkonsum der Mutter in der Schwangerschaft sein, da er zu *Alkohol-Spektrum-Störungen* der Kinder führen kann, mit unter Umständen weitreichenden Konsequenzen für die somatische, sozioemotionale und kognitive Entwicklung des Kindes. Davon sind mehr als 1 % aller Kinder der Weltbevölkerung betroffen (Lange et al., 2017).

Kinder aus Suchtfamilien sind vielfältigen Belastungen und Traumatisierungen ausgesetzt. Sie lernen schon früh, sich anzupassen und ihre eigenen Bedürfnisse zurückzustellen. Unter den Nachkommen alkoholabhängiger Eltern finden sich alle Kombinationen von Alkoholabhängigkeit, psychischen Störungen und auch psychischer Gesundheit. Zentral sind der (implizite) Zwang zur Geheimhaltung und Bindungserfahrungen, die es Kindern erschweren, vertrauen zu können, wie unvorhersehbares Verhalten, Gewalt, sexueller Missbrauch, Verletzungen der Ich-Grenze und immer wieder enttäuschte Hoffnungen (Flassbeck & Barth, 2020; Lambrou, 2010).

> »Viele erwachsene Kinder haben das Überlebensmuster, wachsam alles unter Kontrolle zu halten, als einzige sichere Variante im Umgang mit anderen Menschen erlernt. Sie kennen keine anderen. [...] Kontrolle hat viele Gesichter, am unbekanntesten ist das freundliche, liebenswürdige, das sie zeigt. Man findet es bei der übereifrigen Helferin, dem immer bereiten Helfer, bei der Person, die immer zuhört [...]. Man erkennt leicht das Muster aus Kindheit und Jugend wieder, sich aktiv um die Dinge anderer Menschen kümmern zu müssen, um ihnen nicht so ausgeliefert zu sein.« (Lambrou, 2010, S. 80–82).

In der Literatur wird das Muster als *Co-Abhängigkeit* bezeichnet (s. auch Kap. 5.1 mit Tab. 10). Kinder aus Suchtfamilien übernehmen als Anpassungsleistung an die familiären Anforderungen oft spezifische Rollen, manchmal auch mehrere Rollen (s. Tab. 11).

Tabelle 11: Typologie familiärer Rollen in suchtbelasteten Familien

Rolle	Belastungen	Ressourcen	Typische Geschwisterposition
»Held:in«/»Macher:in«/ »Helfer:in« übernehmen viel Verantwortung für Geschwister und Eltern(teile) (**Parentifizierung**).	Fehlende Wahrnehmung eigener Bedürfnisse, schwache oder inexistente Selbstfürsorge	Verantwortungsbewusst, eigenständig, leistungsstark und hilfsbereit	Älteste:r oder Einzelkind
»Sündenbock«/»auffällige Kinder« neigen zum Ausagieren, zu Rebellion und Auflehnung.	Erhalten überwiegend negative Aufmerksamkeit	Risikobereit	
»Unsichtbare/stille Kinder« schweigen, nehmen sich zurück und versuchen, sich unsichtbar zu machen.	Wenig Fähigkeit, eigene Bedürfnisse zu verbalisieren und für sich einzutreten	Fähigkeit, »unter dem Radar zu fliegen«; Eigenständigkeit und Kreativität	
»Familienmaskottchen« geben sich oft unterhaltsam.	Unbestimmte Angst, evtl. fehlendes Verständnis der Situation wg. Familiengeheimnissen	Charme und Humor	Jüngste Kinder

Quellen: Lambrou, 2010; Flassbeck & Barth, 2020.

In Bezug auf hochgradig parentifizierte »Heldenkinder« wird festgestellt:

> »Hinter der kompetenten Erscheinung stecken Personen, die als Kind dieses Verhaltensmuster als Schutz vor Hilflosigkeit und Angst wählten, die sich heute unbewusst so vernachlässigen, wie sie früher von ihren Eltern behandelt worden waren. Alles, was sie tun, gilt anderen, sie haben nie gelernt, für sich selbst liebevoll zu sorgen, sich Zeit für sich zu nehmen, für ihre Bedürfnisse. Sie kennen sich nicht einmal. Sie brauchen die äußeren Erfolge, um sich wertvoll zu fühlen« (Lambrou, 2010, S. 193).

In Interviews mit den – selbst mit alkoholmissbrauchenden Eltern großgewordenen – Eltern von Kleinkindern wurde ein hoher Grad an Parentifizierung den Eltern und Geschwistern gegenüber und eine »Konspiration des Schweigens« in Bezug auf den elterlichen Substanzkonsum berichtet, der bei den Kindern kognitive Dissonanzen erzeugt habe. In der Folge fühlten sich diese dann als Eltern häufiger inkompetent und gestresst (Tedgård et al., 2019).

»Diese Kinder, die oft wohlerzogen und kompetent erscheinen, sollten identifiziert werden und es sollte ihnen Unterstützung angeboten werden, da sie mit dem Risiko leben, bedeutsame psychische und emotionale Probleme zu entwickeln, die bis ins Erwachsenenalter anhalten können. Sie bilden eine besonders sensible Gruppe, die besondere Unterstützung benötigen könnte, besonders auch zu der Zeit, wenn sie selbst Eltern werden.« (Tedgård et al., 2019, S. 223; Übers. K. v. S.)[17]

6.2.2 Kinder depressiver Eltern

»Ich glaube, dass ich die Depression meiner Mutter diagnostiziert habe, als ich zehn oder elf war; weil ich in der Stadtbücherei immer die neuen Bücher anschaute, und dort gab es eines über ›Depressionen bei Kindern‹, der Titel versetzte mich 1980 oder 1981 in eine Art Angstlust wie zuvor nur ›Wir Kinder vom Bahnhof Zoo‹ von Christiane F., also suchte ich mir einen stillen Winkel und las ein wenig quer; und es dauerte, in meiner Erinnerung, nicht lange, bis ich mir ziemlich sicher war: Ah, so nennt man das also, WAS MAMA HAT.« (Raether, 2021, S. 88)

Der Journalist Till Raether entwickelte als Erwachsener auch selbst Depressionen. Aber anders als seine Mutter sucht er sich selbst Hilfe (Antidepressiva, Psychotherapie), während an seiner Mutter offenbar bis ins hohe Alter alle hilfreichen Ideen abprallten:

»Das eigentliche Problem ist die Depression. Sie nennt sie jetzt anders: das Alter. Oder Hamburg. Oder: das Altersheim. […] Oder: das Wetter. Das Wort Depression fällt insgesamt selten, wenn überhaupt, dann sagt sie: die Psyche. Also liegt sie im Bett. Mit Psyche.« (Raether, 2021, S. 88)

---

17 »These children, often well-behaved and seemingly competent, need to be identified and offered support as they risk developing significant psychological and emotional difficulties that can extend into adulthood. They form an extra sensitive group who may need special support up to and including the time when they become parents themselves.«

Raether beschreibt die schwierige Interaktion mit seiner alten, vermutlich depressiven Mutter im Kapitel »Hilflosigkeit« seines Buchs *Bin ich schon depressiv, oder ist das noch das Leben?*. Er scheint sich sein gesamtes bisheriges Leben tendenziell vergeblich bemüht zu haben, der Mutter und ihrer »Psyche« gerecht zu werden (Raether, 2021).

Beobachtungsstudien belegen, dass die Empathie und emotionale Verfügbarkeit von Müttern gegenüber Säuglingen und Kleinkindern durch Depressionen zum Teil reduziert ist. Die beobachtbare »mütterliche *Feinfühligkeit*«, verstanden als die Fähigkeit, kindliche Signale wahrzunehmen, sie richtig zu interpretieren und schnell und angemessen darauf zu reagieren, scheint bisweilen verringert. Im Vergleich zu unbelasteten Müttern sind Blickkontakt, Lächeln, sprachlicher Austausch, Imitieren, Streicheln und Interaktionsspiele reduziert. Depressive Mütter erleben ihre Kinder im Vorschul- und Grundschulalter häufiger als besonders anstrengend und haben oft Schwierigkeiten, ihnen Grenzen zu setzen. Die Mütter wirken häufiger überängstlich, unsicher und zeigen einen wechselhaften Erziehungsstil, schwankend zwischen permissiv und kontrollierend. Unbelastete Mütter machen häufiger positive Kommentare, die das kindliche Selbstwertgefühl stärken. In der späteren Kindheit und im Jugendalter wirken belastete Mütter zum Teil überfordert, ihr Kind bei der Bewältigung der altersspezifischen Entwicklungsaufgaben zu unterstützen (z. B. Kompetenzerwerb, Autonomieentwicklung) (Hausser, 2013). Mütter mit einem hohen Maß an Depressivität zeigen stärker subtile Anzeichen von Traurigkeit in ihrem Gesichtsausdruck, die ihre auch vorhandenen positiven nonverbalen Reaktionen auf das Lachen des Kleinkindes überlagern können und die so die Mutter-Kind-Beziehung beeinflussen können (Karreman et al., 2023).

Eine *Metaanalyse* analysierte 29 Primärstudien zu Depressionen von Müttern und dem »Funktionieren« der betroffenen Kinder. Die Mehrzahl der Studien (93 %) berichtete negative Assoziationen zwischen mütterlichen Depressionen und Anpassung des Kindes. Es werden negative Effekte des Schweregrads und der Chronizität der mütterlichen Depression auf das kognitive oder behaviorale Funktionieren der Kinder belegt (Sutherland et al., 2022). Der Einfluss der Depressionen von Vätern wurde seltener untersucht. Eine Längsschnittstudie fand Effekte mütterlicher, nicht aber väterlicher Depressionen auf internalisierende Probleme der Kinder (Thompson & Henrich, 2022).

Da sie die Eltern häufiger als überfordert erleben, übernehmen Kinder depressiver Eltern öfter erwachsenentypische, elterliche Aufgaben und Verantwortung (*Parentifizierung*). Kinder werden in die elterlichen Schwierigkeiten und Konflikte miteinbezogen, was *Loyalitätskonflikte* und *Probleme bei der Abgrenzung* zur Folge haben kann. Auch kann durch die krankheitstypische Begrenzung die Identifikation des Kindes mit den Eltern beeinträchtigt werden (Hausser, 2013).

Der Komiker Hape Kerkeling (2014) hat in seiner Biographie eindrucksvoll gezeigt, welch kreative Blüten das kindliche Bemühen darum, eine schwer depressive Mutter aufzuheitern, treiben kann. Seine Geschichte zeigt den großen Schmerz angesichts einer Mutter, die sich trotz aller Bemühungen des Sohnes suizidiert hat – aber auch die Resilienz des Sohnes und dessen familiäre Ressourcen. Seine kreativen Bemühungen als Kind waren die Grundlage seiner späteren erfolgreichen Karriere als Entertainer.

6.2.3 Kinder aus hochstrittigen und gewaltbelasteten Partnerschaften

Der Schriftsteller Thomas Melle schreibt über den Entstehungskontext seiner bipolaren Störung:

> »Die Verlorenheit meiner Mutter, selbst mit siebzehn aus Polen in ein fremdes und fremdsprachiges Deutschland verpflanzt, übertrug sich auf das mal hysterisch verhätschelte, mal vernachlässigte Einzelkind, das ich war. Dabei war auch sie nur auf der Suche nach einem Fleckchen Stabilität, warf sich kopflos in die zweite Ehe mit dem alkoholkranken Informatiker, dessen Hang zu gewaltsamen Ausbrüchen sich schon vor der Hochzeit abzeichnete. Aber die Sehnsucht ist blind. Die blutigen Szenen wurden häufiger, die Trennungszyklen rasanter; ich musste meine Mutter immer öfter auf eine ungesunde Weise erst schützen, dann trösten und am Ende emotional *bepartnern*, bis das Monster trotzdem wieder in die Familienzessle [sic!] gelassen wurde, um dort nach kurzer Zeit erneut brutal herumzuberserkern. So wird das Vertrauen in den glücklichen Augenblick grundsätzlich zerstört: Aus einem als ›Vater‹ angenommenen Charmeur bricht immer wieder die Bestie hervor, die Mutter erweist sich wieder und wieder als misshandeltes Kind, und das Kind selbst verlernt über all dem zu sprechen und zieht sich immer weiter in sich zurück. Es tröstet und tröstet und wird doch selbst einmal, auf dem Boden liegend, minutenlang getreten. Und das alles auf knapp vierzig kohlebeheizten Quadratmetern im Asozialenviertel. ›Meine Kindheit trägt die Farbe des Wortes *Hämatom*‹« (Melle, 2018, S. 94).

Bindungstheorie und Familiensystemtheorie (s. Kap. 3; Byng-Hall, 2002) sowie die *emotional security theory* (Davies & Martin, 2013) gehen alle davon aus, dass die psychische Gesundheit von Kindern davon geprägt ist, wie viel emotionale Sicherheit sie in der Familie finden, und dass *interparentale Konflikte* – besonders *Gewalt* – belastend auf Kinder wirken und das Risiko für Parentifizierung erhöhen können.

Eine Metaanalyse analysierte Quer- und Längsschnittstudien zu Zusammenhängen zwischen der *interparentalen Beziehung* und psychischen Problemen der Kinder (z. B. ex-/internalisierende Symptome) sowie kindlichen Reaktionen auf interparentale Konflikte (z. B. emotional, behavioral, kognitiv, physiologisch). Von allen untersuchten Dimensionen der interparentalen Beziehung (Beziehungsqualität, Konflikt-Häufigkeit, feindselige, »disengaged« und unkonstruktive Formen des Konflikts, kindbezogener Konflikt) war *Feindseligkeit* (was körperliche *Gewalt* inkludiert) stärker mit externalisierenden Symptomen von Kindern und emotionalen Reaktionen auf den Konflikt assoziiert. Doch auch desengagiertes und unkonstruktives Konfliktverhalten war mit Risiken auf Seiten des Kindes verbunden. Die elterliche Beziehungsqualität und die Konflikthäufigkeit waren relativ eng mit kindlicher Symptomatik assoziiert. Die Assoziationen zwischen der interparentalen Beziehung und der psychischen Gesundheit von Kindern waren meist zeitlich stabil. Auch Entwicklungs- und Geschlechtsunterschiede waren bedeutsam (van Eldik et al., 2020; s. auch Kap. 4.3.2). Zum Teil wird ein erhöhtes Risiko externalisierender Störungen bei betroffenen Kindern (Clemens et al., 2021; Parry et al., 2020), zum Teil ein größeres Maß an depressiven Symptomen auf Seiten betroffener Jugendlichen belegt, was mit einer stärkeren Neigung zum Alleinsein (»preference for solitude«) assoziiert war (Zheng et al., 2023).

Eine weitere Metaanalyse analysierte in 118 Studien die psychosozialen »Outcomes« von Kindern, die *interparentaler Gewalt* ausgesetzt waren. Korrelationsstudien zeigten signifikante Assoziationen zwischen Gewaltexposition und kindlichen Problemen ($d = -0.29$). Zeugen von Gewalt zeigten signifikant schlechtere Outcomes als Nicht-Zeugen ($d = -0.40$) und Kinder aus (nur) verbal aggressiven Elternhäusern ($d = -0.28$). Die Unterschiede zwischen Gewalt-Zeugen und selbst körperlich misshandelten Kindern ($d = 0.15$) oder selbst körperlich misshandelten Zeugen waren nicht signifikant ($d = 0.13$). Kinder (insbesondere Mädchen) im Vorschulalter sind möglicherweise besonders stark belastet (Kitzmann et al., 2003).

Eine norwegische Studie untersuchte bei 377 Familien (Eltern und 11-jährige Kinder) die Beobachterübereinstimmung im Hinblick auf Kind- und Eltern-Berichte über kindliche Reaktionen auf interparentale Konflikte (emotionale, involvierte [»involvement«] und Vermeidungs-Reaktionen). Die Korrelationen zwischen den verschiedenen Berichterstattern waren niedrig bis moderat. Kinder berichteten signifikant höhere Niveaus von emotionalen, involvierten und Vermeidungs-Reaktionen auf elterliche Konflikte als beide Elternteile. Bei gravierenden interparentalen

Konflikten war die Bobachterübereinstimmung höher als bei weniger ernsten Konflikten (Holt et al., 2021).

In einer nichtklinischen Stichprobe mit 83 Paaren und ihren jugendlichen Kindern wurden Zusammenhänge zwischen von Jugendlichen berichteter Parentifizierung und Ehekonflikten der Eltern, jugendlichen Wahrnehmungen von Bedrohung (»threat«), wenig Wärme in der Eltern-Kind-Beziehung und einer Tendenz der Jugendlichen dazu, in Ehekonflikten der Eltern zu intervenieren, belegt (Peris et al., 2008).

Eine Längsschnittstudie untersuchte bei Eltern von Kleinkindern, inwieweit emotionale oder körperliche interparentale Aggressionen berichtet wurden, bei denen die Kinder anwesend waren. Rund drei Viertel der Befragten berichteten, dass es solche Aggressionen in den letzten 12 Monaten gegeben habe. Stärkere kindliche Ängste waren mit einem höheren Schweregrad interparentaler Aggressionen assoziiert und damit, dass Kinder dabei auch selbst Gewalt »abbekommen« hatten (»aggression spillover«). Kinder, die keinen »spillover« erlebten, zeigten nur während gravierender aggressiver Vorfälle zwischen den Eltern Ängste, während »spillover«-exponierte Kinder generell stärkere Ängste zeigten, unabhängig vom Schweregrad des Aggressions-Ereignisses. Zusätzlich prognostizierte der Aggressions-Schweregrad positiv und eine »spillover«-Exposition negativ Versuche der betroffenen Kinder, »to make peace« oder die Probleme für ihre Eltern zu lösen (also Bemühungen im Rahmen einer *Parentifizierung*). »Spillover«-exponierte Kinder neigten während besonders ernster interparentaler Aggressions-Ereignisse stärker dazu, sich zurückzuziehen oder zu versuchen, Frieden zwischen den Eltern zu stiften (Marshall et al., 2019) (s. auch Kapitel 3.4)

6.3 Kinder somatisch/dementiell schwer erkrankter Eltern

Die 1963 geborene Schauspielerin Andrea Sawatzki berichtet über ihre Kindheit:

> »Meine Eltern zogen erst zusammen, als ich acht Jahre war. Mein Vater war damals 65 und, ohne dass wir das wussten, an Alzheimer erkrankt. [...] Nach und nach wurde uns klar, dass wir meinen Vater nicht mehr allein lassen konnten. In den Siebzigerjahren gab es keine Hilfe, wenn man kein Geld für die Pflege hatte. Meine Mutter arbeitete nachts als Krankenschwester; wenn ich zur Schule ging, wachte sie darüber, dass Papa nicht weglief oder die Wohnung in Brand steckte. Nachts passte ich auf ihn auf.

Mich erkannte Papa nicht. Und er schlief eigentlich nie. Er war getrieben von seiner Angst, was ich aber eigentlich erst heute verstehen kann. Da ich ihm kräftemäßig weit unterlegen war, spielte ich unterschiedliche Rollen, um ihn zu beruhigen, wenn er nicht ins Bett wollte, zum Beispiel die Krankenschwester. Da war ich vielleicht elf. In der Schule wurde ich immer schlechter. Ich konnte mich nicht mehr konzentrieren und schlief oft ein. Freunde hatte ich keine. Wir waren völlig isoliert und am Rande unserer Kräfte.

Mein Vater war manchmal jähzornig. Er fand sich nicht mehr zurecht, erkannte unsere Wohnung nicht mehr, und in mir sah er eine fremde, aufsässige kleine Person, die ihn einsperren wollte. Noch heute werde ich verrückt, wenn ich im Bett liege und im Dunklen Schritte höre.

Als ich 15 war, ist mein Vater gestorben. Da hatte ich schon eine Klasse wiederholt. Mit 17 habe ich die Schule geschmissen. Mit meiner Mutter konnte ich nicht über die Vergangenheit sprechen. Sie hat die Erinnerungen an diese sieben Jahre bis heute weggepackt.

Inzwischen habe ich meinen Frieden mit dieser Zeit gemacht. Ich habe ja auch eine Verantwortung gegenüber meiner eigenen Familie. Meine Schuldgefühle loszuwerden hat lange gedauert und viel Arbeit erfordert. Kinder fühlen sich verantwortlich, wenn zu Hause alles schiefläuft.

Wenn ich nicht das Glück gehabt hätte, meinen Beruf zu finden, wäre ich vielleicht auf der Straße gelandet. Mich als Schauspielerin wenigstens kurzzeitig in ein anderes Leben flüchten zu können hat mir sehr geholfen.« (Sawatzki, 2019, S. 27)

Es wird geschätzt, dass in den USA mehr als 5.4 Millionen Kinder und Jugendliche erwachsene Familienmitglieder aufgrund von deren Alter, (chronischer) Krankheiten oder Behinderungen, die Unterstützung notwendig machen, pflegen und versorgen. Es ist nur wenig darüber bekannt, wie sich solche Erfahrungen auf betroffene Minderjährige auswirken. Bei jugendlichen Schüler:innen in Florida wurde untersucht, ob »caregiving as a youth« mit emotionalen Problemen (z. B. Suizidalität), Peer-Problemen (z. B. Konflikte, Viktimisierung), Schulnoten und gesundheitlichen Risiken (Ernährung, Bewegung, Schlaf) im Zusammenhang steht. Latinos und Schwarze Jugendliche berichteten von mehr Fürsorge für Familienangehörige als Jugendliche aus weißen oder asiatischen Ethnien. »Caregiving« war in allen Gruppen mit größeren emotionalen Herausforderungen assoziiert, mit mehr Peer-Problemen und schlechteren Schulnoten. Außerdem stand Fürsorgearbeit zum Teil in Zusammenhang mit einer weniger gesunden Ernährung und weniger als 8 Stunden Schlaf pro Nacht (Armstrong-Carter et al., 2022).

10–25 % aller *Krebspatienten* haben Kinder im Alter von 0–18 Jahren. Ohnehin belastete Eltern bemühen sich zusätzlich darum, ihre Kinder nicht zu sehr zu belasten und Normalität und elterliche Verantwortung weitestgehend aufrechtzuerhalten. Betroffene Kinder leiden vermehrt unter Ängsten und anderen Symptomen, Verhaltensproblemen und Entwicklungsverzögerungen. Die Lebensqualität ist reduziert. Besonders bei Mädchen zeigt sich eine größere depressive Belastung.

Bedeutsam ist auch die Art und Schwere der elterlichen Erkrankung. Betroffene Kinder und Jugendliche zeigen sowohl maladaptive Bewältigungsstile wie Selbstbeschuldigung und sozialen Rückzug als auch adaptivere Stile wie aktives Problemlösen, kognitive Restrukturierung und Affektäußerungen. Positiv gedeutet werden wachsende Selbstständigkeit und die Übernahme von Verantwortung (Ernst & Brähler, 2020).

In Hinblick auf tumorkranke Mütter ergeben sich folgende mögliche Belastungen für Kinder: Trennung als existentielle Belastung oder als gefühlte Bestrafung (im Kleinkindalter), Verstümmelungsängste (z. B. dadurch, dass das Kind erfährt, dass eine Brust der Mutter amputiert werden muss), die magische Idee, die Krankheit verursacht zu haben (Vorschulalter), körperbezogene Ängste, Ängste, die Eltern zu belasten (Schulalter), Angst vor Vererbbarkeit, »Ausbruchsschuld« (die Annahme, verantwortlich für die Lage oder gar für die Erkrankung des Elternteils zu sein) und Identitätskonflikte (Jugendalter). Schützend wirkt eine hohe Funktionalität der Familie (Romer et al., 2014).

Die Auswirkungen elterlicher Krebserkrankungen auf die Kinder stehen erst seit wenigen Jahren im Fokus von Forschung und klinischen Angeboten. Zunehmend wird in der Medizin, Psychologie und Psychotherapie darauf hingearbeitet, dass das Thema »Elternschaft« z. B. in der *onkologischen Versorgung* standardmäßig angesprochen wird und dass Screening- und Interventions-Programme für mitbetroffene Kinder entwickelt werden (s. Kap. 9.1). Diese positiven Entwicklungen nützen akut betroffenen Familien – doch die Kinder schwer erkrankter Eltern, die inzwischen längst selbst erwachsen sind, haben die familiäre Krise meist unter ganz anderen Bedingungen durchleben müssen. Wie von Sawatzki (2019) beschrieben, haben einige ältere Kinder-Generationen mit somatisch kranken Eltern erleben müssen, dass die Erkrankung zum *Geheimnis* wurde. Die Folge war, dass die betroffenen Familien dadurch auch (fast) keine soziale Unterstützung erhielten und Familie und Kinder nicht selten in eine schmerzhafte Isolation und totale Überforderung rutschten – also *destruktive Parentifizierung* stattfand.

6.4 Fazit

Familien mit mutmaßlich traumatisierten und/oder psychisch/somatisch kranken Eltern haben ein erhöhtes Risiko, dass Kinder vernachlässigt werden, weil die Eltern weniger Kapazitäten haben, feinfühlig auf ihre Kinder einzugehen. Nicht nur instrumentelle, sondern auch emotionale und oft maligne Parentifizierung scheinen hier häufiger aufzutreten, manchmal bis zur Verschmelzung mit hochbelasteten Elternteilen. Das betrifft auch Kriegsopfer und ihre Nachkommen, Flüchtlinge, Migranten sowie Holocaust-Opfer und ihre Nachkommen. Zu Letzteren existiert relativ viel Forschung mit bemerkenswerten Unterschieden zwischen den Befunden von Metaanalysen zur quantitativen Forschung und klinischen Texten zum Thema.

KAPITEL 7

Psychotherapie mit ehemals parentifizierten Erwachsenen (und ihren Angehörigen)

Psychotherapie sollte sich an der Grundlagen- und Psychotherapieforschung, an störungsspezifischen Behandlungsleitlinien und an verfahrensübergreifenden sowie verfahrensspezifischen Vorgaben orientieren (Teismann et al., 2024).

In der Folge konzentriere ich mich auf die Darstellung der von mir genutzten Ansätze für die Arbeit mit Patient:innen, die eine Vorgeschichte mit hochbelastender emotionaler Parentifizierung haben, die meist im Kontext von Bindungstraumata und oft auch transgenerationalen Traumatisierungen entstanden zu sein scheint. Die Betroffenen erfüllen meist die ICD-10-Kriterien für *rezidivierende Depressionen* sowie manchmal auch noch die Kriterien für *Posttraumatische Belastungsstörung (PTBS), komplexe PTBS (nach ICD-11)*, spezifische *Persönlichkeitsstörungen* oder anderes. Es geht hier also um eine *kleine, eher hochbelastete Extremgruppe der Parentifizierten*, gewissermaßen die Spitze des Eisbergs – und nicht um die vielen Menschen mit weniger belastenden (geringen oder moderaten und primär instrumentellen) Parentifizierungserfahrungen, die oft gar nicht die Kriterien für psychische Störungen erfüllen (s. Abb. 2, Kap. 4.7).

Meine therapeutische Qualifikation umfasst die Therapieverfahren »Systemische Psychotherapie« und »Tiefenpsychologisch fundierte Psychotherapie«. Mir geht es hier allerdings mehr um allgemeinpsychotherapeutische Aspekte, die sich an der systemischen Bindungstheorie, der Psychotraumatologie (s. Kap. 3, 6) und der darauf bezogenen Forschung, an traumatherapeutischen Ansätzen, der Systemischen und der Psychodynamischen Therapie orientieren (Sydow & Borst, 2018; Sydow, 2024b; Teismann et al., 2024), da Patient:innen mit belastenden (malignen) Parentifizierungserfahrungen oft schwere Bindungstraumata, etwa durch emotionale Vernachlässigung, emotionalen Missbrauch, Gewalt (als Opfer elterlicher Gewalt oder Zeuge von Partnergewalt) erlebt haben.

Ich gehe auf die therapeutische Grundorientierung und die therapeutische Beziehung ein (Kap. 7.1), auf die Therapieeingangsphase (Kap. 7.2), Setting-Optionen (Kap. 7.3), grundlegende Interventionen (Kap. 7.4), Einzeltherapie (Kap. 7.5) und die Arbeit im Mehrpersonensetting bzw. die Einbeziehung von Bezugspersonen (Kap. 7.6). Kapitel 7.7 fokussiert auf Aspekte, die Therapeut:innen vermeiden sollten.

7.1 Grundorientierung und therapeutische Beziehung: Traumasensibel, bindungs- und mentalisierungsorientiert

Auf der Grundlage der in Kapitel 3 beschriebenen theoretischen Konzepte – systemische Bindungstheorie, Bindungsforschung, Familiensystemtheorie und psychotraumatologische Familienpsychologie (s. auch Kap. 6) – orientiert sich meine therapeutische Arbeit an folgenden psychotherapeutischen Modellen:

- *Bindungs-, mentalisierungsorientierte und strukturbezogene (Einzel-)Therapie mit psychodynamisch-integrativem Hintergrund* (z. B. Bowlby, 1979; Brisch, 2025; Fonagy et al., 2008; Strauß & Schauenburg, 2017).
- *Systemisch-bindungsorientierte Familien- und Paartherapieansätze* wie die Mehrgenerationsperspektive und Manuale wie die *Attachment Based Family Therapy (ABFT)*, die *Multidimensionale Familientherapie (MDFT)*, die *Emotionsfokussierte Paartherapie (EFT)* (Johnson, 2021; Johnson & Whiffen, 2005), die *Mentalisierungsbasierte Therapie mit Familien (MBT-F)* und die *mentalisierungsinspirierte systemische Therapie* (Asen & Fonagy, 2023) sowie die *Internal Family Systems Therapy (IFS)* (Sydow, 2024c; Sydow & Borst, 2018).
- Integrative *Traumatherapie* (z. B. van der Kolk, 2015; Reddemann, 2015).

Daraus lassen sich Grundregeln *traumasensibler, bindungs- und mentalisierungsorientierter Psychotherapie* ableiten, die der Systemischen Therapie zugeordnet werden können (Sydow, 2024b; Sydow & Borst, 2018). Aber dieser integrative, an der Grundlagenforschung orientierte Ansatz kann auch in psychodynamischen Kontexten (z. B. Bowlby, 1979; Brisch, 2025; Strauß & Schauenburg, 2017), der *Mentalisierungsbasierten Therapie* (MBT: Fonagy et al., 2008) und ähnlich wohl auch in der »dritten Welle Verhaltenstherapie« lokalisiert werden (z. B. Schematherapie; Cognitive Behavioral Analysis System of Psychotherapy, CBASP; Brakemeier & Jacobi, 2017) (s. Tab. 13). Traumasensible, bindungsorientierte, mentalisierungsfokussierte Arbeit ist eine wesentliche Brücke zwischen Psychodynamischer und Systemischer Therapie (Asen & Fonagy, 2023) – und vielleicht sogar mehr als das: eine Grundlage der *Allgemeinen Psychotherapie 2.0*?

Tabelle 12: Zentrale Aspekte traumasensibler, ressourcenorientierter, bindungs- und mentalisierungsorientierter Psychotherapie

1. **Respektvolle, fragende, kollaborative Grundhaltung:** Eine »nicht besserwisserische« Haltung, *Offenheit für Entdeckungen* und *Neugier* sind in der Systemischen Therapie (Sydow & Borst, 2018) zentral, in der bindungsorientierten Psychotherapie (Bowlby, 1979; Brisch, 2025), der MBT (Asen & Fonagy, 2014; Asen & Fonagy, 2023) und der Traumatherapie (van der Kolk, 2015). Es wird vorausgesetzt, dass das Wissen über andere immer begrenzt ist und dass »dasselbe« aus der Perspektive anderer Menschen etwas anderes bedeutet. Wesentlich sind die Bereitschaft, von den Klient:innen zu lernen, kulturelle Neugier und Respekt vor der Weisheit der Klienten(-familien) und das Bemühen um eine möglichst gute *Kooperation* mit Patient:innen (und Angehörigen sowie Mitbehandlern; Sydow & Borst, 2018). Dazu gehört auch die Bereitschaft, sich von Klient:innen (sowie wissenschaftlich) überprüfen zu lassen.
2. **Ressourcenorientierung und Respekt vor vorhandenen Bindungen:** Jede Bindungshaltung ist eine Anpassungs- oder sogar Überlebensleistung. Patient:innen und ihre Bindungen an Bezugspersonen sollten in Therapien respektiert und Bezugspersonen nicht entwertet werden (Bowlby, 1979). Scheinbar therapieerschwerendes Verhalten von Klient:innen (z. B. Loyalität zu Eltern, Skepsis, sich überhaupt auf eine Therapie einzulassen, tiefes Misstrauen gegenüber Behandlern) hat meist seinen Ursprung in belastenden Bindungserfahrungen, die gewürdigt werden sollten. Bei der Arbeit an Traumata geht es »nicht nur darum, festzustellen, was zerbrochen ist, sondern ebenso sehr darum, sich daran zu erinnern, wie man es geschafft hat, das erlebte Trauma zu überstehen« (zit. n. Jay, 2018, S. 372; s. auch van der Kolk, 2015). Während früher in der Psychotherapie die Defizitorientierung »regierte«, spielt die *Ressourcenorientierung* inzwischen in allen Verfahren eine wichtige Rolle, da ihre Relevanz empirisch gut belegt ist (Teismann et al., 2024). Nützlich sind hier die aus der Systemischen Therapie stammenden *lösungsorientierten Fragen* und *positiven Umdeutungen* (Sydow, 2015; Sydow & Borst, 2018).
3. **Grenzsensibilität:** In der Systemischen Therapie gilt die Regel, *nicht »mehr« zu machen, als patientenseitig gewünscht wird.* Eine *grenzsensible Haltung* ist auch bei der Arbeit mit traumatisierten Menschen unverzichtbar; da der Kern vieler Traumatisierungen Grenzverletzungen sind (z. B. Gewalt, sexueller oder emotionaler Missbrauch), sollten erneute Grenzverletzungen in Therapien vermieden werden. Extreme Erfahrungen mit Parentifizierung können sich auch wie eine »Vergewaltigung« anfühlen. Ermunterungen zum »Nein«-Sagen – auch Therapeut:innen gegenüber – sind wesentlich.
4. **Unbewusste/implizit gelernte Beziehungsmuster der Gegenwart, Vergangenheit und »dahinterliegende« Bindungsmuster erkunden und überprüfen.** Bindungsmuster und Traumafolge-Symptome sind Betroffenen nicht immer bewusst (z. B. Dissoziation, Hochstress, zwischenmenschliche Trigger-Situationen), insofern sind *unbewusste*, »implizit gelernte« Muster bedeutsam. In der bindungsorientierten psychodynamischen Therapie, der MBT, der *Emotionsfokussierten Paartherapie* (*EFT*, Johnson, 2021) und der *Attachment Based Family Therapy* (*ABFT*, Sydow & Borst, 2018) wird jeweils erkundet, wie problematisches aktuelles Interaktionsverhalten zwischen Partnern oder zwischen Eltern und Kindern mit unerfüllten Bindungssehnsüchten und Bindungstraumata in einem Zusammenhang steht. Beziehungs- und Bindungsmuster lassen sich am besten verändern, wenn die *Bezugspersonen* (z. B. Partner:in, Kinder, Eltern) in die (Einzel-) Psychotherapie *einbezogen* werden bzw. wenn im Rahmen der Systemischen Therapie im *Mehrpersonensetting* gearbeitet wird (Sydow, 2021).

5. **Bedeutung der therapeutischen Beziehung:** Da sich in der therapeutischen Beziehung zentrale Themen von Patient:innen (und Therapeut:innen) unabsichtlich wiederholen können, sind die Überprüfung der Therapiebeziehung (*Übertragung, Gegenübertragung*, Reaktionen der Patient:innen auf Therapieunterbrechungen/-beendigung) sowie die Fähigkeit, sich aktiv um schwierig erscheinende Klient:innen zu bemühen und »Brüche« der therapeutischen Beziehung zu reparieren, bedeutsam. Die Beendigung der Therapie sollte gemeinsam geplant werden. Auch nach Therapiebeendigung sollten Therapeut:innen eine »sichere Basis« bleiben, zu der Klient:innen bei Krisen zurückkehren können.
6. **Fokus auf Gefühlswahrnehmung, -regulation, Mentalisierung und Differenzierung:** Die Unterstützung der Patient:innen bei der Weiterentwicklung von Gefühlswahrnehmung, der Verbalisierung von Gefühlen, bei Gefühlsregulation und *Mentalisierung* ist u. a. in MBT, EFT und ABFT zentral und wird auch durch systemisch-zirkuläre Fragen gefördert (Asen & Fonagy, 2014; Asen & Fonagy, 2023). Auch ein Fokus auf *Differenzierung* ist nützlich (s. Kap. 3.3.3).
7. **Mehrgenerationsperspektive: Sensibilität für mögliche transgenerationale Weitergabeprozesse von Bindungstraumata und Ressourcen:** Wünschenswert sind therapeutische Sensibilität für nonverbale Signale, die auf Traumafolgesymptome hindeuten (z. B. starke Anspannung; »Flashbacks«; chronische Albträume; Dissoziation; »gefrorene Wachsamkeit«), ein standardmäßiges Screening auf Bindungstraumata, Psychoedukation über Traumafolgestörungen (s. Kap. 7.2) und Grenzsensibilität (s. o.). Verluste (z. B. Todesfälle, Verlassen-Werden) und Bindungstraumata sowie Erfahrungen mit Krieg, Verfolgung oder Flucht sollten Beachtung finden – auch solche, die sich vielleicht lange vor der Geburt der Patient:innen ereigneten (z. B. bei »Kriegsenkeln«; s. Kap. 6.1.1). Diese Themen sollten in der Therapie – vorsichtig und respektvoll – aufgegriffen werden. Daneben sind auch die Ressourcen von Einzelpersonen und Familien bedeutsam.
8. **Sensibilität für den »größeren« (Beziehungs-)Kontext:** Menschen werden nicht nur durch direkte Einflüsse (z. B. Erziehungsverhalten des Vaters), sondern auch durch indirekte Faktoren beeinflusst (z. B. Beziehungskonflikte der Eltern) und wirken durch ihr Verhalten wiederum auf diese zurück (Sydow & Borst, 2018). *Jede* Therapie ist ein Eingriff in ein Partnerschafts- und Familiensystem und kann bei den Angehörigen Ängste, Eifersucht, Wut usw., ebenso wie auch Entlastung, Hoffnung und Zuversicht auslösen. Die Gefühle der Angehörigen haben Einfluss auf die Compliance der Patient:innen und den Therapieerfolg. Insofern müssen nicht nur Paar-/Familientherapeut:innen, sondern auch Einzeltherapeut:innen *immer* das Familiensystem des Patienten berücksichtigen, und *Sensibilität für komplexe triadische Beziehungsstrukturen* ist wichtig. Manchmal sind Therapien auch Eingriffe in komplexe Behandlungssysteme mit mehreren beteiligten Fachleuten, was es (besonders aus systemischer Sicht) unverzichtbar macht, auch den *Behandlungskontext zu berücksichtigen*. Systemische Fragen helfen, diesen Bereich zu erkunden und zu würdigen. Auch »umfassendere« *kulturelle, politische, ökologische* sowie *biopsychosoziale Phänomene* sind bedeutsam. Hilfreich ist nicht nur das eigene psychotherapeutische Angebot, sondern auch andere Psychotherapieansätze, Lebensstil-Interventionen (z. B. Yoga, Sport, Meditation, Ernährung), Lebens-Entwicklungen (z. B. Sich-Verlieben, Kinder-Bekommen, Reisen, Musik, Natur usw.) oder politische und juristische Veränderungen (z. B. offizielle Anerkennung der Leiden von KZ-Insassen, traumatisierten Kriegsveteranen oder Flüchtlingen, von Opfern sexuellen Missbrauchs) und gegebenenfalls eine gute Kooperation mit anderen Mitbehandlern.
9. **Flexibilität in Bezug auf die emotionale Intensität der therapeutischen Interaktion und das Therapiesetting (zeitlich, personell):** Gemäß der Bindungstheorie streben Menschen gleichermaßen nach *Bindung* und nach *Exploration*. In der Systemischen Therapie und der Traumatherapie wird auf die Bedeutung von *Grenzen* fokussiert. Insofern sollten sich Setting und

emotionale Intensität der therapeutischen Arbeit an den Bedürfnissen der Patient:innen orientieren – und flexibel gehandhabt werden (Brisch, 2025; Sydow et al., 2007). Vermeidende Klient:innen schätzen es, wenn zunächst ihre Distanz respektiert wird, während ambivalent-verstrickte Klient:innen zunächst viel Aufmerksamkeit und Rückversicherung von Therapeut:innen benötigen (s. auch »motivorientierte Beziehungsgestaltung«: Taubner & Sydow, 2024). In Krisenzeiten sind häufigere therapeutische Kontakte wünschenswert, während zu stabileren Zeiten Klient:innen mit großen Sitzungsabständen ermutigt werden, ihre Autonomie weiterzuentwickeln. Auch personell ist ein flexibles Setting sinnvoll, sowohl Einzel- als auch Paar- und Familiengespräche (Mehrpersonensetting) können sinnvoll sein (s. Sydow, 2021).

Quelle: Sydow, 2024c, S. 307 f. (gekürzt und ergänzt)

Dilemmata können entstehen, wenn parentifizierte Klient:innen und parentifizierte Therapeut:innen zusammenarbeiten – ähnliche biographische Erfahrungen können interagieren und einen Einfluss auf die therapeutische Allianz haben. Nützlich sind die Bearbeitung von *Übertragung* und *Gegenübertragung, Selbsterfahrung/»personal therapy«* betroffener Therapeut:innen und eine *Arbeitsumgebung,* die für das Wohlbefinden von Therapeut:innen und in der Konsequenz auch der Patient:innen (DiCaccavo, 2006) *supportiv* ist.

Die Gestaltung des *räumlichen Therapie-Settings* ist bedeutsam. Mehr zufällig (durch neue drehbare Sessel im Therapieraum) habe ich gemeinsam mit Klient:innen entdeckt, dass manche extrem parentifizierten Menschen nur »bei sich« bleiben und ihre eigenen Gefühle und Impulse wahrnehmen können, wenn sie sich *bewusst von mir als Therapeutin wegdrehen und aus dem Fenster blicken,* da sie sonst extrem davon abgelenkt werden, dass sie ständig meinen, mein Gesicht darauf hin »lesen zu müssen«, was ich brauchen oder wünschen könnte. Inzwischen ermuntere ich Patient:innen aktiv dazu, *zu erkunden, welche Sitz- und Blickposition und wie viel oder wenig direkter Blickkontakt für sie am günstigsten* ist. (In dieser Hinsicht könnte auch das Couch-Setting der klassischen Psychoanalyse von Vorteil sein.) Die wenigen Patient:innen, die nach der Corona-Pandemie überwiegend ein *Video-Therapie-Setting* wünschen (was die meisten nicht oder nur ausnahmsweise wollen), scheinen häufig stark parentifizierte Menschen zu sein, die vielleicht auch den größeren räumlich-emotionalen Abstand der Videotherapie schätzen.

Schließlich ist auch bemerkenswert, dass die Patientin Frau B. (s. Kap. 10.2) zeitgleich zur Psychotherapie bei mir eine *Parallelbehandlung* bei einer ihrer Beschreibung nach eher esoterischen Beraterin aufgenommen hatte, was sie mir offen erzählte. Ich war etwas irritiert, habe es aber akzeptiert, da sie auch die Unterstützung der anderen Fachkraft hilfreich fand. Sie hat diese zweite Behandlung dann im Lauf der Therapie bei mir einvernehmlich mit der Beraterin beendet. Erst viel später, gegen Therapieende, enthüllte sie mir, dass sie anfangs die Last auf zwei Personen verteilen wollte, da sie Sorge hatte, eine Behandlerin könne sich als »zu schwach erweisen« (so wie sie ihre Eltern als zu schwach erlebt hatte).

7.2 Therapieeingangsphase: Diagnostik, Therapieziele, Therapieplanung

7.2.1 Diagnostik

Neben Erstgespräch und Anamnese sowie der Erhebung symptombezogener Fragebogen- oder Interview-Daten (s. Sydow & Borst, 2018; Sydow, 2024c; Teismann et al., 2024) ist es generell hilfreich, Screening-Fragebögen zu Kindheitstraumata einzusetzen wie den *Adverse Childhood Experiences Questionnaire (ACE)* mit 10 Ja-nein-Fragen oder den *Childhood Trauma Questionnaire (CTQ)* mit 28 Fragen zu sechs Dimensionen sowie den *International Trauma Questionnaire (ITQ)*, der Symptome einer PTBS und einer komplexen PTBS erfasst (s. Anhang 13.5, 13.6, 13.7). Standardisierte Fragebögen sollten immer respektvoll eingesetzt (nur ausfüllen, sofern für den Patienten/die Patientin akzeptabel) und die Ergebnisse nachbesprochen werden. Auch *Parentifizierungs-Fragebögen* können verwandt werden (s. Anhang 13.1 bis 13.4).

Doch so nützlich standardisierte Instrumente auch sind – Diagnostik ist ein interaktioneller Prozess, besonders wenn es um Bindungstraumata und belastende Parentifizierung geht (s. Kap. 5.2). Manche Patient:innen sind ganz unsicher, ob es angemessen ist, z. B. bei bestimmten ACE-Fragen ein »ja« anzukreuzen. Und manchmal werden wichtige Aspekte erst im Therapieprozess herausgefunden.

Eine Patientin litt unter panischen nächtlichen Ängsten, die nur auf Dienstreisen auftraten, wenn sie alleine im Hotelzimmer übernachtete, nicht zu Hause und nicht bei Reisen mit Mann und Kind. Sie konnte diese komplett rätselhaften Ängste auch in einer Verhaltenstherapie nicht überwinden. Beim Erstgespräch mit mir erhoben wir ihr Genogramm: Ihr Vater war mit Mitte 30 an einer Krebserkrankung gestorben, als die Patientin drei Jahre alt und ihre jüngere Schwester noch ein Baby war. Die Klientin hatte fast gar keine Erinnerung an ihren Vater, an seine Krankheit oder seinen Tod. Nur eine nebelhafte Erinnerung an einen Besuch an seinem Krankenbett.

Die erste Hypothese war, dass die nächtliche Panik der Patientin mit dem – mutmaßlich traumatischen – Verlust des Vaters, seiner Krankheit, seinem Tod und dem Verlust von emotionalem Halt zu tun haben könnte; denn die Mutter war wahrscheinlich sehr durch Krankheit und Tod ihres Mannes beansprucht und mitgenommen. Die Patientin wurde ermuntert, mehr darüber nachzuforschen, was eigentlich passiert war. Sie sprach mit mehreren Verwandten und fand einiges heraus – weitere Schichten traumatischer Belastungen, aber auch ungeahnte Ressourcen: Sie erfuhr, dass ihr Vater sich schon Monate vor seinem Tod komplett physisch von Frau und Kindern zurückgezogen hatte (er zog zu seinen Eltern und starb dort) – aber auch emotional (vermutlich, um für sich und seine Frau und die noch so kleinen Kindern den großen Verlustschmerz zu »vermeiden«). Sie hörte aber auch, ihr gebildeter Vater habe Bücher geliebt (wie die Klientin), ihr immer vorgelesen und sie sei sein besonderer Liebling gewesen. Und sie erfuhr über ihre Mutter, dass diese wohl schon in der Kindheit der Tochter als psychisch krank diagnostiziert worden sei, das aber nur »alternativ«, nicht mit einer Psychotherapie oder Medikamenten habe behandeln lassen – und glich dann eigene Erinnerungen mit denen der Schwester ab: Offenbar erlebten beide Kinder die Mutter nie als psychisch stabil. Im Therapieverlauf wurde immer deutlicher, dass die Patientin sich von klein auf immer um die Stabilität der Mutter bemüht hatte, bis in die Gegenwart (Parentifizierung) und eine große (vermutlich traumatische) Verlassenheit mit sich »herumzuschleppen« schien, die sich in den nächtlichen Panikanfällen zeigte. Das wurde im Lauf der Therapie bearbeitet (u.a. mit »Internal Family Systems Therapy (IFS)«, s. Kap. 7.3.4), was die Symptomatik linderte.

Die Mehrheit meiner Patient:innen berichtet von Kindheitstraumata, doch nur ein Teil erfüllt alle Kriterien einer Posttraumatischen Belastungsstörung (PTBS). Typisch für ehemals Parentifizierte scheint mir, dass im ITQ die Kriterien einer »einfachen« PTBS (Wiedererleben, Vermeidung, Gefühl akuter Bedrohung) voll oder nur partiell, zwei Zusatzkriterien für eine komplexe PTBS häufig erfüllt werden (affektive Dysregulation, problematische Beziehungen) – aber das dritte Zusatzkriterium (negatives Selbstkonzept) in der Regel *nicht* erfüllt wird, vermutlich weil Parentifizierung den Selbstwert auch stabilisieren kann.

Der Stellenwert gravierender elterlicher Konflikte und insbesondere von Gewalt zwischen den Eltern wird in der psychotherapeutischen Praxis nicht immer wahrgenommen. Es sollte systematisch nach entsprechenden Erfahrungen gefragt (passive und aktive Gewalterfahrungen in Vergangenheit und Gegenwart) und abgeklärt werden, ob hier Parentifizierung als kindlicher »Streitschlichter« oder gar als »jemand, der vor Gewalt schützt«, aufgetreten ist (s. Kap. 6.2.3).

7.2.2 Psychoedukation

Neben der Aufklärung über Psychotherapie allgemein und unterschiedliche Therapieverfahren (Teismann et al., 2024) erscheint Psychoedukation über Bindungstraumata, komplexe Traumatisierungen und über Parentifizierung wesentlich (s. Kap. 2.2). Da es aber eher ein Prozess ist, dass Klient:innen erkennen, dass das, was sie als »gar nicht so schlimm« beschreiben, vielleicht doch schlimm oder sogar traumatisch war, erfolgt die Psychoedukation zum Teil eher beiläufig, dann, wenn es für Patient:innen (oder Angehörige) relevant wird. Nützlich sind hier auch Medien (s. Tab. 13).

Ein Klient, dem ich im Lauf der Therapie sagte, dass er stark »parentifiziert« zu sein schien, und die Bedeutung von »Parentifizierung« erklärte, nahm zunächst an, ich hätte mir den Begriff speziell für ihn ausgedacht. Als er das Thema dann im Internet recherchiert hatte, war er berührt davon, so viele Beschreibungen von Erfahrungen zu finden, die seinen eigenen Erlebnissen stark glichen: »Das, was ich da fand, hat mich mitgenommen. Ich bin sehr dankbar, dass Sie mir das gesagt haben. Das geschieht unbewusst und ungewollt – und hat so schwerwiegende Folgen für mich.« Über Parentifizierung zu lesen, habe ihn traurig gemacht. »Ich war geschockt, wie das zutrifft! … Es passiert und keiner kriegt es mit. Man kann keinem was vorwerfen. Alles unter der Decke der Nähe.« Ich verwies darauf, dass wahrscheinlich auch seine Eltern einen schweren Weg hatten und Parentifizierung über mehrere Generationen hinweg stattgefunden haben könnte – aber auch darauf, dass Eltern trotz aller eigenen Belastungen immer eine Verantwortung ihren Kindern gegenüber haben.

Tabelle 13: Nützliche Medien für die Psychoedukation

Bücher für Erwachsene:

Forward, S. (1993). *Vergiftete Kindheit. Elterliche Macht und ihre Folgen* (11. Aufl.). München: Goldmann.

Imber-Black, E. (1999). *Die Macht des Schweigens: Geheimnisse in der Familie.* Stuttgart: Klett-Cotta.

Johnstone, M. & Johnstone, A. (2009). *Mit dem schwarzen Hund leben: Wie Angehörige und Freunde depressiven Menschen helfen können, ohne sich selbst dabei zu verlieren.* München: Kunstmann.

Lambrou, U. (2010). *Familienkrankheit Alkoholismus. Im Sog der Abhängigkeit* (Neuausgabe). Reinbek bei Hamburg: Rowohlt.

Perry, P. (2020). *Das Buch, von dem du dir wünschst, deine Eltern hätten es gelesen (und deine Kinder werden froh sein, wenn du es gelesen hast)* (7. Aufl.). Berlin: Ullstein.

Radebold, H. (2009). *Die dunklen Schatten unserer Vergangenheit: Hilfen für Kriegskinder im Alter* (3. Aufl.). Stuttgart: Klett-Cotta.

Reddemann, L. (2015). *Kriegskinder und Kriegsenkel in Psychotherapie: Folgen der NS-Zeit und des Zweiten Weltkriegs erkennen und bearbeiten – Eine Annäherung*. Stuttgart: Klett-Cotta.

Reddemann, L. & Dehner-Rau, C. (2008). *Trauma: Folgen erkennen, überwinden und an ihnen wachsen* (3. Aufl.). Stuttgart: Trias.

van der Kolk, B. (2015). *Verkörperter Schrecken: Traumaspuren in Gehirn, Geist und Körper und wie man sie heilen kann*. Lichtenau: Probst.

Bücher für Kinder:

Hendrich, A. & Rode, K. (2022). *Wir sind die Kinder! Ein Kinderfachbuch über vertauschte Eltern-Kind Rollen*. Frankfurt am Main: Mabuse.

Homeier, S. (2008). *Sonnige Traurigtage: Ein Kinderfachbuch für Kinder psychisch kranker Eltern* (3. Aufl.). Frankfurt am Main: Mabuse.

Homeier, S. & Schrappe, A. (2009). *Flaschenpost nach irgendwo: Ein Kinderfachbuch für Kinder suchtkranker Eltern*. Frankfurt am Main: Mabuse.

Internet-Quellen (auf Deutsch):

Psychiatrienetz, ein Gemeinschaftsprojekt verschiedener Akteure mit dem Ziel einer besseren Versorgung von Menschen mit psychischen Erkrankungen und ihren Angehörigen: https://psychiatrie.de/ (gesichtet am 26. 08. 2025).

Wikipedia: https://de.wikipedia.org/wiki/Parentifizierung.

Internet-Quellen (auf Englisch):

Wikipedia: https://en.wikipedia.org/wiki/Parentification

School of Life: https://www.youtube.com/@theschooloflifetv

Therapy in a Nutshell: https://www.youtube.com/c/TherapyinaNutshell

Childhood Trauma and the Brain | UK Trauma Council: https://www.youtube.com/watch?v=xYBUY1kZpf8

7.2.3 Gemeinsam entwickelte Therapieziele

Generell ist es sinnvoll, die therapeutische Arbeit an gemeinsam entwickelten – positiv formulierten – *Therapiezielen* zu orientieren. Ein nützliches Hilfsmittel dabei ist die *Goal Attainment Scale (GAS)*, auf der initial die gemeinsam entwickelten Ziele notiert werden. Im weiteren Therapieverlauf kann dann auf diesem Fragebogen (wiederholt) von Klient:innen eingeschätzt werden, ob sie sich vom Ziel entfernt haben, noch am Ausgangspunkt sind oder das Ziel teilweise oder zur Gänze erreicht haben (Teismann et al., 2024). Die Ziele verändern sich manchmal im Therapieprozess, neue tauchen auf, alte werden erreicht oder werden unwichtig.

Bei parentifizierten Patient:innen erscheint früher oder später fast immer das Ziel »mehr/bessere Abgrenzung«, oft auch »mehr Pausen/Erholung« oder »mehr Selbstfürsorge«. Falls Menschen mit Bindungspersonen sogar emotional »verschmolzen« zu sein scheinen, kann es auch darum gehen, zu »erkennen, wer ich überhaupt bin«, oder »bei mir zu bleiben« (s. auch Kap. 10).

7.2.4 Indikationen und Kontraindikationen

Allgemeine Indikationen und Kontraindikationen für Psychotherapie werden in Lehrbüchern beschrieben (z. B. Teismann et al., 2024). Parentifizierungserfahrungen im Kindes- und Jugendalter stellen für sich genommen keine *Indikation* für Psychotherapie dar. Entscheidend ist das Vorliegen von einer (oder mehreren) psychischen Störung(en) mit Krankheitswert (nach ICD-10 oder ICD-11). Doch es scheint, dass viele Menschen, die unter psychischen Störungen leiden, eine Vorgeschichte mit belastender emotionaler Parentifizierung haben, die oft im Kontext traumatischer Bindungserfahrungen entstanden sind. Das gilt insbesondere für Patient:innen mit (rezidivierenden) Depressionen, (komplexen) Posttraumatischen Belastungsstörungen (PTBS) – aber auch für viele andere Problemstellungen (z. B. Angststörungen, Persönlichkeitsstörungen, Essstörungen, Substanzkonsumstörungen).

Parentifizierung ist auch keine *Kontraindikation* für Psychotherapie – aber Parentifizierung kann in Psychotherapien dazu führen, dass bestimmte Settings (z. B. Einbeziehung von Eltern) abgelehnt werden (Kap. 7.3) oder Therapeut:innen große Vorsicht walten lassen müssen in Bezug darauf, entweder etwas Kritisches über Eltern von Patient:innen zu sagen oder aber zu viel empathisches Interesse an Bezugspersonen und ihrem Hintergrund zu zeigen (Kap. 7.7).

7.2.5 Welches Therapieverfahren?

Wie eingangs in Kapitel 7 dargelegt, lässt sich traumasensibel, bindungs- und ressourcenorientiert in unterschiedlichen Verfahrenskontexten arbeiten (z. B. Systemische Therapie, Tiefenpsychologisch fundierte Therapie, Verhaltenstherapie). Komplex traumatisierte Menschen (die oft auch die Kriterien multipler Diagnosen erfüllen) benötigen aber oft viel Zeit für den Aufbau einer tragfähigen therapeutischen Beziehung, insofern geht es hier meist um Langzeittherapien. Allerdings liegen die Therapiehöchstkontingente für die Systemische Therapie derzeit leider nur bei 48 Stunden, umfassen damit nur etwa die halbe Stundenzahl der Kontingente für Verhaltens- oder Tiefenpsychologisch fundierte Therapie. Patient:innen sollten über alle Optionen aufgeklärt werden und ihre Wahl treffen.

7.3 Setting-Optionen

In diesem Kapitel gehe ich auf Indikationen und Kontraindikationen für unterschiedliche Settings ein (Kap. 7.3.1) und auf die Frage, in welchem Setting die Auseinandersetzung mit den Eltern erfolgen sollte (Kap. 7.3.2).

7.3.1 Welche(s) Setting(s)? (Einzel- vs. Mehrpersonensetting/Einbeziehung von Bezugspersonen; Gruppensetting)

Ambulante und (teil-)stationäre Psychotherapien erfolgen meist im Einzel- und/oder Gruppensetting. Darüber hinaus empfiehlt die Psychotherapie-Richtlinie die *Einbeziehung relevanter Bezugspersonen* von Patient:innen in die Einzelpsychotherapie »zur Erreichung eines ausreichenden Behandlungserfolgs« für alle Richtlinienverfahren. In der Systemischen Therapie kann auch durchgängig im *Mehrpersonensetting (MPS)* – also z. B. mit Paaren oder Familien – gearbeitet werden. Insofern existieren unterschiedliche Settingoptionen, die jedoch nicht alle von allen Behandlern angeboten werden. Im ambulanten Bereich dominiert die Einzeltherapie, und eine Kernfrage ist, ob nur einzeltherapeutisch gearbeitet wird oder ob auch Bezugspersonen einbezogen werden (Sydow, im Druck).

Das *Einbeziehen von Bezugspersonen bzw. das MPS* ist zur Informationssammlung, Psychoedukation, zum Klären von Wechselwirkungen zwischen der Symptomatik von Einzelpersonen und sozialem Kontext, zur Ressourcen-Aktivierung und zur Bearbeitung von Compliance-Problemen *indiziert*. Insbesondere wenn Menschen in großer Abhängigkeit von anderen leben, ist die Einbeziehung dieser Menschen wesentlich (d.h. bei Kindern und Jugendlichen immer!). Manchmal kann diese aber besser in getrennten Gesprächen realisiert werden (z. B. mit Jugendlichen und deren Eltern), sie erfordert also nicht immer gemeinsame Gespräche. *Kontraindikationen* für die Einbeziehung von Bezugspersonen/MPS sind Gewalttätigkeit und Missbrauch, sofern diese Probleme durch Täter:innen verleugnet oder bagatellisiert werden, sehr destruktive Kommunikationsmuster, der patientenseitige Wunsch, den »eigenen Raum« in der Therapie für sich zu bewahren, sowie auch deutliche Risiken einer möglichen Überlastung von Patient:innen, Bezugspersonen oder auch Therapeut:innen, sofern diese nicht hinreichend für die Arbeit mit schwierigen Familien/Paaren ausgebildet wurden.

Das *konkrete Vorgehen* kann sich daran orientieren, dass zunächst die Motivation von Patient:innen erkundet, das für diese bestehende Risiko eingeschätzt, die mutmaßliche Motivation der Bezugspersonen festgestellt (Was könnte bestenfalls passieren? Was könnte schlimmstenfalls passieren?) sowie geklärt wird, wer eingeladen werden soll. Dann muss das Mehrpersonengespräch vorbereitet werden (Gibt es Informationen, die im Sinne der Schweigepflicht nicht verwendet werden dürfen? Umgang mit Geheimnissen?). Bei der Durchführung des Mehrpersonengesprächs ist ein strukturiertes und ressourcenorientiertes Vorgehen sinnvoll. Und danach sollte das Gespräch im Einzelgespräch nachbereitet werden. Die vorliegenden empirischen Befunde sprechen für den klinischen Nutzen der Einbeziehung von Angehörigen. In

Bezug auf Kinder und Jugendliche erscheint es eher als Risiko, wenn die Eltern nicht einbezogen werden (Sydow, im Druck).

Während ich früher die Einbeziehung von Bezugspersonen auch in die Psychotherapien Erwachsener recht pauschal propagiert habe, habe ich dazu inzwischen – beeinflusst von traumatherapeutischen Ansätzen und Rückmeldungen von Patient:innen – eine differenziertere Meinung. Bei akuten Partnerschafts- oder Familienproblemen, die in Zusammenhang mit der Symptomatik stehen, ist die Einbeziehung von Partner:innen und/oder anderen Bezugspersonen sehr sinnvoll (Sydow, im Druck). Diese hilft dabei, die Sichtweisen und Anliegen von Bezugspersonen zu erkunden, den Umgang miteinander besser kennenzulernen, die wechselseitige Einfühlung und Mentalisierung zu fördern und konkrete Anliegen von Patient:in oder Angehörigen zu besprechen. Spezifische systemisch-integrative Manuale wie das Londoner Manual für Paartherapie bei Depressionen und die Emotionsfokussierte Paartherapie sind hier nützlich (Sydow & Borst, 2018). Auch die Einbeziehung anderer professioneller Helfer kann hilfreich sein, insbesondere bei »Multiproblem-Familien« mit vielen beteiligten Helfern.

Wesentlich ist es darüber hinaus, nicht nur Eltern in Kinder- und Jugendtherapien, sondern auch – insbesondere minderjährige – Kinder in die Therapien Erwachsener einzubeziehen (vor allem zur Abklärung ihrer Belastungen und zur Psychoedukation).

Da ich selbst keine *Gruppentherapien* anbiete, gehe ich auf diese Option nicht ausführlicher ein. Ich möchte aber betonen, dass auch Gruppentherapie sehr nützlich sein kann zur Aufarbeitung von Parentifizierung, da Muster bei anderen Mitpatient:innen manchmal »leichter« erkannt werden:

> Ein Patient erzählt nach seinem Aufenthalt in einer *psychosomatischen Klinik*, in der Gruppentherapie habe eine ältere Mitpatientin von ihren Ängsten und Sorgen berichtet, in Hinblick darauf, dass sich ihre Depressionen auf ihre Tochter auswirken könnten. Er selbst sei da weinend zusammengebrochen und habe dadurch erst bemerkt, dass er seine Erfahrungen mit den Depressionen seiner Mutter und seine Parentifizierung noch nicht hinreichend aufgearbeitet habe.

7.3.2 Auseinandersetzung mit den Eltern – in sensu und/oder in vivo?

Unterschiedliche Wege führen zur *Deparentifizierung* (DiCaccavo, 2006; Wells & Jones, 1999). Da Menschen mit Parentifizierungserfahrungen oft Bindungstraumata erlebt haben (s. Kap. 3.4, Kap. 6), stellt sich die Frage, ob es für sie günstig oder aber erneut belastend oder sogar retraumatisierend sein könnte, ihre Eltern einzubeziehen. Im Kontext der Systemischen Therapie dominiert eine eher optimistische Grundhaltung und eine stärkere Neigung, Eltern einzubeziehen, während in der Traumatherapie betont wird, dass jeder Kontakt mit »Täter:innen« das Potential haben kann, »Opfer« erneut zu traumatisieren, zumindest dann, wenn der/die »Täter:in« noch nicht eingesehen hat, wie sehr das »Opfer« geschädigt wurde. Klar kontraindiziert ist die Einbeziehung von Täter:innen, die leugnen, dass schlimme Dinge (z. B. Gewalt, sexueller/emotionaler Missbrauch) passiert sind. Wobei es gerade bei Parentifizierung oft ja nicht darum geht, dass irgendwer aktiv »etwas Böses getan« hätte, sondern dass Kinder durch die Bedürftigkeit der Eltern emotional überlastet wurden – und dann oft große Angst davor haben, bei Einbeziehung der Eltern erneut von deren Bedürftigkeit »überrollt« zu werden.

Ich biete häufig an, Eltern und andere Bezugspersonen einzubeziehen, und bespreche mit Patient:innen zuvor ihre darauf bezogenen Wünsche und Befürchtungen. Partner:innen werden meist gerne einbezogen, Kinder zum Teil, aber es scheint gerade bei emotional parentifizierten Erwachsenen eine große Skepsis dagegen zu bestehen, die eigenen Eltern einzubeziehen.

> *Ein Beispiel aus einer Therapie mit einer jungen Frau mit schweren Depressionen und belastender Parentifizierung:* Auf die Frage, ob sie den Vater in die Therapie einladen wolle, antwortet die Patientin: »Nein, das wäre viel zu anstrengend. Mein Vater könnte zusammenbrechen. Sein Hass auf meine Mutter. Muss ich helfen? Bin ich schuldig? Ich bin schon erschöpft beim Gedanken daran.« Sie habe im Internet ein Video entdeckt von einem Mönch, der für ein Forschungsprojekt im MRT-Scanner Mitgefühlmeditation praktiziert habe und dann gesagt habe, er sei so erschöpft, als hätte er 1000 Jahre gearbeitet. Sie habe mit Erleichterung auf das Video reagiert: »Dass es erschöpfend sein kann, empathisch zu sein. Meine Erschöpfung ist also nicht so lächerlich. [...] Ich bin jetzt mehr gewillt, meine Erschöpfung ernst zu nehmen.«
> Die Therapeutin fragt: »Was brauchen Sie jetzt in Bezug auf Ihre Erschöpfung?« Die Patientin wünscht, die Sitzung früher zu beenden. Therapeutin und Patientin beenden die Sitzung vorzeitig. Daraufhin äußert diese die Besorgnis, die Therapeutin könne sich deshalb angegriffen fühlen. (!)

Häufiger geht es darum, (ehemals) parentifizierte Erwachsene darin zu »coachen«, wie sie mit chronisch belasteten Eltern umgehen können (s. Kap. 7.5).

7.4 Grundlegende Interventionen

In diesem Kapitel beschreibe ich zentrale Aspekte, die sowohl in Einzeltherapien als auch bei der Einbeziehung von Bezugspersonen bzw. im Mehrpersonenkontext realisiert werden können, nämlich die Identifikation und Bearbeitung von Gefühls-, Beziehungs- und Bindungsmustern (Kap. 7.4.1), das Erkunden von Familiengeschichte und transgenerationalen Mustern (Kap. 7.4.2), die Arbeit mit inneren Anteilen (Kap. 7.4.3) und differenzierungsorientierte Interventionen (Kap. 7.4.4).

7.4.1 Gefühls-, Beziehungs- und Bindungsmuster erkennen und verändern

Implizit gelernte Muster sind nicht immer bewusst und es kostet Betroffene oft viel Kraft und manchmal auch Zeit, zu wagen, genauer hinzusehen (s. Kap. 5.2). Dann erkennen viele Menschen mit Depressionen und Parentifizierungserfahrungen oft schmerzlich, dass sie in Kindheit und Jugend (und oft bis in die Gegenwart) niemanden hatten, der sie bemuttert oder bevatert hätte. Für manche Betroffene gab es andere unterstützende Menschen (z. B. den nicht bedürftigen Elternteil, Großeltern, ältere Geschwister, Lehrer:innen) – doch nicht wenige Psychotherapiepatient:innen finden heraus, dass es eigentlich gar niemanden gab, der sie umsorgt hätte. Sie sind also in emotionaler (und manchmal auch physischer) Vernachlässigung aufgewachsen, was nicht selten eine traumatische Qualität hatte.

Auf die Frage danach, wer ihr als Kind Zuwendung gegeben habe, berichtet eine 35-jährige Patientin, es sei ihr Großvater mütterlicherseits gewesen, der mit ihr gespielt und im Garten gearbeitet habe und sehr zugewandt gewesen sei. Doch der sei leider gestorben, als sie neun Jahre alt war. Und danach sei sie zwar mit Essen versorgt worden, aber keiner habe sich mehr um sie emotional gekümmert. Da habe es dann nur noch ihr »Bärli« gegeben – ein Kuscheltier, das auch heute noch immer in ihrem Bett und bei jeder Reise dabei sei und inzwischen schon ziemlich zerrupft aussähe.

Bereits Shakespeare verwies in *Macbeth* darauf, dass es wesentlich ist, »to give sorrow words«: In Psychotherapien ist es zentral, Gefühls- und Beziehungsmuster zu erkennen, die in der Regel in der frühen Kindheit geprägt werden, sich aber lebenslang weiterentwickeln können, und sie in Worte zu fassen (s. Kap. 3). Der zweite Schritt ist dann die Würdigung der alten Muster, die vielleicht viel Leid mit sich bringen, aber einst als Anpassungs- oder sogar Überlebensleistungen entstanden sind.

Und der dritte Schritt ist zu prüfen, was beibehalten werden soll und was verändert werden soll (und kann).

Dieser Fokus auf internale Muster und Beziehungsmuster findet sich in der Bindungstheorie und in integrativen Psychotherapieansätzen wie den folgenden:

- Als psychodynamisch klassifizierte Ansätze: Strukturbezogenen Psychotherapie (Rudolf, 2005), Mentalisierungsbasierte Psychotherapie (Allen & Fonagy, 2009).
- Als systemisch klassifizierte Ansätze: Differenzierungsorientierte Therapie (Bowen, 1976 s. Kap. 3.3.3); »Internal Family Systems Therapy (IFS)« (Schwartz & Sweezy, 2024); »Mentalisierungsinspirierte Systemische Therapie« (Asen & Fonagy, 2023).
- Als »dritte Welle Verhaltenstherapie« klassifizierte Ansätze: Schematherapie und Cognitive Behavioral Analysis System of Psychotherapy (CBASP; Brakemeier & Jacobi, 2017; Hausser, 2013).

Es geht darum, Betroffenen dabei zu helfen, ihr Leben zu verstehen und Muster zu erkennen – im Verhalten der Eltern und im eigenen Verhalten – sowie einen neuen Umgang mit den Eltern und anderen Bezugspersonen zu finden, Grenzen zu ziehen, den Eltern die Verantwortung für deren Leben zu lassen und sich auf das eigene Leben zu konzentrieren (Forward, 1993). Patient:innen werden dabei unterstützt, ihre aktuellen Beziehungen zu bedeutsamen Bezugspersonen zu explorieren, die damit assoziierten Gefühle und Bedürfnisse zu erkunden und vorhandene Beziehungsmuster kritisch zu überprüfen sowie zu erkunden, ob alte Muster aus der Kindheit heute noch bedeutsam sind. Dabei sind sowohl innere Muster als auch interaktionelle Muster wichtig. Letztere können sich in der Interaktion mit Bezugspersonen zeigen, mit Mitpatient:innen (in Gruppentherapien, Kliniken) oder auch in der Beziehung zu Therapeut:innen.

Albträume zeigen nicht selten sehr direkt, was entscheidende Muster und Kernängste sind:

> Eine junge Patientin mit rezidivierenden Depressionen, die mit Eltern aufgewachsen ist, die beide als zeitweise depressiv beschrieben werden, berichtet von intensiven Albträumen: »Nicht, dass mich jemand bedroht oder angreift – sondern, dass auf der Kippe steht, dass ich jemanden enttäusche. Ich bin wie auf einem Schafott – muss was tun oder lassen. Ich spüre eine ganz starke Belastung! Die Verantwortung, das Richtige zu tun – und bin damit völlig überfordert. Manchmal auch: Ich muss das Leben einer anderen Person retten. Ich träume auch oft vom Schuldgefühl, jemanden vernachlässigt zu haben …«.

Aber auch Erzählungen über *interaktionelle Erfahrungen* und dadurch ausgelöste Gefühle sind hier bedeutsam:

> Ein Patient berichtet, strahlende Augen von seiner Freundin, gleichaltrigen Frauen oder homosexuellen Männern oder auch seiner Mutter erzeugten in ihm Druck, diese erotische oder mütterliche Begeisterung »mit gleicher Münze zurückzahlen« zu müssen. Ihn hätten auch Liebesgeständnisse wiederholt in große Bedrängnis gebracht: »Ich will nicht lügen und ich will sie auch nicht traurig machen.« Eine für ihn lange unlösbare Situation, der er sich durch die Vermeidung intimer Beziehungen lange entzogen habe. Der Wunsch des Gegenübers werde zur Norm, die erfüllt werden müsse. Er bemerke die Wünsche der anderen – das löse Druck aus. »Ich haue dann präventiv ab. Ich habe alle Beziehungen beendet. Er benennt nun als neues Therapieziel: »*Abgrenzung*!«.

Bei *tiefenpsychologisch* orientierter Arbeit kann ein *Deparentifizierungsprozess* angestoßen werden (Wells & Jones, 1999). Dabei stehen das Erkennen, Akzeptieren und Bearbeiten abgewehrter und verleugneter Anteile des Selbst im Vordergrund. Die therapeutische Beziehung und die »Etablierung einer Arbeitsallianz« sind bedeutsam, die die Exploration von Schuld- und Schamgefühlen ermöglicht (DiCaccavo, 2006). Als entscheidend gilt, dass Therapeut:innen Patient:innen die bislang nicht erfolgte Wertschätzung für ihr Handeln entgegenbringen, was korrigierende Beziehungserfahrungen ermöglichen kann (Hausser, 2013).

Viele Menschen zögern, ihren Therapeut:innen von belastenden Erfahrungen mit wichtigen Bezugspersonen zu berichten, da sie solche Erzählungen als illoyal erleben oder gar als Verrat an der Bezugsperson. Der bindungsorientiert-systemische Ansatz, diese *Loyalität* positiv (z. B. als Liebe oder Besorgtsein) zu deuten, erleichtert es, über das Tabu zu sprechen. Beachtet werden muss, dass auch in Missbrauchsbeziehungen Bindungen an den/die Täter:in bestehen. In der Therapie sollte Platz sein für die volle Palette der oft sehr widersprüchlichen, hochambivalenten Gefühle gegenüber Eltern (oder anderen), die missbräuchlich gehandelt haben (s. Brisch, 2025; Sydow, 2008; Sydow, 2017b).

7.4.2 Familiengeschichte und transgenerationale Muster erkunden

Die transgenerationale Transmission von Traumata (und Ressourcen) ist empirisch belegt (Kap. 3.4.2, Kap. 6). Da auch belastende (maligne) Parentifizierung oft über mehrere Generationen weitergegeben wird, ist es sinnvoll, Mehrgenerationsmuster zu erkunden, sowohl im Einzel- als auch im Familiensetting. Nützlich ist hier das *Genogramm*, ein einfach anwendbares systemisches Instrument zur Erfassung von Informationen über die Familie über mindestens drei Generationen (Sydow, 2015; Sydow & Taubner, 2024), mit Routinefragen z. B. zu Todesfällen, Erkrankungen, Trennungen, Migration, (Welt-)Kriegen und Nationalsozialismus.

Wichtig ist auch, dass Therapeut:innen das Erziehungsverhalten von traumatisierten Patienten gemeinsam mit diesen erkunden.

Die therapeutische Arbeit mit transgenerationalen Traumatisierungen wird von unterschiedlichen Therapeut:innen beschrieben, z. B. der Psychoanalytikerin Galit Atlas (2023), dem Therapeutenpaar Udo Baer und Gabriele Frick-Baer (Baer & Frick-Baer, 2010; Baer & Frick-Baer, 2018) oder der Ärztin und Traumatherapeutin Katharine Drexler (2017) (s. Tab. 14). Mehr zu erfahren, verändert die Sicht auf das eigene Leben und erschließt zusätzliche Verstehensmöglichkeiten. Die therapeutische Grundhaltung ist durch »suchendes Herantasten«, »würdigen, was ist« und Achtsamkeit (»Wo im Körper spüren Sie den Druck?«) gekennzeichnet. Grundlegend ist eine Orientierung am »und«: Es geht darum, Mitgefühl sowohl mit den Klient:innen als auch mit den traumatisierten Eltern zu entwickeln – soweit das für die Patient:innen akzeptabel ist (s. Kap. 7.6).

Als Folgen »ererbter Traumatisierung« beschrieben werden Tabuisierung und Schweigen, pathologische Identifikation und Verstrickung, das Erleben verschiedener Wirklichkeiten sowie »unerklärliche« Symptome, zudem Scham und Schuldgefühle. Indikatoren für mögliche ererbte Traumata können Unstimmigkeiten (z. B. chronisch schwere Belastung einer Klientin, die biographisch nicht erklärbar scheint), »maßlose« Angst, unklare, nicht nachvollziehbare Einschränkungen oder ungewöhnliche nonverbale Reaktionen sein (z. B. kurzer Ausdruck von Ekel im Gesicht an einer Stelle des Gesprächs, bei der das überrascht; s. auch Sydow & Seiferth, 2015).

Tabelle 14: Anregungen für die psychotherapeutische Arbeit mit (mutmaßlichen) transgenerationalen Traumatisierungen

- Patient:innen ermuntern, den Lebenskontext der Eltern- und Großelterngeneration zu erkunden (z. B. durch Genogrammarbeit) und dabei nicht nur auf Belastungen und Traumata, sondern auch auf Ressourcen und Überlebenskompetenzen zu fokussieren.
- Elterliche Traumata nur dann einbeziehen, wenn es den Klient:innen hilft und sie es wünschen.
- Anregen, dass Patient:nnen Angehörige (z. B. Eltern, Großeltern, Tanten, Onkel) nach relevanten Erfahrungen fragen. Zuvor aber etwaige Risiken und Chancen des Fragens erkunden (»Was könnte schlimmstenfalls passieren? »Was könnte bestenfalls passieren?« »Was würde es für Sie und Ihre Kinder bedeuten, wenn Sie Ihre Großmutter nie danach fragen und es eines Tages zu spät sein wird zu fragen?«).
- Texte, Bilder und Filme zum zeitgeschichtlichen Kontext möglicher traumatischer Erfahrungen der Eltern und Großeltern nutzen.

- »Worte alleine reichen nicht« – Nonverbales ist wichtig: z. B. eigene Gegenübertragungsreaktionen (auch körperliche), nonverbaler Ausdruck von Patient:innen, Nutzung kreativer Techniken (z. B. Skulpturarbeit, Kunst usw.).
- Begleitung der Patient:innen beim Trauern.

Quellen: Baer & Frick-Baer, 2010; Baer & Frick-Baer, 2018; Sydow, 2015; Sydow & Seiferth, 2015

7.4.3 Arbeit mit inneren Anteilen bzw. der »inneren Familie«

Hier gibt es unterschiedliche Ansätze (auch Schematherapie und CBASP gehören dazu; Brakemeier & Jacobi, 2017). Es wird auf zwei Varianten eingegangen: Die Arbeit mit dem inneren Kind und die »Internal Family Systems Therapy (IFS)«.

Arbeit mit dem inneren Kind

Inneres-Kind-Arbeit ist in Selbsthilfebüchern und auch im Psychotherapie-Kontext sehr populär. Laut Goodman (2020) benötigen Menschen, die (möglicherweise) als Kind parentifiziert wurden (s. Kap. 5.1, Tab. 10), als Erwachsene oftmals »inner child work«.

> »Der spielerische Anteil des inneren Kindes ist meist der Anteil, der durch Parentifizierung beeinträchtigt oder sogar zerstört wird. Dieser Anteil wünscht sich Spontanität, Spaß und ein Leben, das frei ist von Schuldgefühlen und Ängsten.« (Goodman, 2020; Übers. K. v. S.)[18]

Es wird empfohlen, in mehreren Schritten vorzugehen. Der bzw. die Betroffene soll sich zunächst bewusstmachen, dass ein oder mehrere Innere-Kind-Anteile vorhanden sind und dass es nützlich sein kann, diese näher kennenzulernen. Dann sollte erkundet werden, was die Bedürfnisse des inneren Kindes sind, was sich zunächst oft komisch und fremd anfühlen mag. Im nächsten Schritt soll das erwachsene Selbst anfangen, sich um das innere Kind zu kümmern (»re-parenting«) und zu einem Elternteil und Freund des inneren Kindes zu werden sowie dessen Bedürfnissen kontinuierlich immer wieder Raum zu geben (z. B. Spiel und Spaß, Struktur, gute Versorgung, gute Beziehungen, Sicherheit; Goodman, 2020).

Bei der Inneren-Kind-Arbeit in der Psychotherapie – insbesondere mit traumatisierten Patient:innen – ist es wichtig, dass Therapeut:innen sich selbst und ihren Patient:innen klarmachen, dass der Fokus ist, dass sich zwei Erwachsene (nämlich

18 »The playful part of the inner child is usually the part that gets crushed through parentification. This part wants to have spontaneous fun and live free from guilt or anxiety.«

Therapeut:in und erwachsene Patienten-Anteile) gemeinsam um das patientenseitige innere Kind kümmern.

Internal Family Systems Therapy (IFS)

Ein manualisierter Zugang zur Arbeit mit inneren Anteilen ist die *Systemische Therapie mit der inneren Familie (Internal Family Systems Therapy)* von Richard C. Schwartz und Martha Sweezy (Schwartz & Sweezy, 2024). Die Autoren beschreiben nicht nur unterschiedliche innere Anteile, sondern auch die Dynamik des Gesamtsystems (Sydow, 2024c). *Traumatisierungen* führen dazu, dass das innere System versucht, sich (unwillkürlich) zu schützen, so dass gerade dann oft sehr stark voneinander getrennte oder abgespaltene innere Anteile entstehen (van der Kolk, 2015). Neben dem »Kern-Selbst« werden drei weitere Varianten innerer Anteile beschrieben (s. Tab. 15).

Tabelle 15: Innere Anteile traumatisierter Menschen nach Schwartz & Sweezy (2024)

- *Verbannte* sind die sensibelsten verletzten kindlichen Anteile, die zu ihrem eigenen Schutz und dem Schutz des ganzen Systems weggesperrt werden.
- *Manager* handeln schützend und strategisch, z. B. indem sie dafür sorgen, dass andere Menschen auf Abstand gehalten werden oder indem sie zu unablässiger Produktivität antreiben.
- *Feuerbekämpfer* sind Notfallhelfer, die automatisch und heftig reagieren, wenn ein Erlebnis eine verbannte Emotion auslöst.
- *Kern-Selbst*, das gesunde, erwachsene Anteile repräsentiert.

»Entscheidend ist die Erkenntnis, dass alle diese Anteile eine Funktion haben: Sie schützen davor, angesichts der drohenden Vernichtung Entsetzen zu empfinden« (van der Kolk, 2015, S. 334). Doch je mehr versucht wird, innere Anteile zu unterdrücken, desto extremer werden diese inneren Anteile und desto instabiler wird das Individuum.

In der *Systemischen Therapie mit der inneren Familie* wird meist einzeltherapeutisch »Familientherapie« mit dem inneren System von Patient:innen realisiert. Zunächst werden die unterschiedlichen inneren Anteile der Person identifiziert (benannt, aufgeschrieben, vielleicht auch aufgezeichnet oder mit Spielfiguren symbolisiert) und dann geht es darum, sie miteinander in Kontakt treten zu lassen (z. B. in Stuhldialogen) und die dabei auftretenden Schwierigkeiten zu bewältigen. Wesentlich ist das Bemühen, einen Dialog zwischen dem »Kern-Selbst« und den verletzten inneren Anteilen in Gang zu bringen und – analog zum Vorgehen in der Systemischen Familientherapie – zu versuchen, einen respektvollen, ressourcenorientierten Blick auch auf solche inneren Anteile zu entwickeln, die zunächst hochproblematisch erscheinen (Schwartz & Sweezy, 2024; Sydow, 2024c; Sydow & Borst, 2018).

7.4.4 Differenzierungsorientierte Interventionen

Murray Bowen entwickelte, orientiert an seinen Theorien über die Dichotomie von *Differenzierung* und *Verschmelzung* (s. Kap. 3.3.3), einen systemischen Therapieansatz. Im Rahmen von meist einzeltherapeutischer Arbeit wird die Person in ihrer subjektiven Weiterentwicklung und Auseinandersetzung mit der Herkunftsfamilie (und der neuen Familie) unterstützt. Anders als in den USA ist sein Ansatz in Deutschland bisher wenig bekannt, nur manche Bestseller seiner Schüler:innen (z. B. Forward, 1993). Klient:innen werden dabei unterstützt, ihre eigenen Reaktionen in der Interaktion mit Bezugspersonen zu beobachten und zu lernen, in Beziehungskonflikten nicht »automatisiert« zu reagieren, sondern zu versuchen, die eigenen Gefühle wahrzunehmen, sich selbst zu beruhigen und herauszufinden, wer man selbst ist und was man will. Besondere Beachtung finden eigene Verstrickungen in *Beziehungsdreiecke* (z. B., dass der Vater sich beim Sohn immer über die angeblich kalte und desinteressierte Ehefrau [= Mutter des Sohnes] beklagt), wobei die Klient:innen lernen sollen, hier Grenzen zu setzen (z. B. solche Klagen nicht weiter anzuhören und das Gespräch auf andere Themen zu lenken). Wenn Patient:innen versuchen, solche Änderungen durchzuführen, müssen sie laut Bowen immer mit Widerständen rechnen – sowohl eigenen Ängsten z. B. vor Ablehnung oder der Enttäuschung von Bezugspersonen als auch mit manchmal harten Reaktionen der Bezugspersonen. All das wird in der Therapie besprochen und Patient:innen werden dabei »gecoacht«, sich auf schwierige Gespräche vor- und diese nachzubereiten (Sydow, 2024c).

Klient:innen werden angeregt, die eigene Familiengeschichte zu erforschen, da sie in ihr viele Anregungen finden können, wie vorangegangene Generationen mit Problemen umgegangen sind (z. B. Krankheit, Ehekonflikte, Parentifizierung). Patient:innen werden auch angeregt, Kontakte zu Verwandten neu oder erneut zu knüpfen, zu denen vielleicht noch nie oder schon lange kein Kontakt mehr bestand. Bei der Intervention *to go home again* werden Patient:innen therapeutisch darin unterstützt, einen Besuch bei der Herkunftsfamilie zu planen, durchzuführen und nachzubereiten. Ziel ist dabei nicht, die Eltern mit etwaigen Problemen zu konfrontieren oder sich zu versöhnen, sondern es geht darum, die Eltern(teile) und andere Familienmitglieder besser kennenzulernen, mit all ihren guten und schlechten Seiten. Das kann nur gelingen, wenn die *Differenzierung* der jeweiligen Klient:innen (d. h. die Fähigkeit, im engen Kontakt zu wichtigen Bezugspersonen ein stabiles Selbstwertgefühl zu wahren; s. Kap. 3.3.3) schon relativ ausgeprägt ist, so dass er oder sie – selbst dann, wenn manches mit den Eltern schiefgelaufen ist – ruhig und mit relativ klarem Kopf mit diesen sprechen kann. Zentral ist »der Mut, Fragen zu stellen«, insbesondere Fragen, die sich auf Tabuthemen oder Familiengeheimnisse beziehen (s. Kap. 3.3.6). Zur Vorbereitung nützlich sind *Positionsbestimmungen* (was exakt will der/die Patient:in in Bezug auf seine/ihre Eltern und was nicht?) und therapeutische *Rollenspiele* (Forward, 1993).

Gerade dort, wo Menschen als Kinder Missbrauch, Vernachlässigung oder/und gravierende emotionale Parentifizierung erlebt haben, ist die *Konfrontation mit den Eltern* besonders brisant. Sie sollte nur dann stattfinden, wenn Patient:innen überhaupt gewillt und motiviert dazu sind und sich nicht emotional oder körperlich gefährdet fühlen. Etwaige Risiken (für Patient:innen und ihr Umfeld) sollten vorab genau besprochen werden. Es kann sehr hilfreich sein, Eltern »überlegt und mutig über die schmerzliche Vergangenheit und schwierige Gegenwart zu befragen. Es ist eine der angstbeladensten und zugleich bestärkendsten Handlungen, die sie jemals vollziehen werden« (Forward, 1993, S. 227). Dahinter steht der Gedanke: »Was Sie nicht zurückgeben, reichen Sie weiter« (ebd., S. 229) – an Partner:innen oder Kinder. Allerdings ist es nicht immer möglich, diese Auseinandersetzung mit den realen Eltern zu führen. Sie kann auch über Briefe (an Lebende oder Tote) oder im direkten Gespräch (mit oder ohne therapeutische Begleitung) erfolgen (Sydow, 2024c).

Übung: Brief an die Eltern

Empfehlenswert ist es, jedem Elternteil einen eigenen Brief zu schreiben.
Der Brief kann sich an folgenden Gliederungspunkten orientieren (mit leichten Modifikationen nach Forward, 1993, S. 233; zit. n. Sydow, 2024c, S. 306):

1. Dafür bin ich Dir dankbar.
2. Das hast Du mir angetan.
3. So hat es mein Leben beeinflusst.
4. So möchte ich unsere Beziehung in Zukunft gestalten.

Das Schreiben solcher Briefe ist oft ein längerer Prozess und immer eine intensive emotionale Erfahrung. Es dient zuallererst dem Klären der eigenen Gefühle, und die Briefe können in der Therapie besprochen werden. Sie sollten nicht überstürzt abgeschickt werden, sondern erst dann, wenn die/der Patient:in sich innerlich dazu bereit fühlt (manchmal vielleicht auch gar nicht). Solche Briefe können auch an verstorbene Elternteile geschrieben werden und z. B. in Form eines Rituals »übergeben« werden (z. B. am Grab vorlesen).

7.5 Einzeltherapie: »Coaching« von parentifizierten Erwachsenen hinsichtlich des Umgangs mit ihren Eltern

Allgemein geht es darum, dass Therapeut:innen Patient:innen ermuntern, ihre Gefühle genauer wahrzunehmen, in Worte zu fassen, und sie aktiv bei der Verarbeitung belastender Gefühle unterstützen. Wichtig ist es, auch starke Ängste, Wut, Trauer und Verzweiflung von Patient:innen aufzugreifen und damit für den Patienten handhabbar zu machen (Kap. 7.1). Die US-Therapeutin Gibson (2024b) empfiehlt Betroffenen, sich ihrem inneren Selbst zuzuwenden. Das propagierte Vorgehen erinnert an die Strukturbezogene Psychotherapie (Rudolf, 2005): Es geht um eine verbesserte Wahrnehmung des eigenen Körpers, der eigenen Gefühle und deren Differenzierung und Bedeutung, um die Identifikation eigener Bedürfnisse und Wünsche, um Selbstmitgefühl und den Abbau negativer und kritischer innerer Stimmen.

Ein bedeutsames Thema ist in Einzeltherapien (ehemals) Parentifizierter der Umgang mit den Eltern.

Eine Patientin mit rezidivierenden Depressionen musste nur meine Eingangsfrage zu ihrem psychischen Befinden auf der Skala von +5 (sehr gut) bis −5 (sehr schlecht) beantworten: Fast jedes Mal, wenn ihr Befinden sich wieder einmal abrupt verschlechtert hatte, war der Hintergrund derselbe: Ihre Mutter war mal wieder zu Besuch da gewesen oder aber sie hatte die Mutter besucht. Der Zusammenhang war nicht nur für die Therapeutin, sondern auch für die Patientin offenkundig. Dennoch wagte die Patientin es sehr lange nicht, sich von der hoch belasteten Mutter abzugrenzen, aus Sorge, wie die Mutter das aufnehmen würde, aus Mitgefühl mit der Mutter, aus Loyalität und einem Gefühl, das könne sie ihr nicht antun.

Hier ist es wichtig, zu besprechen und Betroffene darin zu »coachen«, wie sie mit chronisch belasteten und herausfordernden Eltern umgehen können (Gibson, 2024b) und wie sie lernen können, ihre eigenen Bedürfnisse wahrzunehmen, selbstfürsorglich zu handeln und den Eltern und anderen Menschen Grenzen zu setzen sowie Pausen zu machen.

WICHTIG:

Die Eltern Parentifizierter haben so gut wie nie »böse Absichten« (gehabt), sondern wollten und wollen immer das Beste für ihre Kinder. Und die Kinder (jeden Alters) lieben sie in der Regel, sind voller Mitgefühl und Loyalität den Eltern gegenüber.

Insofern ist es sehr wichtig (besonders zu Therapiebeginn), die guten Absichten und Ressourcen sowie die mutmaßlichen Traumata der Eltern zu fokussieren. Im Lauf der Zeit gelingt es dann vielleicht, einen Blick auf die Eltern zu entwickeln, der sowohl das Gute als auch das Belastende zur Kenntnis nimmt.

Manche Klienten kommen gleich mit dem Ziel, aus der Retterrolle herauszutreten – andere ringen lange Zeit mit der *inneren Ambivalenz, ob sie es sich erlauben und es ihren Eltern »antun« können, sich zu distanzieren* (s. Kap. 10). Fast alle entwickeln früher oder später das Ziel, *aus der Retterrolle herauszutreten* und sich nicht weiter durch die Not der Eltern dominieren zu lassen, sondern selbst zu lernen, die Interaktion zu dominieren, was auch in Bezug auf erwachsene Kinder von Alkoholikern betont wird: »Ein Erwachsenes Kind ist für das Leben der süchtigen Eltern nicht verantwortlich. Die Eltern sind erwachsen. [...] Es ist Zeit, sich abzuwenden und sich auf das eigene Leben zu konzentrieren.« (Lambrou, 2020, S. 217). Hilfreich ist, *bei emotionalen Anforderungen »zur Seite zu treten«*, also z. B. durchzuatmen und zu sagen: »Ich glaube, dazu fällt mir jetzt nichts ein«, und *einen eigenen Raum zu schaffen und zu verteidigen* (Gibson, 2024b, s. auch Kap. 7.4.4).

Hilfreich für die Selbstregulation parentifizierter Erwachsener kann es sein, bei Besuchen bei den Eltern (oder der Eltern bei ihnen) sicherzustellen, dass ein *sicherer Rückzugsort* vorhanden ist und dass *genügend räumlicher und zeitlicher Abstand* besteht (z. B. im Hotel übernachten; Einplanen langer Spaziergänge, Kinobesuche, Einkaufsbummel). Die Dauer des Kontakts zu belastenden Eltern sollte begrenzt werden und die Diskussion belastender Themen sollte möglichst abgelehnt werden. Falls es nicht gelingen sollte, belastende Eltern zu stoppen, bleibt immer die Option, wegzugehen, also die Situation zu verlassen (Gibson, 2024b) – oder im Extremfall die des *Kontaktabbruchs*.

All das ist leicht gesagt und es ist oft sehr schwer, es umzusetzen – manchmal geschieht dies auch gar nicht. Je nach Intensität der *Loyalität* des erwachsenen Kindes, der *Angst und Sorge um den belasteten Elternteil* (insbesondere in Bezug auf mögliche Suizidhandlungen oder emotionale Zusammenbrüche) sowie nach dem Grad der noch bestehenden *emotionalen Verschmelzung* mit dem relevanten Elternteil sind Abgrenzungswünsche zu Therapiebeginn teils gar nicht erkennbar – teils auch schon initial ausgeprägt.

Bei starker Verschmelzung oder sehr hoher Loyalität den Eltern gegenüber geht es zunächst darum, anzuerkennen und zu würdigen, dass es so ist und wie viel Liebe, Fürsorge und Bereitschaft, sich selbst zurückzunehmen, vermutlich darin steckt. Es kommt dann darauf an, immer wieder einzelne Interaktionen zwischen Patient:in und Elternteil zu besprechen sowie dabei ausgelöste Gefühle und Wünsche und Gründe dafür, diese Impulse nicht zu äußern. Hilfreich kann ein Blick von außen sein:

Beispiel: Oft bitte ich Patient:innen, sich vorzustellen, dass sie eine bestimmte Interaktion, die sie mit dem Elternteil erlebt haben, von außen wie in einem Film, dargestellt von Schauspieler:innen, sähen. Was würde dieser Film bei ihnen für Gefühle auslösen – gegenüber dem erwachsenen Kind, das sie im Film sehen? Gegenüber der im Film dargestellten Mutter oder dem Vater? Diese innere Distanzierung führt oft dazu, dass mehr Gefühle zugänglich werden, wie Mitgefühl mit dem Kind und Wut auf den Elternteil, die sonst (noch) gar nicht gespürt werden.

Hilfreich ist auch die Nutzung weiterer therapeutischer Elemente wie Briefe an die Eltern, Rollenspiel (Hausser, 2013) oder Stuhlarbeit (s. Kap. 7.4.3, 7.4.4).

Insbesondere totale Kontaktabbrüche fallen den betroffenen erwachsenen Kindern oft *sehr* schwer, gerade weil sie die Not und Bedürftigkeit ihrer Eltern so gut kennen, zum Teil auch aufgrund verinnerlichter soziokultureller Werte (s. auch Kap. 10.1).

Eine Patientin, die sich Jahrzehnte lang vergeblich um ihre hochgradig belastete (als psychosekrank beschriebene) Mutter bemüht hatte, die jede Art professioneller Hilfe verweigerte, rang sich während der Therapie schließlich dazu durch, den Kontakt zur Mutter abzubrechen. Das entlastete die Patientin von enormem Stress – aber gleichzeitig fiel ihr die Distanzierung emotional sehr schwer. Sie sagte, diese Abgrenzung fühle sich für sie an, »wie ein Dreijähriges auf der Straße auszusetzen«.

Wenn alte Eltern *pflegebedürftig* werden, ist das für alle Familien immer eine gewaltige Herausforderung – für die pflegebedürftige Person selbst, deren Partner:in, erwachsene Kinder, Enkel sowie andere Bezugspersonen. Den erwachsenen Kindern und ihren alternden Eltern gelingt die Anpassung – mit unterschiedlichen Graden von externer Hilfe (z. B. durch Pflegedienste, Pflegeheime) – mehr oder minder gut. Doch gerade für ehemals (und nicht selten immer noch!) parentifizierte inzwischen erwachsene Kinder entsteht hier oft ein Riesenproblem: Sie, die oft schon seit frühester Kindheit und manchmal ihr gesamtes Leben hindurch gefühlt eine »Hab-Acht-Stellung« einnahmen und für ihre leidenden Eltern »Service-Leistungen« erbrachten, werden jetzt mit deren Erwartungen, denen der Gesellschaft und vielleicht auch eigenen moralischen Anforderungen konfrontiert: Danach sei es an ihnen, erneut (oder weiterhin) ihre nun noch viel stärker bedürftigen Eltern zu unterstützen. Gesellschaftliche Erwartungen richten sich hier oft noch stärker an Töchter als an Söhne. In der Tat leisten auch überwiegend Frauen Pflegearbeiten.

Eine Parentifizierung kann sich lebenslang auswirken und ist (erneut) besonders belastend, wenn die Eltern in solchen Konstellationen durch Erkrankungen hilfsbedürftig werden. Das sind brisante Kontexte, in denen es dazu kommen kann, dass die Parentifizierten ihre Eltern misshandeln oder sogar Mordimpulse entwickeln. Der Psychoanalytiker Tilmann Moser beschreibt das drastische Beispiel einer 60-jährigen Patientin, die innerlich hinsichtlich ihrer hochbetagten Mutter zerrissen ist:

> »Ich kann meine Wut auf meine Mutter nicht mehr unterdrücken, ich bin in Gefahr, bei mir zu Hause oder im Heim tätlich gegen sie zu werden, schäme mich und habe doch Mitleid mit ihrem Lebensschicksal, fühle mich zerrissen und verzweifelt, schäme mich noch mehr, wenn ich mich ertappe bei Wünschen nach ihrem Tod. Ihre anspruchsvollen Vorwürfe lähmen mich und ich werde selbst unerträglich vorwurfsvoll. Und dabei nennt sie mich noch undankbar.« (Moser, 2018, S. 123)

Wichtig ist, dass Betroffene und ihre Therapeut:innen sich klarmachen, dass es ein *Recht auf Grenzen* gibt (s. Kap. 3.3.1) – auch gegenüber hochbetagten und/oder pflegebedürftigen Müttern und Vätern –, und zwar besonders dann, wenn die *»Schuld- und Verdienstkonten«* aus der Sicht erwachsener parentifizierter Kinder schon lange sehr »schief« hängen und das Kind sich bereits in der Kindheit überlastet fühlte (Kap. 3.3.2). Die Fallgeschichte »Frau A.« beschreibt das Ringen einer extrem parentifizierten Tochter darum, sich von ihrer zunehmend pflegebedürftigen, kranken, hochbetagten Mutter abzugrenzen und dennoch Kontakt zu halten (s. Kap. 10.1).

7.6 Arbeit im Mehrpersonensetting bzw. Einbeziehung von Bezugspersonen

Thematisiert wird hier die Arbeit mit erwachsenen Patient:innen und ihren Eltern (Kap. 7.6.1), Partner:innen (Kap. 7.6.2) und Kindern (Kap. 7.6.3).

7.6.1 Erwachsene Patient:innen und ihre Eltern

Wie in Kapitel 7.4.1 beschrieben, wünschen erwachsene Parentifizierte nur selten die Einbeziehung ihrer Eltern, da sie oft fürchten, Familiengespräche könnten deren ohnehin große Belastung noch weiter steigern und so indirekt zu noch mehr Stress bei ihnen selbst, den Parentifizierten, führen. Nützlich ist es aber (besonders aus systemischer Sicht), diesen Punkt auf jeden Fall zu explorieren und zu klären, ob eine Einbeziehung von Eltern gewünscht wird und was bestenfalls bzw. schlimmstenfalls passieren könnte, ganz besonders bei jungen Erwachsenen, die eventuell noch im Elternhaus leben und/oder von den Eltern noch sehr abhängig sind (Sydow, im Druck).

Falls die Einbeziehung real geplant wird, müssen etwaige Einschränkungen der *Schweigepflicht* abgeklärt (Was darf den Eltern gegenüber nicht erwähnt werden?) und Patient:innen darauf vorbereitet werden, dass die Therapeutin/der Therapeut sich in der Stunde besonders darum bemühen wird, eine gute Beziehung zu den (neu hinzukommenden) Eltern aufzubauen; es muss geklärt werden, ob das für die Patient:innen akzeptabel ist. Es sollte auch besprochen werden, was der Fokus des Gesprächs sein soll (z. B. aktuelle Beziehung, Familiengeschichte, zukünftiger Kontakt).

Um die Einbeziehung des Vaters vorzubereiten, wurde bei einem jungen erwachsenen Patienten erkundet, was der Vater über den Sohn wisse und was bestenfalls und schlimmstenfalls passieren könne, falls er mit in die Therapie käme (Sydow, 2021; Sydow, 2024c). Der Patient sprach daraufhin erstmals mit seinem Vater über seine Depressionen und die Therapie. Der Vater, so berichtete der Patient, habe die Belastungen des Sohnes erst abgetan – nahm das Thema dann aber doch ernst: »Du hast 'ne Menge von uns mitbekommen«; er erzählte dem Sohn dann erstmals von seiner eigenen Kindheit.
Der Vater, so der Patient, sei bereit, mit in die Therapie zu kommen und über die Familiengeschichte zu sprechen. »Er nimmt mich ernst«. Was könnte schlimmstenfalls passieren? »Dass Sie ihn hierbehalten wollen (in Therapie). Therapie wäre für ihn das Richtige gewesen.« Der Patient sah keine Risiken für sich selbst. Er schätzte es, dass der Vater bereit war zu kommen.

Eine jüngere Patientin sagt bei der *Vorbereitung des Gesprächs mit den Eltern in Bezug auf die Mutter*, bestenfalls würde ihr im Familiengespräch das Verantwortungsgefühl genommen und die Mutter würde signalisieren, dass sie selber klarkomme. Schlimmstenfalls fände sie heraus, dass ihre Mutter doch weiterhin sehr auf sie angewiesen sei.

Familiengespräche verlaufen unterschiedlich, je nachdem, wie gut der Kontakt zu den Eltern aufgebaut werden kann.

Byng-Hall (2008) stellt fest, Parentifizierung sei häufig ein verstecktes Phänomen in Familien und solle in der *Familientherapie* generell beachtet werden. Wichtig sei, explizit alle Familienmitglieder zu familientherapeutischen Sitzungen einzuladen, da häufig gerade das überangepasste parentifizierte Kind nicht mitgenommen werde, da es keine Therapie zu brauchen scheine. Wichtig sei im familientherapeutischen Setting mit einem parentifizierten Kind, dass man den Eltern nicht nur die Negativfolgen von Parentifizierung aufzeige, sondern mehr über adaptive Parentifizierung aufkläre und gemeinsam mit allen Familienmitgliedern versuche, einen positiven Umgang mit der Parentifizierung, die stattgefunden hat, zu entwickeln, also z. B. anzuerkennen, was ein parentifiziertes Kind für die Familie getan hat (Hausser, 2013).

In Hinblick auf die *»mentalisierungsinspirierte« systemische Arbeit im Mehrpersonensetting* empfehlen Asen und Fonagy (2014; Asen & Fonagy, 2023) folgendes therapeutisches Vorgehen:

- Fragende und respektvolle Haltung bezüglich der mentalen Zustände anderer; dadurch wird implizit vermittelt, dass es wichtig ist, andere zu verstehen, und Neugierde geweckt.
- Der Fokus liegt auf den Gefühlen aller Beteiligten.
- Interaktionen beobachten und problematische Abläufe unterbrechen.
- Der Kern des Vorgehens ist: »Unterbrechen, Wiederholen, Erkunden und Reflektieren« (Asen & Fonagy, 2014, S. 242).
- Systemische Fragen lassen sich gut nutzen.
- Konkrete Übungen aus der MBT für Familien sind ebenfalls sinnvoll, wie der Rollentausch Eltern-Jugendliche oder spielerische »Hirn-Scans«, bei denen die mutmaßlichen Gedanken und Gefühle der anderen Familienmitglieder auf einem »Hirn-Scan«-Vordruck eingetragen werden.

Attachment Based Family Therapy (ABFT)

Die *Attachment Based Family Therapy (ABFT)* wurde speziell für die Behandlung von Familien mit einem jugendlichen oder jung erwachsenen Kind (12–21 Jahre) mit Depressionen oder Suizidalität entwickelt und positiv evaluiert. ABFT orientiert sich an der Bindungstheorie/-forschung (Kap. 3.2) und der strukturellen Familientherapie (Kap. 3.3.1). Ihr Ziel ist es, interpersonelle Brüche zu reparieren und neue, sichere Beziehungen zwischen Eltern und Kind(ern) (wieder) aufzubauen. ABFT strebt an, die Gefühlsregulation, die Beziehungsorganisation und das Problemlösen innerhalb der Familie zu verbessern. Das stärkt den familiären Zusammenhalt (Kohäsion), was ein Schutzfaktor gegen Depressionen, Suizidalität und anderes Risikoverhalten ist (Diamond, 2018).

Das ABFT-Manual bietet eine Struktur und eine »Landkarte« für eine familientherapeutische Kurzzeittherapie in 12–16 Wochen. Fokus ist es, der Familie dabei zu helfen, Bindungsbrüche zu reparieren, sowie Vertrauen und Bindungssicherheit zu stärken. Die ABFT gliedert sich in fünf Behandlungsaufgaben, die »korrektive Bindungserfahrungen« ermöglichen sollen: Aufgabe 1 fokussiert darauf, die *Allianz* mit allen Familienmitgliedern aufzubauen und sie zu einer Therapie zu motivieren, die sich auf den (Wieder-)Aufbau von Beziehungen konzentriert. Im Rahmen von Aufgabe 2 werden *Einzeltherapiesitzungen mit dem Jugendlichen* durchgeführt. Der Therapeut bzw. die Therapeutin unterstützt diesen dabei, Situationen zu identifizieren, in denen die Eltern seine Bindungsbedürfnisse frustriert oder traumatisiert haben, und diese Erfahrungen in Worte zu fassen. In Aufgabe 3 versucht der/die Therapeut:in in *Paar- oder Einzelsitzungen mit den Eltern* diesen dabei zu helfen, sich damit auseinanderzusetzen, wie von ihnen selbst erlebte belastende Lebensereignisse und transgenerationale »Erbschaften« von Bindungsverletzungen ihren Erziehungsstil prägen. Diese Reflexion hilft Bezugspersonen dabei, mehr Empathie für die Erfahrungen ihres jugendlichen Kindes zu entwickeln. In Aufgabe 4 wird in *Familiengesprächen gemeinsam besprochen, wie die Bindungsverletzungen das Vertrauen in der Beziehung beschädigt haben*. Wenn Jugendliche entsprechende Erinnerungen und Gefühle mitteilen können und von ihren Eltern gesehen und gewürdigt werden und Mitgefühl erfahren, steigt ihre Bereitschaft, sich mit eigenen Anteilen an Familienkonflikten auseinanderzusetzen. Obwohl in diesen Gesprächen vielleicht nicht alle Beziehungsprobleme thematisiert oder gelöst werden können, dient der wechselseitige, respektvolle und oft emotional bewegende Dialog als eine *korrektive Bindungserfahrung*, die Vertrauen und Engagement stärken kann. Aufgabe 5 fokussiert auf die Weiterentwicklung des Jugendlichen (Kompetenz und Autonomie). Hier wird oft wieder einzeltherapeutisch mit dem Jugendlichen gearbeitet (Diamond, 2018).

7.6.2 Erwachsene Patient:innen und ihre Partner:innen

Verinnerlichte Parentifizierungsmuster werden zum Teil auch in den Beziehungen Erwachsener (unbewusst) wiederholt. Nicht selten leben dann sehr fürsorgliche, überaus kompetent wirkende Frauen oder Männer mit scheinbar »unterfunktionalen« Partner:innen zusammen. Manchmal können sich beide Seiten mit solch einem Arrangement wohlfühlen, aber oft führt es auf die Dauer zu Konflikten, da sich der hochfürsorgliche Partner irgendwann erschöpft, enttäuscht und ausgenutzt fühlt und/oder sich der andere Partner als »kleingemacht«, »gegängelt« oder zu abhängig empfindet.

Ähnliche, aber noch extremere Konstellationen finden sich bei verinnerlichten *Täter-Opfer-Mustern der fürsorgenden und gleichzeitig demütigenden ehemals traumatisch parentifizierten Person*, die unendlich viel Rücksicht auf ihren (als sehr bedürftig erlebten) Partner bzw. ihre Partnerin nimmt, ganz viel für ihn/sie tut und dadurch sehr erschöpft ist (so wie es einst und vielleicht bis in die Gegenwart gegenüber einem oder beiden Elternteilen war oder ist); gleichzeitig signalisiert sie aber auch in explizit herablassenden oder verächtlichen Sätzen oder entsprechenden nonverbalen Signalen (z. B. genervtes Augenrollen, als spöttisch interpretierbares Prusten), dass sie den anderen (den sie auch liebt) wegen seiner von ihr so erlebten Schwäche zu verachten scheint. Wenn das in der Therapie besprochen werden kann – was oft erst in einer späteren Phase möglich ist, nachdem genügend Vertrauen aufgebaut wurde –, ist das oft ein Wendepunkt und die fürsorglich-entwertende Person beginnt zu verstehen, wie sehr das verletzen kann. Noch wirkungsvoller ist es, wenn in diese Gespräche der/die Partner:in eingebunden werden kann – sei es in der Therapie oder bei Gesprächen zu Hause.

Auch zu beobachten sind traumatisch parentifizierte Patient:innen, die nach wie vor ihren Eltern extrem fürsorglich und geradezu »dienstbeflissen« zur Verfügung zu stehen scheinen (da sie glauben, eine Abgrenzung von den Eltern sei diesen nicht zuzumuten); gleichzeitig aber erhalten sie ein großes Maß an Zuwendung von ihren Partner:innen und erwarten dies auch ganz selbstverständlich, ohne dass sie wahrnähmen, dass die »Schuld- und Verdienstkonten« (Kap. 3.3.2) womöglich in der Wahrnehmung des Partners schon lange sehr unausgeglichen sind. Es wirkt oftmals so, als ob die Unausgeglichenheit in der Eltern-Kind-Beziehung durch den Partner (unbewusst) kompensiert werden sollte, was natürlich auch Probleme auf der Paarebene schafft, die am besten in gemeinsamen therapeutischen Gesprächen mit beiden Partner:innen angegangen werden.

Wichtig ist es, mit Patient:innen und Angehörigen zu erkunden, wie auf dem Hintergrund unverarbeiteter Gefühle angesichts von Bindungsproblemen z. B. in Paarbeziehungen (und Eltern-Kind-Beziehungen) interaktionelle »Teufelskreise« entstehen können; eine solche Erkundung kann sowohl im Kontext von Systemischen Therapien im Mehrpersonensetting (z. B. Paar, Familie) als auch in Einzeltherapien mit Einbeziehung von Bezugspersonen erfolgen. Hilfreich sind auch das *Normalisieren von Partnerschaftskrisen* und ein Fokus auf der *Fähigkeit zum Wiederanknüpfen nach Beziehungsabbrüchen und -Konflikten* in der Psychotherapie, aber auch bei Paaren und Familien im privaten Bereich.

Emotionsfokussierte Paartherapie (EFT)

Die EFT ist nach dem aktuellen Forschungsstand der wohl bedeutsamste Ansatz zur Arbeit mit Partnerschaftsproblemen und/oder Depressionen. Dieser systemisch-humanistische Ansatz basiert auf der Bindungstheorie/-forschung (Kap. 3.2), der strukturellen Familientherapie (Kap. 3.3.1) und der Gesprächspsychotherapie. In der EFT werden belastende Interaktionsmuster identifiziert und zirkulär-systemisch als »Teufelskreise« zwischen beiden Partnern beschrieben, z. B.: »Ich bin so fürsorglich und abwertend, weil du so schwach erscheinst«, und entsprechend beim anderen: »Ich bin so zurückgenommen und inaktiv, weil du mich mit deiner Fürsorge und deiner Kritik erdrückst«.

Dann werden die dahinter liegenden primären Gefühle und Bindungsbedürfnisse erkundet. Es wird versucht, zu deeskalieren und zu helfen, sichere Bindungsstrukturen neu zu organisieren. Zentrale Intervention ist das »Reframing« (Umdeuten) von problematischem Verhalten als Ausdruck von Bindungsangst oder Bindungsenttäuschung (Sydow & Seiferth, 2015).

In 10–20 Sitzungen wird in drei Phasen gearbeitet. Therapieziele sind die Entwicklung einer sichereren Bindungsbeziehung in der Partnerschaft (Steigerung der Offenheit für Bindungssignale bei beiden Partnern; beide Partner werden wieder eine Quelle der Sicherheit füreinander; offener und emotional engagierter Umgang miteinander; Partner helfen einander, negative Affekte zu regulieren; das Selbstwertgefühl beider Beteiligter wird gestärkt), wodurch Streitigkeiten weniger verbissen werden; begleitend wird an der Integration verleugneter Selbstaspekte, Gefühle und Bedürfnisse gearbeitet. All das trägt auch zu einer Reduktion von psychischen Symptomen wie Depressionen bei (Sydow, 2024c).

- In *Phase 1* »Kontrakt« wird bei beiden Partnern eine Bindungsanamnese erhoben, negative Interaktionsmuster und »Teufelskreise« sowie spezifische Interaktionspositionen werden identifiziert. Die problematischen Interaktionsmuster werden positiv und bindungsorientiert umgedeutet: Der »Tanz« (die immer gleichen Interaktionsmuster) ist das Problem und nicht einer der Partner! Jedes Problemverhalten in der Partnerschaft wird als Ausdruck unerfüllter Bindungs- und Autonomiebedürfnisse positiv umgedeutet, z. B.: Der eine Partner kritisiert den anderen wütend, weil er sich mehr Verbundenheit ersehnt. Der andere Partner distanziert sich, weil er sich durch die Wut des Partners bedroht und abgelehnt fühlt.

- In *Phase 2* wird die Bindung des Paares neu strukturiert. »Rückzügler« verhalten sich wieder engagiert, Angreifer werden »erweicht« und das Paar darin unterstützt, beider Bindungsbedürfnisse zu akzeptieren, die eigene Verletzlichkeit und die des Partners zuzulassen, negative Selbstbilder zu verändern, klare Bindungssignale zu senden, sich füreinander zu öffnen und sich konstruktiver zu engagieren.
- In *Phase 3*, der »Konsolidierung«, werden auf Basis der dann als sicherer erlebten Bindungsbeziehung Ressourcen aufgebaut und neue Lösungen gefunden sowie der Veränderungsprozess gewürdigt (Sydow & Seiferth, 2015).

7.6.3 Erwachsene Patient:innen und ihre Kinder

> *»Die ganze Natur unserer Erfahrungen in der Herkunftsfamilie zeigt sich manchmal erst in unserem Verhalten als Elternteil.«*
>
> *(Lackie, 1999, S. 142; Übers. K. v. S.)*[19]

Die Geburt eines Kindes kann »heilende Wirkung« haben, weil damit neuer Lebenssinn gestiftet wird (Freyberger & Freyberger, 2007). Es gibt wahrscheinlich keinen stärkeren Antrieb für Menschen, sich ihren psychischen Problemen zu stellen, als die Fürsorge für ihre Kinder. Mehr als das: Nicht wenige kinderlose Frauen (und seltener Männer) machen eine Therapie, weil sie mit einem ambivalenten Kinderwunsch ringen. Ihre größte Motivation, an sich zu arbeiten, scheint zu sein – wie auch bei realen Eltern –, dass sie den *Zyklus der transgenerationalen Weitergabe von Traumata* oder Belastungen durchbrechen und das Schlimme, was sie selbst erlebt haben, nicht an – potenzielle oder schon lebende – Kinder weitergeben wollen.

Doch gleichzeitig leben Erwachsene, die eine traumatische Kindheit hatten und/oder gravierende Parentifizierungserfahrungen gemacht haben, mit einem erhöhten Risiko, selbst als Mutter oder Vater problematisches Verhalten gegenüber ihren Kindern zu zeigen. Empirische Studien belegen diese (meist unbeabsichtigten und oft auch unbewussten) Weitergabeprozesse von einer Generation an die nächste (s. Kap. 3.4.2, Kap. 6). Zu Müttern wurde hier häufiger als zu Vätern geforscht. In einer Studie mit 154 Müttern und ihren Kindern ergab sich, dass sich Mütter mit selbstberichtetem »childhood maltreatment« an mehr unsupportive Antworten auf ihre negativen Emotionen in der Kindheit erinnerten; dies wiederum prognostizierte,

19 »The full nature of our family of origin experience, at times, emerges only through our role as a parent.«

dass sie selbst häufiger auf negative Emotionen ihres eigenen Kindes bestrafend, ignorierend oder dramatisierend (»magnifying«) reagierten (es gab hier also einen signifikanten indirekten Effekt; Milan et al., 2021). Doch dieser negative Weitergabe-Effekt wurde gebremst, wenn die Mütter im Gespräch über das emotionale Klima ihrer Kindheit in ihrem Sprechen mehr kognitiv verarbeitende Worte verwandten, was als Indikator eines höheren Mentalisierungsniveaus gedeutet wurde. Unter Müttern, die von häufigen unsupportiven Reaktionen ihrer Eltern auf ihre, der späteren Mütter, Emotionen berichteten, reagierten die mit Narrativen, die mehr kognitiv verarbeitende Wörter enthielten, eher nicht so wie die eigenen Eltern, während die mit weniger kognitiv verarbeitenden Wörtern eher das alte Muster gegenüber den eigenen Kindern fortführten. Das deutet darauf hin, dass Mentalisieren bei Erwachsenen, die als Kinder misshandelt wurden, als Schutzfaktor wirken kann (Milan et al., 2021).

Bei meiner Arbeit als Therapeutin bin ich offen für die Arbeit mit Bezugspersonen (s. Kap. 7.3) bzw. im Mehrpersonensetting und natürlich auch aufgeschlossen dafür, dass Mütter ihre kleinen Kinder mitbringen, weil sie noch stillen oder noch keine Fremdbetreuung für das Kind haben. Dabei wird sowohl in den Erzählungen als auch in meinen Beobachtungen – gerade bei traumatisierten und parentifizierten Patient:innen – deutlich, wie unendlich wichtig es Betroffenen ist, liebevoll für ihre Kinder zu sorgen.

Meist zeigen ehemals parentifizierte und traumatisierte Mütter und Väter sehr empathisches und liebevolles Verhalten gegenüber ihren Kindern. Nur manchmal scheint es mir, als würden sie es ein bisschen übertreiben.

Ein Beispiel aus der Praxis: Eine Patientin kommt mit ihrer einige Monate alten Tochter. Das Baby liegt in der Therapiestunde der Mutter auf einer Decke auf dem Boden und wirkt ganz konzentriert, ruhig und »bei sich«, während es »Sit-ups« versucht, sich also immer wieder bemüht, den Kopf und den Oberkörper anzuheben. Statt die Ruhephase für unser Gespräch zu nutzen, greift die Patientin nach kurzer Zeit ein, beugt sich zum Kind hinunter und fängt an, bei jeder Rollbewegung der Tochter deren Rücken und Kopf abzustützen. Auf meine Nachfrage, warum sie das mache, entgegnet sie, sie habe Sorge, das sei sonst zu anstrengend fürs Kind.

In vielen anderen Hinsichten sind gerade Eltern, die sich selbst als sehr verlassen erlebt haben, manchmal versucht, »zu viel« zu machen – ihren Kindern also zu wenig »zuzumuten«. Dabei belegt gerade die Bindungsforschung, dass das nicht optimal ist – ebenso wie auch die Forschung zu kindlichen Angststörungen, die zeigt, dass ein zu großes *elterliches Entgegenkommen* kindliche Ängste eher verstärkt (s. Sydow & Borst, 2018). Bei der Analyse der vokalen Interaktionen zwischen vier Monate alten Babys und ihren Müttern wurde spätere Bindungssicherheit durch einen mittleren Koordinationsgrad der Interaktion prognostiziert – bei hochgradiger Koordination bestand ein Risiko für desorganisierte Bindungsmuster und niedrige Koordination prognostizierte eine unsicher-vermeidende Bindung der Kinder (Jaffe et al., 2001). Eine hypervigilante interaktionelle Koordination kann also eher negative Effekte auf die Bindungssicherheit haben – wird aber aktuell bei vielen Eltern durch Internetdarbietungen zu so genannter »bindungsorientierter Erziehung« gefördert (die wenig mit der Bindungsforschung zu tun haben scheint), die viele Mütter tief verunsichern.

Insgesamt sind im Therapiekontext ganz unterschiedliche Muster zu beobachten:

- liebevolle, engagierte und gelassene Eltern;
- frühe komplette Ablehnung von Elternschaft (z. T. begleitet von Sterilisierungs-OPs, die bereits bei Menschen Anfang 20 realisiert wurden) – auch eine Variante, transgenerationale Muster zu durchbrechen.
- Betroffene mit unerfülltem Kinderwunsch. Das kann ein unglücklicher Zufall sein – psychodynamisch gesehen könnte vielleicht auch ein unbewusster Konflikt vermutet werden im Hinblick auf den Wunsch nach Kindern und der Angst davor, durch eine erneute Fürsorgerolle überfordert zu werden oder unwillkürlich problematische Muster weiterzugeben;
- elterliches Überengagement (s. o.) mit der potenziellen Kehrseite von totaler Erschöpfung und/oder (latenter oder manifester) Wut auf das Kind oder die Kinder, die Mutter oder Vater so sehr zu vereinnahmen scheinen;
- Elternteile, die durch die Herkunftsfamilie und deren Nöte komplett überlastet zu sein scheinen, bis ins Erwachsenenalter hinein, verbunden mit emotionaler Instabilität und kaum vorhandener Selbstfürsorge:
  - manchmal so sehr, dass die Bedürfnisse eigener Kinder kaum gesehen werden können und vielleicht auch (unbewusst) erwartet wird, Fürsorge vom Kind zu erhalten;
  - manchmal etwas weniger, so dass Betroffene bemerken, dass es Probleme in der Beziehung zum Kind gibt, und darunter leiden, z. B. weil sie gegenüber ihren Kindern »ausrasten« (Schreien, Gewalt) oder weil sie kühl und von ihren Kindern emotional unberührt sind. Beides kann große Scham- und Schuldgefühle auslösen – aber auch ein starkes Motiv für eine Psychotherapie sein.

Als *klinische Implikation* lässt sich ableiten, dass in Psychotherapien mit traumatisch vorbelasteten Müttern und Vätern erkundet werden sollte, inwieweit sie in Gefahr sind, eigene Traumatisierungen und maligne Parentifizierung – unabsichtlich! – an die nächste Generation weiterzugeben. Konkret geht es um die *Exploration des Umgangs mit Kindern* (auch in Therapien/Beratungen, die nur auf Erwachsene fokussiert sind), eventuell auch mit *Einbeziehung der Kinder in die Therapien,* und darum zu *klären, inwieweit Streit oder gar Gewalt vor Kindern stattfindet* bzw. in ihrer Hörweite oder *direkter Missbrauch von Kindern erfolgt*. All das funktioniert nur im Rahmen von Vertrauensbeziehungen – diese werden aufgebaut durch Empathie, Wärme, Ressourcenorientierung und positive Umdeutungen (Sydow & Borst, 2018; Teismann et al., 2024).

Eine *Familientherapie* kann die aktuell erfolgende Parentifizierung reduzieren und den Zyklus der transgenerationalen Transmission unterbrechen. Ein zentrales Ziel der Familientherapie ist es, das Bedürfnis des Elternteils nach Unterstützung durch das Kind zu reduzieren. Hilfreich ist es, Konflikte zwischen den Eltern zu bearbeiten, so dass diese sich gegenseitig mehr Unterstützung geben können und wollen. Kinder sollten aus der elterlichen Beziehung »detranguliert« (detriangulated) werden. Empfehlenswert ist auch die Arbeit mit transgenerationalen Mustern (z. B. Genogrammarbeit) – auch das Einbeziehen von Großeltern (Byng-Hall, 2002).

Traumatisch vorbelastete Mütter und Väter kleiner Kinder brauchen Unterstützung. Therapeutisch wesentlich sind hier ein »Bemuttern« der Mutter (oder des Vaters) und frühzeitige Interventionen (z. B. auch in Eltern-Säuglings-Sprechstunden; s. Möhler, 2020), zudem ein Fokus auf reale Eltern-Kind-Interaktionen (auch mit Videofeedback), die Erkundung von Gefühlen im Kontakt mit dem Kind und von ähnlichen Gefühlen, die der Elternteil als Kind erlebt hat, Ressourcenorientierung und die Einbeziehung des Partners oder anderer Unterstützungspersonen (Möhler, 2020).

Im Hinblick auf *psychisch kranke Eltern* wird empfohlen, generell in der Erwachsenenpsychotherapie ein Risikoscreening und Sitzungen auch mit den Kindern durchzuführen (van Santvoort et al., 2015), den Kindern gemeinsam mit den Eltern die Störung des Elternteils zu erklären und die Kommunikation über die Störung zu erleichtern, Tabuisierung und Verleugnung zu bearbeiten und gegebenenfalls auch einen Notfallplan für die gesamte Familie zu entwickeln (Plass-Christl & Arlt, 2020). Die Einbeziehung von Bezugspersonen wie Partner:in und Kinder ist in allen Richtlinientherapien möglich, wird aber am intensivsten in der Systemischen Therapie trainiert und praktiziert, dort als Arbeit im »Mehrpersonensetting«, die es erlaubt, stärker auf die Interaktionen zwischen Eltern und Kindern zu fokussieren (Sydow, im

Druck). Es kann auch sinnvoll sein, weitere Stellen einzubeziehen wie das Jugendamt oder den Allgemeinen Sozialen Dienst (ASD), aber auch dazu zu ermuntern, Kontakte zu Verwandten und Freund:innen zu stärken.

Spezifische Präventions- und Interventionsangebote für Kinder von Risiko-Eltern werden in Kapitel 9.1 beschrieben (s. auch Kap. 6.2). Es existieren auch *Kliniken* mit *stationären Angeboten* für belastete Eltern und ihre Kinder.

7.7 CAVE: Was man als Therapeut:in *nicht* tun oder sagen sollte

Manchmal kann eine (kontrollierte!) *Selbstenthüllung* in der Psychotherapie nützlich sein, aber gerade bei dieser Patientengruppe gilt: »[...] zu viel Selbstenthüllung durch den Therapeuten erzeugt erneute Parentifizierung« (Lackie, 1999, S. 151; Übers. K. v. S.).[20] Ehemals Parentifizierte wollen in der Regel *nicht* mit Problemen ihrer Therapeut:innen behelligt werden.

Gefährlich ist manchmal auch die *allparteiliche Haltung*, die in der Systemischen Therapie angestrebt wird (Sydow & Borst, 2018). Wenn Therapeut:innen Interesse an Angehörigen von Patient:innen oder Mitgefühl für sie zeigen, wird das von manchen Patient:innen negativ erlebt, weil diese durch solche Fragen sich selbst (mal wieder) nicht mehr gesehen fühlen und/oder sich (mal wieder) unter Druck gesetzt fühlen, noch empathischer und fürsorglicher sein zu sollen. Ich danke mehreren meiner Patient:innen für ihre Hinweise auf dieses Problem – manche haben es prompt gesagt, andere erst mit großer Verspätung. Als belastend erlebt wurden z. B. meine mitfühlenden Nachfragen nach Geschwistern oder Nichten/Neffen in schwierigen Lebenslagen, aber auch einmal mein Interesse für die Biographie der Mutter der Patientin zu Beginn der Therapie. Besonders gravierend war der folgende Fall:

> Eine 48-jährige Patientin mit einer (aus heutiger Sicht) komplexen PTBS sagt in einer der letzten Stunden einer tiefenpsychologischen Langzeittherapie, sie wolle mit mir nochmal über ihren Ex-Mann sprechen (mit dem sie eine hochbelastete Ehe geführt hatte): »Mein Mann drohte, sich umzubringen. Und als ich (in einer frühen Therapiephase) anfing, darüber zu sprechen, haben Sie gefragt, wie er sich wohl gefühlt hätte! Wie ernst er das damals gemeint hätte (die Suiziddrohungen)! – *Sie haben von mir verlangt, dass ich mich in ihn hineinversetze! Und ich*

20 »[...] too much self-disclosure by the therapist re-evokes parentification«.

hatte sowieso schon ein schlechtes Gewissen [dem Mann gegenüber]!« Sie habe sich ohnehin immer schuldig gefühlt, weil ihr Vater getrunken habe. [Das Aufwachsen mit alkoholabhängigen Eltern führt ja leider häufig dazu, dass Kinder sich für die Probleme der Eltern verantwortlich oder sogar schuldig fühlen und in der Folge oft dazu neigen, sich auch in Partnerschaften verantwortlich sowie unter Umständen auch schuldig für die Probleme von Partnern zu fühlen; s. Kap. 6.2.1] »Das hat mir so weh getan! Mein Mann hat mich seelisch missbraucht! *Immer wieder nach ihm zu fragen – das war für mich eine Pulle Arsen!* Dass ich immer ein schlechtes Gewissen hatte. Und Sie fragen: Hatte mein Mann auch gute Seiten?! [...] Ich habe gedacht, therapieren Sie mich oder ihn?! Das war so schlimm, dass sie ihn und nicht mich gesehen haben!«

KvS: »Da bin ich nicht bei Ihnen geblieben.«
Patientin: »Das stimmt.« (Weint)
KvS: »Das tut mir sehr leid.«
[...]
KvS: »Warum haben Sie es mir das erst jetzt gesagt – unser Gespräch über Ihren Ex-Mann ist ja lange her?«
Patientin: »Ja ... Ich bin zuerst blockiert. – Ich habe das Thema ›Mann‹ aufgemacht. Sie gehen mich dann derart an, dass ich Schuldgefühle kriege. Die Stahltür geht zu! ... Da kann ich nicht mal mehr einen klaren Gedanken fassen.«

Gefragt, wie es kommt, dass sie es mir jetzt sagen konnte, führt die Patientin das darauf zurück, dass sie sich später in einem schweren Konflikt mit einer Freundin von mir unterstützt fühlte: »Sie haben mich da dann stark gemacht« (und sie ermuntert, ihre Bedürfnisse umzusetzen und sich abzugrenzen).

Auf die Frage, wie sie sich jetzt damit fühlt, diese Kritik geäußert zu haben, erwidert die Patientin: »Mir geht es körperlich schlecht, aber ich bin froh, dass ich das gesagt habe. Ich möchte das Matschzeug loswerden. – *Ich habe immer ein schlechtes Gewissen! [...] Ich habe Angst, wieder für jemanden da sein zu müssen. Das war mir gar nicht klar.* Deshalb lasse ich andere nicht an mich ran.«

Es ist wichtig, nicht durch zu frühe Fragen nach der Seelenlage von Angehörigen Patient:innen das Gefühl zu geben, es ginge (erneut) nicht um sie, und womöglich damit unabsichtlich alte Schuld-, Scham- und Verantwortungsgefühle zu triggern.

Und auch die Fähigkeit, sich als Therapeut:in für Fehler zu entschuldigen, ist bedeutsam.

Problematisch ist aber auch, wenn *Loyalitätsbindungen von Patient:innen ihren Eltern gegenüber nicht genügend geachtet und wertgeschätzt werden*. Zwei Fallgeschichten werden hier nicht abgedruckt, weil die Patient:innen sich Sorgen machten, dass ihre Eltern darin zu negativ dargestellt würden. Das hat mir zu denken gegeben, da ich angenommen hatte, ausgewogene und auch den Eltern gegenüber faire und ressourcenorientierte Beschreibungen erstellt zu haben – das wurde aber offenkundig ganz anders erlebt. (Zumindest aber haben diese beiden Patient:innen gelernt, »Nein« zu sagen, was ich als Therapieerfolg verstehe!)

KAPITEL 8

Selbsthilfe und ergänzende praktische Hilfen für Klient:innen – Wege der Heilung

Ehemals Parentifizierte haben in der Kindheit oft emotionale Vernachlässigung, zu viel Stress und häufig auch Traumata erlebt und neigen dazu, sich auch als Erwachsene für zu viel verantwortlich zu fühlen und ständig gegenüber bedürftigen anderen fürsorglich zu sein. Insofern ist für Betroffene alles hilfreich, was fördert, dass sie erkennen, wer sie sind, was ihre Bedürfnisse sind und wodurch sie lernen, für diese Bedürfnisse einzutreten. Meist bedeutet das, die eigenen Grenzen zu stärken, Stress abzubauen und sich auszuruhen.

Das Gehirn lässt sich durch den Versuch, Gedanken und Gefühle »abzustellen«, zu unterdrücken oder sich abzulenken meist nicht gut zur Ruhe bringen. Eher lässt sich ein entspannter Zustand erreichen, wenn Menschen Dinge tun, die sie auf angenehme Weise anderweitig beschäftigen und die Welt vergessen lassen. Insofern können ganz unterschiedliche Aktivitäten wohltuende Wirkungen haben.

Auf der Basis einer Befragung von rund 18 000 Menschen aus 135 Ländern wurden die »Top 10« der Ausruh-Aktivitäten ermittelt (s. Tab. 16; Hammond, 2021), durch die Menschen sich am meisten gestärkt und erfrischt fühlen. Obwohl soziale Einbindung sehr wichtig für die biopsychosoziale Gesundheit ist, sind bemerkenswerterweise soziale Aktivitäten wie das Zusammensein mit Familie und Freunden *nicht* unter den »Top 10« vertreten.

> »Der Grund ist vermutlich: Wenn wir mit anderen Menschen zusammen sind, müssen wir uns auf sie einstellen, ihre Bedürfnisse einbeziehen, wir fragen uns vielleicht, was sie über mich denken. Das kann durchaus anstrengend sein.« (Hammond, in Wolfheim, 2021, S. 124)

Das gilt wahrscheinlich in besonderem Maße für (ehemals) parentifizierte Kinder.

Tabelle 16: Die zehn besten Aktivitäten, die das Ausruhen fördern

1. Lesen
2. Zeit in der Natur verbringen
3. Allein sein
4. Musik hören
5. Nichts Besonderes tun
6. Ein langer Spaziergang
7. Ein schönes heißes Bad
8. Tagträumen
9. Fernsehen
10. Achtsamkeit

Quelle: Hammond (2021)

8.1 Grenzen: »A room of one's own« und »Me-Time«

Typisch für Menschen mit maligner Parentifizierung sind deutliche Probleme, sich abzugrenzen (s. Kap. 5.1.4, 6). Umso wichtiger ist es, dass Betroffene versuchen, soweit wie möglich eigene Räume und Zeiten für sich selbst zu schaffen. Beides ist für Eltern kleiner Kinder und für Menschen mit wenig Geld oft schwer möglich. Virginia Woolf (1935) hat einen berühmten Essay über *A room of one's own* (*Ein Zimmer für sich allein*) für Frauen geschrieben. Auch in Frauenzeitschriften wird berichtet, wie heilsam ein eigener Raum sein kann und dass dieser gerade bei Müttern wahrscheinlich Burn-out-Symptome und Aggressionen reduzieren kann (Hentschel, 2017). Falls der eigene Raum nicht zu realisieren ist, könnte es zumindest eine eigene Nische im Wohn- oder Schlafzimmer sein.

Heilsam ist auch Zeit für sich allein – besonders für Parentifizierte. Diese hängt ab von selbstbewussten Verhandlungen mit Bezugspersonen. Hilfreich sind, bezogen auf Zeit für sich, Fragen wie: »Was macht mich glücklich?« (spontan in fünf Minuten aufgeschrieben), »Was hat mich als Kind und Jugendliche(r) glücklich gemacht?«, »Wie würde ein ›subjektiv perfekter Tag‹ gestaltet werden – wenn keine Rücksichten auf andere Menschen oder Arbeitsverpflichtungen genommen werden müssten?«, oder: »Welche Aktivität wollte ich schon immer mal ausprobieren?« (Töpfern? Fallschirmspringen? Singen in einer Karaoke-Bar?!)

Häufiger Sozialkontakt wird in der Forschung mit besserer Gesundheit und einem längeren Leben assoziiert. Eine Studie überprüfte das. Teilstudie 1 belegte an einer großen Stichprobe, dass positive Effekte von sozialem Kontakt mit Freund:innen, Verwandten und Kolleg:innen bestehen, dass aber mehr Kontakt über ein moderates Niveau (monatlicher oder wöchentlicher Kontakt) hinaus keine weiteren Verbesserungen mit sich bringt. Teilstudie 2 erweiterte die Befunde um Längsschnitt- und Mortalitätsdaten. Auch hier zeigte sich, dass wenig Kontakt negative Effekte hatte und moderate (monatliche oder wöchentliche) Sozialkontakte günstiger waren – doch noch mehr Sozialkontakt war nicht mit besserer Gesundheit oder Langlebigkeit assoziiert, sogar eher in manchen Fällen mit mehr Risiken (Stavrova & Ren, 2020). Insofern spricht auch die Grundlagenforschung für den Nutzen von klaren Grenzen und »Me-Time«!

Manche Menschen sind so extrem parentifiziert, dass sie schon durch die physische Anwesenheit einer wichtigen Bezugsperson im selben Haus oder derselben Wohnung sich selbst verlieren und nur noch an das Wohlergehen des anderen denken.

> So berichtete z. B. eine Patientin, dass sie sich nur entspannen könne, wenn ihr Mann nicht zu Hause sei, weil sie sonst ständig grübeln würde: »Geht es dem gut? Braucht der was zu trinken?« – so wie sie als Kind und Jugendliche immer besorgt auf den alkoholmissbrauchenden Vater lauschte, um ihn jederzeit besänftigen zu können, da sie verhindern wollte, dass der Vater »die Mutter bestraft«.

Das kann auch in Therapien passieren, deshalb kann es hilfreich sein, Patient:innen zu ermuntern, wegzusehen von der Therapeutin (s. Kap. 7.1).

8.2 Selbstregulation und Selbstmitgefühl: Atmen, Meditation, Yoga, Bewegung

Der *Vagusnerv* (Zentralnerv des *Parasympathikus*) ist für die Regeneration und innere Balance zuständig. Er vernetzt das Gehirn mit den Bauchorganen, verläuft vom Hirnstamm den Rachen hinunter, am Herzen vorbei und verzweigt sich dann im unteren Bauchraum. Als Gegenspieler des *Sympathikus* ist er für Beruhigung zuständig, verlangsamt den Herzschlag, stimuliert Verdauungsprozesse und steigert die Durchblutung der Geschlechtsorgane. Eigentlich sollten sich Anspannung und Alarmbereitschaft, Ruhe und Entspannung ablösen. Doch bei Dauergestressten ist das Gleichgewicht zwischen diesen verloren gegangen. Ist der Sympathikus im Dauereinsatz, so wird der Körper mit Stresshormonen geflutet. Doch nur ein Körper, der sich sicher und ruhig fühlt, erlaubt es dem Vagusnerv, tätig zu werden.

Für chronisch Gestresste können kontemplative Praktiken wie *Meditation* (einschließlich *Yoga Nidra, »Bodyscan«, Non Sleep Deep Rest [NSDR]*), klassisches *Yoga* oder *Gebete* nachweislich positive Effekte auf das psychische und körperliche Wohlbefinden haben.[21] Das könnte darauf zurückzuführen sein, dass all diese Praktiken einen erholsamen, tief entspannten Zustand (*deep rest*) herbeiführen durch Signale der Sicherheit, die dem Körper anzeigen, dass die Energie in die zelluläre Optimierung investiert werden kann – und nicht in die Bewältigung von energieforderndem Stress gesteckt werden muss (Crosswell et al., 2024). Einen ruhigeren Zustand zu erreichen, geht sogar noch einfacher: durch das *Ein- und Ausatmen*. Durch einen einzigen Atemzug (ein- und ausatmen) lässt sich der Herzschlag messbar verlängern. Schon einige mitteltiefe bis tiefe Atemzüge mehrmals täglich führen dazu, dass die innere Anspannung ein wenig runtergefahren wird (Crosswell et al., 2024). Eine Interventionsstudie belegt beispielsweise, dass sich durch drei- oder neunmonatige kontemplative Interventionsgruppen (vs. Warte-Kontrollgruppen) die Kortisolkonzentration im Haar und der selbstberichtete chronische Stress beeinflussen lassen. Besonders ausgeprägt war der Effekt bei den Teilnehmenden, die häufiger übten (Puhlmann et al., 2021).

8.3 Kreativität: Musik, Tanz, Theater, Schreiben, Malen und Humor

Kreativität kann helfen zu heilen. *Musik und Tanz* gibt es in allen untersuchten Gesellschaften weltweit und diese kreativen Künste sind oft im Kontext von Heilungsritualen bedeutsam (Mehr et al., 2019; van der Kolk, 2015). Der Einsatz von *Phantasie* half nicht nur dem späteren Psychotherapeuten Victor Frankl, seine Internierung im Konzentrationslager während des Holocaust zu überleben, indem er sich vorstellte, wie er später akademische Vorträge zu seinen Erfahrungen im Konzentrationslager halten würde (was er real später auch umsetzte), sondern sie hilft nachweislich auch misshandelten Kindern, später besser in ihrem Leben zurechtzukommen (Jay, 2018). Auch Kinderbücher, Romane und Biographien können helfen: »Viele resiliente Kinder therapieren sich selbst durch *Lesen*« (Jay, 2018, S. 115). Es gibt aber auch eine

21 Yoga Nidra ist eine geführte Entspannungstechnik, bei der man entspannt auf dem Rücken liegt, um einen Zustand zwischen Wachen und Schlafen zu erreichen. Dieser fördert tiefe Entspannung, Stressabbau und innere Ruhe, indem man sich auf den Atem, den Körper und ein bewusstes Entspannen konzentriert, oft mit einem positiven Vorsatz (Sankalpa).
»Bodyscan« (Körperscan) ist eine Achtsamkeitsübung, bei der man die Aufmerksamkeit durch alle Bereiche des Körpers lenkt, um Empfindungen, Gedanken und Gefühle wertfrei wahrzunehmen und tief zu entspannen, oft im Rahmen von Stressbewältigung (MBSR: MIndfulness Based Stress Reduction).
Non-Sleep Deep Rest (NSDR) ist eine Entspannungstechnik, die Elemente aus Yoga Nidra und »Bodyscan« nutzt, um ebenfalls einen Zustand tiefer Entspannung zu erzeugen, der hilft, Stress abzubauen.

»Selbsttherapie« durch *Schreiben* und Schreiben lässt sich auch therapeutisch nutzen (Unterholzer, 2017), was auch durch die Popularität des Tagebuchschreibens (»Journaling«) im Internet unterstrichen wird:

> »Krankheit ist wohl der letzte Grund
> Des ganzen Schöpferdrangs gewesen
> Erschaffend konnte ich genesen
> Erschaffend wurde ich gesund«
> *(Heinrich Heine [1844], aus: Schöpfungslieder 7)*

8.4 Selbsthilfe-Gruppen und Internet-Foren

Selbsthilfe-Foren im Internet und *Selbsthilfegruppen* im echten Leben machen vielfältige hilfreiche Angebote für Menschen, die von psychischen und/oder somatischen Krankheiten betroffen sind, sowie für ihre Angehörigen. Eine Parentifizierung ist bei bestimmten Gruppen sehr häufig (s. Kap. 4.2, 4.3, 4.4, 6). Ausgewählte Selbsthilfe-Angebote werden in Tabelle 17 aufgeführt.

Tabelle 17: Übersicht über ausgewählte Selbsthilfe-Angebote

Thema	Name	Links und Hotlines
Übergreifende Selbsthilfe-Angebote	Nationale Kontakt- und Informationsstelle zur Anregung und Unterstützung von Selbsthilfegruppen **(NAKOA)**	https://www.nakos.de/adressen/datenbanksuche/ Hotline 030/31 01 89 60 https://www.gesundheitsinformation.de/wie-finde-ich-selbsthilfegruppen-und-beratungsstellen.html, gesichtet am 04. 01. 2025
(Erwachsene) Kinder und andere Angehörige von Suchtkranken	»**Al**coholics **Anon**ymous Family Groups *(Al-Anon)*« *Alateen*-Gruppen für junge Menschen, die mit Alkoholabhängigen zusammenleben	https://al-anon.de/, https://www.al-anon.ch/, https://www.al-anon-online.de/homepage/
	»Erwachsene Kinder von suchtkranken Eltern und Erziehern (EKS)«	https://www.eksev.org/
	NACOA Deutschland: Interessenvertretung für Kinder in Deutschland, die in	https://nacoa.de/, www.Nacoa.de Ambulante und stationäre Hilfsangebote für betroffene Kinder, Informationen für

Thema	Name	Links und Hotlines
	ihren Familien unter Alkohol-/Drogenkrankheit/ nicht-stofflichen Süchten ihrer Eltern leiden	erwachsene Kinder aus Suchtfamilien und Informationen für Eltern mit Suchtproblemen, Beratungstelefon, Online-Beratung für alle Altersgruppen, Hilfelandkarte für unterschiedliche Angebote (Selbsthilfegruppen, Beratungsangebote, Präventionsangebote etc.)
Hilfe für Kinder mit »Problemeltern«	Plattform für 10- bis 21-Jährige von Drogenhilfe Köln und KOALA e. V. (Kinder ohne den schädlichen Einfluss von Alkohol u. a. Drogen e. V.)	https://www.kidkit.de/ Informationen zu sexuellem Missbrauch, Spielsucht, psychischen Erkrankungen, Sucht, Gewalt und Einsamkeit Beratung per E-Mail anonym von Therapeut:innen und Ehrenamtlichen (Rotsch, 2021)
Pflegende/sich kümmernde Kinder psychisch und somatisch Kranker, Eltern und Fachleute	Online-Angebot, unterstützt vom Bundesfamilienministerium	https://www.pausentaste.de/ Ein Online-Angebot für Kinder und Jugendliche, die sich um ihre Familien kümmern
	Angebot des Diakonischen Werks Berlin	www.echt-unersetzlich.de Angebot für 13- bis 25-jährige Pflegende, das online von Betroffenen aus ganz Deutschland genutzt werden kann. Auch persönliche Beratung möglich
(Erwachsene) Kinder und andere Angehörige psychisch Kranker	Unterschiedliche Selbsthilfegruppen, z. B. Landesverband der Angehörigen psychisch Kranker, Hamburg	https://www.lapk-hamburg.de/
(Erwachsene) Kinder und andere Angehörige somatisch Kranker	Unterschiedliche Selbsthilfegruppen, z. B. »Pink Kids«	https://www.pink-kids.de Webseite, die durch Jugendliche betreut wird, die selbst die Erfahrung gemacht haben, dass die eigene Mutter an Brustkrebs erkrankt ist
	»Young Carers«	https://young-carers.de Angebot für Minderjährige, die ihre Eltern pflegen
	»Young Helping Hands«	https://young-helping-hands.de Website für Kinder, Jugendliche und junge Erwachsene, die ihre Eltern und/oder andere Angehörige pflegen – auch für Eltern, ehemals Betroffene und Fachkräfte!
Belastete Schwangere und junge Mütter	Netzwerk »Mirjam hilft« für Schwangere und Mütter in schwierigen Lebenssituationen	https://www.mirjam-hilft.de/ Begleitete Online-Gruppe für Mütter mit postnatalen Depressionen, Präsenz-Gruppen sind geplant

8.5 Traumaheilende berufliche Arbeit

Der Schmerz und die Wut, die viele Menschen mit traumatischen Erfahrungen (und extremer Parentifizierung) erleben, lässt sich vielleicht am besten nutzen, »wenn wir vom Opfer zum Aktivisten werden, zumindest in unserem eigenen Interesse« (Jay, 2018, S. 96). Der Traumaforscher und -therapeut Richard Mollica schrieb sogar: »Arbeit, Arbeit, Arbeit. Das ist das einzige wichtige Ziel für traumatisierte Menschen auf der ganzen Welt« (zit. n. Jay, 2018, S. 97). Es scheint, dass in Flow-Zuständen bei der Arbeit neuronale Regenerationsprozesse stattfinden (Christensen, 2024). Das Gefühl: »Ich möchte nicht, dass andere Menschen so leiden müssen wie ich«, ist die Basis der – von der Traumaforscherin Judith Herman so benannten – *Mission als Opfer*. Eigene belastende oder traumatische Erfahrungen, auch eigene belastende (maligne) Parentifizierungserfahrungen können Menschen dazu bringen, sich auch für politische Verbesserungen einzusetzen (Jay, 2018, S. 328).

In ihrem Workshop bei einem Familientherapie-Kongress sagte die Paartherapeutin Judith Keller aus New York, alle ihr persönlich bekannten Töchter aus vom Holocaust traumatisierten jüdischen Familien seien Psychotherapeutinnen geworden (mündl. Mitteilung, 26.10.2013, EFTA Kongress Istanbul). Eine *Metaanalyse* belegt, dass die *Motivation, für das Wohlbefinden anderer zu sorgen* (*communal motivation*), in Zusammenhang mit größerem Wohlbefinden der Indexperson und ihrer Bezugspersonen steht (Le et al., 2018).

KAPITEL 9

Wie können Kinder vor einem belastenden »Erbe« geschützt werden?

In diesem Kapitel gehe ich auf Präventionsangebote für Kinder von Risiko-Eltern (Kap. 9.1), strukturelle und politische Maßnahmen (Kap. 9.2) und die Sensibilisierung der Bevölkerung und der Behandelnden (Kap. 9.3) ein.

9.1 Präventions- und Interventionsangebote für Kinder von Risiko-Eltern

Adverse Childhood Experiences (ACE) gehören zu den bedeutsamsten Risikofaktoren für die Entwicklung psychischer und somatischer Störungen (Kap. 3.4.1). Nicht nur sexueller und körperlicher Missbrauch sind bedeutsame Risikofaktoren, sondern auch emotionale Misshandlung und emotionale Vernachlässigung sowie »Probleme im Elternhaus«; zu Letzteren gehören psychische Störungen von Eltern, die ja häufig mit einer gravierenden emotionalen Parentifizierung verbunden sind (s. Kap. 6.2; Witt et al., 2019) und die in deutschen Kinderschutzdebatten bisher weniger beachtet werden (Wingenfeld et al., 2011).

Mehr Präventionsstrategien und Interventionsansätze erscheinen dringend notwendig, um die gesundheitlichen Folgekosten für zukünftige Generationen zu reduzieren (Clemens et al., 2018; Madigan et al., 2023). Die Prävention sollte sehr früh einsetzen, da selbst milde Formen von pränatalem Stress noch Jahre später negative Auswirkungen auf das Verhalten von Kindern haben können. Insofern sind Interventionen wichtig, die das Wohlbefinden von Müttern steigern und mütterlichen Stress bereits während der Schwangerschaft verringern (Amici et al., 2022). Metaanalytische Daten unterstützen den zunehmenden Konsens, dass Präventions- und Interventionsprogramme mit einem Fokus auf psychischer Gesundheit von Kindern davon profitieren könnten, wenn auch auf die interparentale Beziehung fokussiert wird (van Eldik et al., 2020).

Eine Reihe von spezifischen Angeboten richtet sich an die Kinder von besonders belasteten Eltern. Selbsthilfe-Angebote wurden bereits in Kapitel 8.4 beschrieben. Die Familienambulanz am UKE in Hamburg unterstützt Familien, in denen Eltern oder/und Kinder psychisch oder/und somatisch erkrankt sind (https://www.uke.de/dateien/kliniken/psychiatrie-und-psychotherapie/flyer/2024.12.03.flyer_familienambulanz_online.pdf).

9.1.1 Kinder psychisch kranker Eltern

Die Einbeziehung von Kindern in die Therapien Erwachsener wird bereits in Kapitel 7.6.3 thematisiert. Auch bei der Aufnahme Erwachsener in psychiatrische Kliniken sollte standardmäßig die Versorgungssituation etwaiger Kinder exploriert werden. Mehr psychiatrische Versorgungsangebote für Eltern und Kinder werden benötigt (PTK NRW, 2020).

Spezifische Programme zur Stärkung der Resilienz von Kindern psychisch kranker Eltern und zur Unterstützung der Eltern arbeiten meist kindzentriert (meist im Gruppenformat), seltener familienzentriert und richten sich an unterschiedliche Altersgruppen mit einem Fokus auf Psychoedukation und Ressourcenaktivierung, Gefühlsregulation und familiärer Kommunikation. Eine Übersicht findet sich bei Lenz und Wiegand-Grefe (2017). Auch der Einbezug von Selbsthilfegruppen (z. B. NACOA Deutschland) kann hilfreich sein (s. Kap. 8.4, Tab. 17). Es werden weitaus mehr frühzeitige Hilfe- und Präventionsangebote für betroffene Kinder, Eltern und Familien benötigt – auch die Bereitstellung spezifischer Beratungs- und Therapieangebote für erwachsene Kinder psychisch kranker Eltern ist erforderlich (Jungbauer et al., 2018).

Es existieren verschiedene *ambulante Angebote*, z. B. mit systemisch-integrativem Hintergrund für Mütter mit *Borderline-Persönlichkeitsstörung (BPS)* (Jankowski et al., 2018), das *Gruppentraining »Borderline und Mutter sein«* für Mütter und ihre 0–6-jährigen Kinder (Rosenbach & Renneberg, 2019) oder das *tagesklinische* Behandlungsmodul *FaTZ Borderline* für Eltern mit BPS und ihre Kinder. Es wird betont: »Für Kinder ist […] wichtig, von den Therapeuten zu hören, dass sie [die Therapeuten] das Leid der Eltern sehen und sich darum kümmern und dass dies nicht Aufgabe des Kindes ist« (Oelkers & Wild, 2019, S. 296). Weitere spezifische Interventionen für psychisch belastete Eltern mit Bindungstraumata sind die mentalisierungsorientierte Behandlung aus der Arbeitsgruppe um Svenja Taubner, die »Mutter-Kind-Skills«-Adaptation von DBT-Elementen (www.start-yourway.de) oder das Videofeedback nach dem Konzept der emotionalen Verfügbarkeit (Möhler, 2020).

In London wurden am »Marlboro Family Service« die Multifamilienarbeit und die »*Kidstime*«-/»*Our Time*«-*Workshops* entwickelt. Orientiert am »Empowerment«-Konzept wird auf Hierarchien zwischen Profis und den Familien verzichtet und die Familienmitglieder werden als Experten ihrer eigenen Lebenslage betrachtet. Ziel ist es, die Zusammenarbeit aller Beteiligten zu verbessern. Die Familien treffen sich alle drei bis vier Wochen für ca. vier Stunden. Nach einem gemeinsamen Einstig trennen sich die Generationen: Die Elterngruppe arbeitet mit Psychotherapeut:innen (Psychoedukation, reflektierende Arbeit, Mentalisierungsübungen, Familientherapie). Dabei wird auf Probleme der Eltern fokussiert, die Auswirkung der eigenen psychischen Erkrankung auf die Kinder verstehen und reflektieren zu können. Es werden auch andere Bezugspersonen eingeladen (z. B. Großeltern, Pflegeeltern). Währenddessen erarbeitet die Kindergruppe mit einer Theater-Fachkraft ein kreatives Werk (Film, Theaterstück, Cartoon), dessen Inhalt die Kinder bestimmen. Eine gemeinsame Pizzapause dient der Vernetzung und dem Austausch und unterstützt den positiven »Event«-Charakter der Treffen. Das Werk der Kinder wird den Eltern vorgeführt. Die daran anschließenden Gespräche zeigen, wie hilfreich es ist, unterschiedliche Bedürfnisse und Sorgen wie auch gemeinsame Freude zu teilen. Erfahrene kindliche und erwachsene Gruppenteilnehmer:innen können später zu »Botschaftern« der »Kidstime-Arbeit« werden und ihre Kompetenzen an andere betroffene Familien weitergeben oder die Arbeit in Schulen vorstellen. Diese kann überforderte »young carers« entlasten und Eltern einen Raum geben, um über Selbstzweifel, Schuldgefühle und Unsicherheiten zu sprechen, Entlastung zu erfahren und sich weiterzuentwickeln. Der Ansatz wird auch in Deutschland angeboten (Cooklin & Barnes, 2020; https://www.kidstime-netzwerk.de/).

9.1.2 Kinder suchtkranker Eltern

Für Kinder suchtkranker Eltern existieren angeblich 200 000 Angebote, doch es fehlt an Übersicht und Vernetzung (Bühring, 2017; s. auch Kap. 8.4, Tab. 17). Ein hilfreiches und evaluiertes Angebot ist z. B. das »Projekt Trampolin« (www.projekt-trampolin.de), ein ressourcenorientiertes manualisiertes Gruppenangebot für 8–12-jährige Kinder aus suchtbelasteten Familien mit neun Modulen über je 90 Minuten, bei dem auch angestrebt wird, in zwei Sitzungen die Eltern einzubeziehen (Bröning et al., 2012).

9.1.3 Kinder somatisch kranker Eltern

In Bezug auf Kinder somatisch erkrankter Eltern existieren Fachliteratur (Romer & Haagen, 2007) und ein *Manual zur kindzentrierten Familienberatung bei elterlicher Krebserkrankung* (Children of Somatically Ill Parents, COSIP: Romer et al., 2014), das es ermöglicht, in 8–9 Sitzungen die ein bis zwei wichtigsten Interventionsziele abzuarbeiten. Es wurde an fünf Projektstandorten implementiert. Daten belegen den Nutzen für die betroffenen Familien (Ernst & Brähler, 2020).

Belastete Familien werden in unterschiedlichen Kontexten behandelt und begleitet – durch niedergelassene (Kinder-)Ärzt:innen, in Erwachsenenpsychiatrie, Kinder- und Jugendpsychiatrie, durch niedergelassene Psychotherapeut:innen; beteiligt sind zudem »Frühe Hilfen«, Frühförderung, Jugendämter, Sozialpsychiatrie, Suchthilfe und Jugendhilfe. Wichtig wären eine bessere Abstimmung und Zusammenarbeit der Hilfen und niedrigschwellige Zugänge. Entscheidend ist die Kooperation aller Beteiligten. Gute Kooperationsprojekte existieren, sind aber noch selten (z. B. Qualitätszirkel mit Tandems aus Ärzt:in/ Psychotherapeut:in und Jugendamtsmitarbeiter:in). Die Zusammenarbeit scheitert oft schon an den unterschiedlichen Zuständigkeiten und Kostenträgern und deren Koordination (s. Kap. 9.2).

Tabelle 18: Bundesweite Anlaufstellen für Kinderschutz und Hilfen für Kinder psychisch kranker Eltern

- Bundesarbeitsgemeinschaft Kinder psychisch erkrankter Eltern: http://bag-kipe.de/einrichtungen-projekte
- Netz und Boden: Initiative für Kinder psychisch kranker Eltern: www.netz-und-boden.de
- Online-Kurse zu Themen des Kinderschutzes, der Unterstützung psychisch kranker Kinder und Jugendlicher und belasteter Familien: https://elearning-kinderschutz.de

9.2 Strukturelle und politische Maßnahmen

Bei der Versorgung belasteter Familien sind die *»Aufsplitterung« der staatlichen Leistungen in unterschiedliche Zuständigkeiten* und die damit einhergehenden nicht gelösten Zuständigkeitsfragen ein gravierendes Problem (PTK NRW, 2020). Es besteht dringender politischer Handlungsbedarf, da mögliche Leistungen in fünf unterschiedlichen Sozialgesetzbüchern geregelt werden, nämlich den Regelungen zum Gesundheitswesen (Sozialgesetzbuch/SGB V), zur Kinder- und Jugendhilfe (SGB III), zu Rehabilitation und Teilhabe von Behinderten (SGB IX), zur Arbeitslosenhilfe (SGB II) und Sozialhilfe (SGB XIII).

Der Deutsche Bundestag hat 2025 beschlossen, dem Antrag aller bürgerlichen Parteien »Prävention stärken – Kinder mit psychisch oder suchtkranken Eltern« stattzugeben (Drucksache 20/14786). Das soll u.a. die Hilfe in Notsituationen nach § 20 SGB VIII auch für Familien mit Kindern über 14 Jahre ermöglichen, Berufsgeheimnisträger wie Ärzt:innen oder Psychiater:innen sollen nicht erst bei Hinweisen für eine Kindeswohlgefährdung, sondern bereits bei Anhaltspunkten für einen Unterstützungsbedarf mit der Familie sprechen und diese an das Jugendamt übermitteln können und es soll eine Lösung gefunden werden, wie Jugendliche selbst über die Aufnahme einer Psychotherapie entscheiden können – auch ohne Kenntnis ihrer Eltern, wenn diese in ihrer Erziehungsfähigkeit eingeschränkt sind. Frühe Hilfen sollen auch auf Familien mit Kindern bis zu sechs Jahren erweitert werden.

Doch kurz danach kam es zu Neuwahlen und es bleibt offen, wann und wie all das umgesetzt werden wird.

9.3 »Kinder im Blick« – in der Bevölkerung, der Psychotherapie und der Medizin

> »Manchmal frage ich mich, warum mich damals niemand gefragt hat, was mit mir los war. Wir haben als Erwachsene eine Verantwortung für die Schwächeren, vor allem für Kinder. Wenn es damals jemanden gegeben hätte, der sich meiner angenommen hätte, wäre ich vermutlich nicht so gnadenlos in der Schule gescheitert und hätte eine normale Kindheit erleben können.
> Wir müssen die Augen offenhalten. Deshalb engagiere ich mich in der Berliner Stadtmission, die gestrandeten Menschen hilft, und bei ›Ein Platz für Kinder‹, einer Stiftung für traumatisierte Kinder. Ich glaube fest daran, dass wir helfen können.« (Sawatzki, 2019, S. 27)

Die Schauspielerin Andrea Sawatzki, die als Jugendliche durch die Pflege ihres demenzkranken Vaters extrem belastet war (s. Kap. 6.3), hat aus ihrem Schmerz fürsorgliche Taten entstehen lassen. Sie betont, wie wichtig es ist, dass wir alle »die Augen offenhalten«. Ganz besonders gilt das natürlich für professionelle Helfer. Der Deutsche Ärztetag forderte 2017, dass »Ärzte […], die psychisch erkrankte Eltern behandeln, […] auch an deren Kinder denken, diese in ihr Behandlungskonzept miteinbeziehen oder sie gegebenenfalls in entsprechende Hilfssysteme weiterleiten [sollten]« (zit. n. Bühring, 2017, S. 315). Das sollte auch für Psychotherapeut:innen gelten, doch das ist bisher noch nicht einmal offiziell beschlossen worden. Die sozialrechtliche Zulassung der Systemischen Therapie mit ihrem Fokus auf dem Beziehungskontext könnte ein wenig helfen; da aber gerade bei diesem Verfahren die Stundenkontingente etwa halb so umfangreich sind wie bei anderen Richtlinienverfahren, ist es fraglich, ob Systemiker:innen sich in so begrenzter Zeit aktiv um eine Erweiterung ihres Aufgabenspektrums bemühen werden. Die Realität der medizinischen und therapeutischen Versorgung ist davon leider noch sehr weit entfernt (s. Kap. 9.1). Es gibt viele Angebote, doch die extreme Zersplitterung der Finanzierung erschwert die Übersicht, Vernetzung und Zusammenarbeit (s. Kap. 9.2). Nur 5 % der Suchtberatungsstellen kümmern sich auch um die Kinder ihrer Klient:innen. Jugendämter sind oft massiv überlastet und werden nur in extremen Fällen von Kindeswohlgefährdung aktiv (Bühring, 2017).

KAPITEL 10

Therapeutische Fallgeschichten

Die in den Fallgeschichten beschriebenen Patient:innen haben nicht »nur« Erfahrungen mit *Parentifizierung*, sondern diese sind in allen Fällen im Kontext von gravierenden *Bindungstraumatisierungen* entstanden. Die in den beiden folgenden Fallbeispielen beschriebenen Therapien sind *tiefenpsychologisch fundierte Psychotherapien* (s. Kap. 7), orientiert an der Mentalisierungsbasierten Therapie (MBT; Allan & Fonagy, 2009), der Strukturbezogenen Psychotherapie (Rudolf, 2005) und den Leitlinien für die jeweiligen Störungen (Depression: Bundesärztekammer et al., 2022; PTBS: Schäfer et al., 2019). Seitdem sie sozialrechtlich zugelassen wurde, praktiziere ich auch *Systemische Psychotherapie*, stelle hier aber nur Fallgeschichten von länger abgeschlossenen Therapien dar (um zu verhindern, das Patient:innen sich in laufenden Therapien zu abhängig von mir fühlen und womöglich ihre Einwilligung zur Publikation geben, ohne es wirklich zu wollen). Da Systemische Therapie erst seit 2020 Richtlinienverfahren für Erwachsene ist, gibt es bisher kaum schon länger abgeschlossene Therapien. Doch – orientiert an einem integrativen *bindungsorientierten und traumasensiblen Vorgehen* – wurden in den im Folgenden beschriebenen Therapien auch systemische Interventionen genutzt, wie Genogramm, Skulptur, lösungs-/ressourcenorientierte Fragen und positive Umdeutungen (Sydow & Borst, 2018; Sydow, 2024b; Sydow, 2024c; Teismann et al., 2024).

Die beiden Fallgeschichten sind Langzeittherapien mit Stundenkontingenten von bis zu 120 Stunden. Die therapeutischen Beziehungen erstreckten sich über Jahre, mit sehr seltenen Gesprächen in der Auslaufphase. Es wurde immer angeboten, relevante *Bezugspersonen* einzubeziehen – doch dieses Angebot wurde in diesen Therapien nicht genutzt. Neben der ambulanten Psychotherapie wurden auch noch andere Hilfen in Anspruch genommen (stationäre Therapie, Antidepressiva, weitere Hilfsangebote).

In den Fallgeschichten werden verkürzt (und soziodemographisch verfremdet) Symptomatik und psychischer Befund, ICD-10-Diagnose(n), die Lebensgeschichte, Psychodynamik und Beziehungsdynamik, Therapieziele und Behandlungsplan sowie der Therapieverlauf beschrieben. Der Fokus liegt immer auf den Wechselwirkungen zwischen realen Beziehungserfahrungen der Kindheit, verinnerlichten Bindungsmustern und »inneren Anteilen« sowie dem Erleben und Verhalten in der Gegenwart, insbesondere auch in aktuellen Beziehungen zu erwachsenen Bezugspersonen und Kindern.

10.1 Frau A.: »Mein Bruder und ich haben immer versucht, eine Wiedergutmachung zu leisten, dafür, dass wir da sind«

Die zierliche, attraktive und gepflegte Patientin Ende 50 kam wegen einer schweren Krise nach der Krebserkrankung und dem Tod ihres Mannes. Sie hatte große Angst vor den bevorstehenden Jahrestagen (Todestag des Mannes, Hochzeitstag) und schien auch durch gravierende Abgrenzungsprobleme ihrer Mutter gegenüber belastet. Ihre normale Trauerreaktion gestaltete sich – auf dem Hintergrund vorbestehender depressiver Neigungen, früherer Verlusterlebnisse und hoher Abhängigkeit vom Partner – so kompliziert, dass sie knapp ein Jahr nach dem Tod des Mannes immer noch sehr unter depressiven Beschwerden litt.
Sie erfüllte initial die *ICD-10-Diagnosen*: Rezidivierende Depressionen, gegenwärtig mittelgradige Episode (F33.1) bei abhängiger Persönlichkeitsakzentuierung und Nikotinabhängigkeit (F17.24: ca. 40 Zigaretten/Tag). Im Verlauf der Therapie wurde deutlich, dass sie auch unter einer Posttraumatischen Belastungsstörung (F43.1) litt (evtl. auch nach ICD-11: komplexe PTBS). Parallel verschrieb ihr ihr Nervenarzt Schlaftabletten (Zolpidem) und Antidepressiva (Insidon/Opibramol). Gemeinsam vereinbarte *Therapieziele* waren Krisenintervention und Stabilisierung sowie verbesserte Selbstfürsorge (»Ich bin nicht gut zu mir«).

Lebensgeschichte: Frau A. wuchs mit ihrer Mutter und ihrem jüngeren Bruder auf. Als sie drei Jahre alt war, sei ihr Vater mit einer anderen Frau »durchgebrannt«. Die Mutter habe danach einen Suizidversuch gemacht (angeblich habe sie ihren Kopf in den Gasofen in der Küche gesteckt), der von Nachbarn verhindert worden sei. Der Sohn war bei Verwandten, die dreijährige Patientin sei währenddessen bei der Mutter in der Wohnung gewesen. Später wünschte der Vater, dass seine Tochter bei ihm leben solle, da er in zweiter Ehe keine weiteren Kinder bekam. Dagegen sei die Mutter »auf die Barrikaden« gegangen. In der Folge bestanden gar keine Kontakte mehr zwischen Vater und Kindern. Frau A. entdeckte als Erwachsene zufällig die Todesanzeige des Vaters in der Zeitung. Sie wusste zu Therapiebeginn nicht, wie ihr Vater aussah, weil die Mutter sein Gesicht

aus allen Fotos herausgeschnitten hatte. Er sei nach wie vor für ihre Mutter ein Tabuthema.
Die Mutter musste sich nach der Trennung zunächst »alleine durchschlagen«, heiratete dann aber nochmals (als die Patientin 5 Jahre alt war) und brachte ein drittes Kind zur Welt (Halbschwester). Die Beziehung zum Stiefvater sei, so Frau A., durch seine Gewalttätigkeit und sein »Saufen« belastet gewesen. Er habe seine Stiefkinder regelmäßig geschlagen – niemals aber seine leibliche Tochter. Die Mutter litt darunter, es gelang ihr aber nicht, ihre älteren Kinder zu beschützen. Frau A. und ihr Bruder fühlten sich immer als Kinder zweiter Klasse. Bis in die Gegenwart sei die Beziehung zur Halbschwester vergiftet.
Die Patientin wurde mit 18 Jahren ungeplant schwanger. Sie wurde deshalb von ihrem Stiefvater als »Flittchen« beleidigt. Sie erwog einen Schwangerschaftsabbruch, ging deshalb mit der Mutter zum Hausarzt – doch: »Ich konnte es nicht umbringen«. Eigentlich wollte sie Fremdsprachenkorrespondentin werden, doch sie habe dann den Plan aufgeben, Geld verdienen müssen und sei im sechsten Schwangerschaftsmonat eine »Mussehe« eingegangen, was in den 1960er Jahren als »Schande« empfunden worden sei. Ihr Mann sei alkoholabhängig gewesen und habe betrunken einen Autounfall verursacht, der zu Verletzungen der schwangeren Patientin führte (dreitägiger Krankenhausaufenthalt). Das Kind habe sich zunächst nicht mehr bewegt. Der Mann sei danach zu drei Monaten Gefängnis verurteilt worden, weil er das Leben von Frau und Kind gefährdet habe. Sie brachte einen Sohn zur Welt. Aus finanziellen Gründen musste sie bereits acht Wochen nach der Geburt wieder arbeiten gehen und war danach auf die Fürsorge von Mutter und Stiefvater für den Enkel angewiesen. Ihre Eltern hätten ihr »ewig vorgehalten«, sie sei ein »undankbares Geschöpf« und müsse froh sein, dass sie den Sohn betreuten. Sie trage bis heute an dieser »Dankbarkeitssache«.
In seinen ersten vier Lebensjahren lebte der Sohn während der Woche bei den Großeltern und war nur am Wochenende bei den Eltern, erst mit vier Jahren konnten sie ihn zu sich holen: »Die Oma war seine Mutter«. Frau A.s Ehemann sei dann eifersüchtig auf den Sohn gewesen und habe ihn schwer misshandelt. Frau A. versuchte ihren Sohn zu schützen, zog eine Trennung aber nicht in Betracht. Sie sei geblieben, »aus Scham vor den anderen«. Ihr Sohn wurde mit 17 Jahren drogenabhängig. Für sie völlig überraschend, verließ ihr Mann sie an einem Heiligabend. Frau A. machte am folgenden Neujahrstag einen Suizidversuch mit Tabletten.
Später lernte sie ihren zweiten Mann kennen, der für sie ein Retter gewesen sei. Er habe sie sehr umsorgt und sei auch ihrem Sohn ein guter Ersatzvater gewesen.

Das Paar hatte gemeinsam schöne Jahre und teilte u. a. das Hobby zu tanzen. Sie leide sehr unter seinem Tod – aber auch darunter, dass die letzten drei Jahre des Zusammenlebens mit ihm nicht mehr so glücklich gewesen seien. Anders als zuvor sei ihr Mann in den letzten Jahren oft distanziert und gereizt gewesen, und die Patientin habe sich Sorgen gemacht, dass er sie womöglich nicht mehr liebe.

Psychodynamik und Beziehungsdynamik: Frau A. hat sich nach dem Verlust ihres Vaters, dem vermutlich traumatischen (erweiterten?) Suizidversuch ihrer Mutter und dem Leben mit einem ablehnenden, alkoholabhängigen und misshandelnden Stiefvater darauf konzentriert, ihrer Mutter eine gute und aufopferungsvolle Tochter zu sein (vermutlich aus Angst, sonst auch noch die Mutter zu verlieren). Anders als ihre Geschwister hat sie sich nie von der Mutter abgegrenzt, telefonierte zweimal täglich mit ihr und erlebte von ihr viele Zumutungen (z. B. Anrufe frühmorgens, während sie schlief, aus belanglosen Gründen) – die sie sich alle gefallen ließ. Ihr Grundgefühl war: »Wie dankbar muss ich denn noch sein, dass man sich um mich gekümmert hat, dass ich alles hinnehmen muss?«, und: »Ich hab mich immer als ihr Mülleimer gefühlt«. Einziger »Schutz« vor ihrer Mutter waren ihr verstorbener zweiter Mann sowie ihre tiefe Trauer und ihre Depressionen. Frau A. befürchtete: Würde es ihr besser gehen, so würde ihre Mutter sie noch stärker mit ihren Anforderungen belasten. In Konflikten mit ihrer Mutter entwickelte die Patientin Symptome (Atemnot) und benötigte mehr Psychopharmaka und noch mehr Zigaretten.
Die Intensivierung der depressiven Symptomatik stand mit der schweren Krebserkrankung und dem Tod des Ehemannes sowie Belastungen in der Ehe in seinen letzten Lebensjahren im Zusammenhang – aber auch mit der traumatischen Trennung vom ersten Mann, dem Verlust des Vaters und dem Suizidversuch der Mutter in der Kindheit der Patientin sowie Abgrenzungsproblemen der Mutter gegenüber. Die Patientin machte sich große Sorgen über die Parallelen zwischen dem Leben ihrer Mutter und ihr selbst. Sie hatte große Angst, so verbittert zu werden, wie sie ihre Mutter wahrnahm.

Suizidalität?! Die Patientin war immer im Winter besonders belastet, wenn sich die »schlimmen« Jahrestage jährten. Sie plante, ihrem Leben ein Ende zu setzen, falls es ihr beim zweiten Todestag ihres Mannes nicht besser ginge (»Meine Frist läuft«). Sie hatte aber angeblich keine konkreten Pläne. Immer wieder wurden ihre Gefühle, Gedanken und Pläne zum Thema Suizid exploriert, dichtere Termine in der Weihnachtszeit vereinbart, es erfolgte eine Abstimmung mit dem

mitbehandelnden Psychiater und sie erhielt Informationen über psychiatrische Notfall-Adressen in der Ferienzeit. Erst in der 39. Therapiestunde (!) enthüllte Frau A., dass sie mit einem ebenfalls verwitweten Internet-Freund eine Abmachung hatte, dass sie sich beide am (gleichen) Todestag ihrer Ehepartner die ihm verbliebenen Opiate teilen wollten, um sich so gemeinsam zu suizidieren (Suizidpakt). Als Frau A. mir dies berichtete, war der Suizidimpuls schon weniger akut.
Die depressive Problematik wurde zunächst im Sinn einer Krisenintervention so weit wie möglich bearbeitet. Im Lauf der Therapie trauerte Frau A. stark um ihren Mann. Sie begann langsam wieder, sich ihren Freundschaften zu widmen, intensivierte die Beziehung zu ihrem Bruder und bemühte sich, beruflich befriedigende Arbeitsbedingungen auszuhandeln. Sie fing an, sich von der Mutter abzugrenzen. Sie hatte die Jahrestage im ersten Winter nach Therapiebeginn überstanden und wurde dann wieder sozial aktiver, ging wieder tanzen. Sie hielt es kaum aus, alleine zu sein, fühlte sich getrieben und hatte große Angst, ihr Leben könne so weitergehen wie das ihrer (als unglücklich wahrgenommenen) Mutter.

Verhältnis zur Mutter: Großen Raum nahmen in der Therapie ihre tief ambivalenten Gefühle sowie ihre Abgrenzungsprobleme der Mutter gegenüber ein. Das wurde dadurch erschwert, dass die hochbetagte Mutter im Lauf der Therapie pflegebedürftig wurde. Die Patientin entschied sich klar dafür, diese nicht zu sich zu nehmen. Frau A. schwankte lange zwischen Abgrenzung (»Ich rufe sie nur noch an, wenn ich will, manchmal nur nachmittags«) und dem Bemühen um die Mutter (»Ich versuche immer noch von meiner Mutter die Liebe zu kriegen – und sie zum Nachdenken zu bewegen«) und berichtete auch in der fortgeschrittenen Therapie noch von »schlechtem Gewissen der Mutter gegenüber, immer noch«. Auf einer Skala des schlechten Gewissens von 0 bis 10 sah sie sich bei 8. Erst spät enthüllte sie, dass der (betrunkene) Stiefvater auch die Mutter »verhauen habe«, u. a. dann, wenn sie (die Tochter) »aufmüpfig war«. »Irgendwann habe ich begriffen, dann bekommt die Mutter Ärger«. Sie habe sich dann »sehr hilflos« gefühlt: »Dann hat man sich bisschen zurückgenommen, versucht, in der Schule gut zu sein.«
Eines Tages begrüßte die Mutter sie mit dem Satz: »Es ist eine Freude, dass du kommst!« Sie dachte: »Oh Gott, das habe ich noch nie gehört! – Ich traue ihr nicht.« Später half sie ihrer hochbetagten, kranken Mutter doch wieder beim Einkaufen, was sie selbst aber massiv emotional belastete: »Warum soll ich jetzt für die Scheiße da sein – die Mutter hat sich doch für die Schwester entschieden (die

sie vorziehe)!« Die Mutter habe »zum ersten Mal kapiert, dass ihr Ascheimer den Deckel zugemacht hat. Wenn ich irgendwelche Gefühle ihr gegenüber zulasse, dann gehe ich den Bach runter.« Schließlich stellte sie fest: »Ich hab das gar nicht gewusst, wie viel Wut sich in mir aufgestaut hat! Langsam bekomme ich richtige Hassgefühle! Aber auch Wut über mich selbst: Dass ich das zulasse!« Und ihr wurde klar: »Mein Bruder und ich haben immer eine Wiedergutmachung zu leisten, dafür, dass wir da sind.«

Alte Traumata: Erst spät enthüllte die Patientin, wie sehr *alte Traumata* sie noch belasteten:

- Ihr Leben lang habe sie beschäftigt, ob ihre Mutter sie (als Dreijährige) bei ihrem Suizidversuch mit in den Tod nehmen wollte. Die Mutter weigere sich, darüber zu sprechen. Sie vermute, die Mutter habe sie mitnehmen wollen, nicht als Zeichen besonderer Nähe zu ihr, sondern um den leiblichen Vater besonders zu treffen, indem sie plante, sein Lieblingskind (offenbar war das Frau A.) mit zu töteten. In diesem Erleben scheint u.a. ihr Grundgefühl, »dass ich nichts wert bin«, zu wurzeln. Das belastete die Patientin bis in die Gegenwart (Albträume).
- Sie berichtete, dass sie es am Sterbetag ihres Mannes nicht mehr ertragen konnte zu sehen, wie ihr Mann vom Krankenhauspersonal gewaschen wurde: »Splitternackt« mit »blutigem, offenen Rücken«, es sei so entwürdigend gewesen und sie habe sein Leid nicht mehr ertragen können. Nachdem sie ihn ein Jahr lang hingebungsvoll umsorgt hatte, ging sie nun nach Hause zum »Haarewaschen«. Kurz danach wurde sie telefonisch über seinen Tod informiert. Er sei über sechs Tage hinweg qualvoll gestorben. Sie habe ihn nicht gehen lassen können, aus Sehnsucht nach einer liebevollen Abschiedsgeste von ihm, die nicht mehr kam. Sie empfand große Schuld- und Schamgefühle – einerseits, weil sie glaubte, seinen qualvollen Sterbeprozess mit ihrer Abhängigkeit verlängert zu haben, andererseits, weil sie kurz vor seinem Tod weggegangen war. Ihr Verhalten wurde von mir als Therapeutin positiv als Zeichen ihrer Liebe und ihrer Empathie gedeutet, und ich merkte an, dass es für ihren Mann vielleicht leichter war, in ihrer Abwesenheit zu sterben.
- Sie enthüllte auch erst spät, dass sie beim Einschlafen unter Intrusionen von Bildern ihres leidenden, sterbenden Mannes leide; die PTBS schien im Therapieverlauf etwas gebessert. Für den Fall, dass die Belastung weiter anhielte, habe ich ihr EMDR (Eye Movement Desentization and Reprocessing) empfohlen.

Therapieverlauf und Therapie-Outcome: Die Depressivität hat abgenommen (»Ich bin nicht mehr ununterbrochen traurig«), war aber phasenweise weiter deutlich spürbar. Frau A. hat sich von ihrem verstorbenen Mann stärker innerlich verabschiedet, ihre Schuldgefühle abgebaut und das Gute aus der Beziehung verinnerlicht. Die Patientin wirkte zunehmend offener, lebendiger und selbstbewusster, hat mehr Einsicht gewonnen und – langsam – mehr Vertrauen in die Therapeutin entwickelt, auch sehr Heikles zu erzählen. Aufgrund ihrer Bindungstraumata war sie (verständlicherweise) langsam darin, zur Therapeutin Vertrauen aufzubauen (»Ich habe zu spät angefangen zu reden«), so dass 120 Therapiestunden nötig waren.

Durch eine neue, leidenschaftliche sexuelle Beziehung mit einem als unzuverlässig beschriebenen Mann (Spieler) hat sie neue Seiten an sich kennengelernt und sich wieder intensiver dem Leben zugewandt. Ihre »on-off«-Affaire (mit Beziehungsabbrüchen und leidenschaftlichen Wiederannäherungen) belastete sie auch, da ihre Neigung zu Abhängigkeit und emotionaler Instabilität spürbarer wurden. Sie habe »total den Kopf verloren« und ganz neue sexuelle Erfahrungen gemacht, was ein schlechtes Gewissen gegenüber ihrem verstorbenen Mann ausgelöst habe, da sie mit ihm so etwas nicht erlebt habe. Damit habe sie sich aber auch »ein Stück weit von X. (dem *verstorbenen Mann*) verabschiedet«. Sie bemerkte, dass sie ihren Mann nicht nur als Partner vermisste, sondern dass er auch eine große Stütze für ihr – seit der Kindheit schwaches – Selbstwertgefühl gewesen war, die ihr sehr fehlte. Sie begann zwischen ihren partnerschaftlichen Sehnsüchten und ihrem Bedürfnis nach Stärkung ihres Selbstwertgefühls zu differenzieren. Es wurde deutlich, wie sehr sie noch durch die elterlichen Abwertungen ihrer Sexualität als junge Frau belastet war, als sie ungeplant schwanger wurde (»Flittchen«). Sie schien die aktuelle Affaire zu genießen – aber auch darunter zu leiden, dass sie keine Geborgenheit fand, und haderte ständig damit, dass sie meinte, sich trennen zu sollen: »Mein Leben ist ein einziges Chaos.« Sie war zum Teil emotional sehr instabil. Ihre Beziehung ging dann auf unklare und für sie bedrückende Weise auseinander, was sie sehr belastete. Gleichzeitig wurde ihr durch ihr »komisches Leben« immer mehr bewusst, wie sehr sie für die lange, überwiegend glückliche Ehe mit ihrem verstorbenen (zweiten) Mann dankbar war. Sie wollte sich wieder so verlieben wie in ihren zweiten Mann – hatte aber auch große Angst davor: »Sobald ich merke, dass es ins Ernsthafte geht, gehe ich nicht mehr hin.«

In aktuellen Konflikten setzte sich Frau A. erstmals kritisch mit Freund:innen und dann auch mit nahen Verwandten (Mutter, Halbschwester, Sohn) auseinander und es gelang ihr zunehmend besser, sich abzugrenzen. Es fiel ihr aber noch immer sehr schwer, Konflikte zu modulieren. Nach jahrzehntelangem Bemühen darum, der *Mutter* möglichst alles recht zu machen, hat sie dann den Kontakt zur hochbetagten und schwerkranken Mutter komplett abgebrochen, fühlte sich ihr gegenüber ganz kalt und macht sich Sorgen über ihre scheinbare Gefühllosigkeit. Sie nahm nach Wochen dann langsam wieder Kontakt auf – hielt aber viel Abstand. Ihre Schuld- und Schamgefühle wegen ihrer scheinbaren »Kälte« und »Gefühllosigkeit« gegenüber der Mutter ließen nach, als sie verstand, dass ihre erkalteten Gefühle in Zusammenhang mit emotionalen Verletzungen durch die Mutter standen. Gegen Ende der Therapie starb die Mutter: »Ich kann nicht um meine Mutter weinen. [...] Ich bin nicht mehr gefangen. Es ist nicht, was ich mir vom Leben gewünscht habe, aber es ist besser als nichts.«

Gegenüber dem (alkoholabhängigen, um Abstinenz ringenden) *Sohn* brach sie zunächst den Kontakt ab und nahm dann wieder einen (reservierteren) Kontakt auf. Er habe immer wieder Rückfälle, in denen er sich an die Mutter wende. Die Abgrenzung sei am schwersten gegenüber dem Sohn, da sie ihm gegenüber Schuldgefühle habe.

Sie intensivierte ihre Kontakte zum *Bruder* (der dann auch eine Therapie machte) und schien eine warme und ehrliche Beziehung zu ihm aufgebaut zu haben. Die Geschwister begannen, sich gemeinsam mehr für den leiblichen *Vater* zu interessieren und mehr über ihn herauszufinden: Von einem Cousin erfuhr Frau A., dass ihr Vater lebenslustig und gut aussehend gewesen sei – und dass er sogar einen Sorgerechtsprozess um seine Tochter (sie!) geführt, diesen aber verloren habe. Sie erhielt von Verwandten ein Hochzeitsfoto ihrer Eltern mit ihr selbst als Baby und kannte nun erstmals das Gesicht ihres Vaters. Sie vermutete, dass ihre neu entdeckte lebenslustige, extravertierte, schlagfertige und erotische Seite auch ein Erbe ihres (initial total abgewerteten) Vaters sein könnte, an den sie sich nicht bewusst erinnern konnte, der aber von anderen als attraktiver »Lebemann« beschrieben werde.

Mit ihrer *Halbschwester* führte sie erstmals ein »richtiges«, offenes Gespräch über die gemeinsame Kindheit. Weiterhin ging sie häufig und gern tanzen, pflegte Freundschaften und knüpfte im Internet Kontakte zu anderen Witwern/Witwen. Gegen Therapieende hat sie sich einen kleinen *Kater* schenken lassen. Obwohl sie sehr ambivalent war, ob diese neue Verantwortung sie nicht zu sehr belasten und einschränken würde, umsorgte sie die Katze doch sehr liebevoll. Sie brachte ein Foto vom Kater mit: »Ich kann ihn jetzt lieben.«

Bei *Therapieabschluss* schätzt die Patientin ihren Therapieerfolg auf einer Skala: –10 (total geschadet) bis +10 (total geholfen) als »+8« ein. Tragischerweise verschwand ihre Katze am Ende der Therapie (überfahren?). Frau A. geriet nochmals in eine Krise – wagte es dann aber doch, sich nochmals einen Kater schenken zu lassen, den sie wieder in ihr Herz schloss. Sie lernte einen offenbar sehr sympathischen Mann kennen, für den sie sogar ihren Zigarettenkonsum drastisch reduzierte. Doch beide kamen nicht stabil zusammen. Angeblich wegen ihres Rauchens – vielleicht auch, weil beide zu große Angst vor erneuten Verlusten hatten? Von ihrem verstorbenen Mann hat sie sich innerlich stärker verabschiedet. Auch ihre Schuldgefühle wegen seines belasteten Sterbeprozesses schien sie überwunden zu haben. Sie habe weniger »hässliche Träume« und eine andere Denkweise entwickelt, müsse über ihre Familiengeschichte noch nachdenken – »Trauer oder sich abfinden ist ein langsamer Prozess. Wie ich zum Leben stehe – weiß ich noch nicht. Ich müsste wieder Sinn im Leben finden. Wieder in eine feste Beziehung kommen.« Sie schien sich zunehmend besser abzugrenzen und selbstbewusster geworden zu sein. Und sie sprach voller Freude und Liebe von ihrem (neuen) Kater.

Als ich zu ihr mehrere Jahre nach Therapieabschluss Kontakt aufnahm um ihre Einwilligung zur Publikation der Fallgeschichte zu erbitten, berichtete sie, dass sie schon lange wieder in einer guten Beziehung mit einem liebevollen Mann lebe, aber aktuell durch gesundheitliche Probleme und eine nach wie vor sehr schwierige Beziehung zu ihrem Sohn belastet sei.

10.2 Frau C.: »Ich habe mich von meiner Kindheit erholt!«

In diesem Kapitel beschreibe ich eine mehrjährige Langzeittherapie mit 109 Stunden und drei Folgegesprächen.

Die attraktive, alternativ gekleidete, intelligent und differenziert, aber auch etwas chaotisch wirkende 39-jährige Patientin sagte, sie komme in einer »Umbruchskrise«, sei total »ausgepowert« und erschöpft und könne nicht mehr in ihrer Firma arbeiten. Auslöser seien schwere Arbeitsplatzkonflikte sowie eine Unterleibs-Operation. Sie wünsche sich schon länger Kinder, »Kinder kriegen« sei aber »ein verwundetes Thema«. Sie leide unter Endometriose und Unterleibszysten sowie Myomen, die entfernt worden seien. Die kleine OP sei gut gelaufen, doch danach habe sie »immer mehr abgebaut« und Depressionen und Angstzustände entwickelt. Gleichzeitig sei ihre Schwäche für sie unerträglich, da sie mit dem Imperativ »Du musst aber leisten!« lebe. Nun käme vieles »aus der Tiefe« hoch: »Ich komm jetzt an den Bodensatz.« Ihre Hausärztin habe eine stationäre Therapie für sie in die Wege geleitet und den Kontakt zu einer Psychiaterin gebahnt. Beide Ärztinnen rieten auch zu ambulanter Psychotherapie. Beim zweiten Gespräch mit mir nach ihrem Aufenthalt in einer *Psychosomatischen Klinik* hat Frau C. ihre Stelle gekündigt. Es ginge ihr besser, sie sei etwas weniger depressiv als im Erstgespräch, leide aber nach wie vor unter Tinnitus, Unterleibsproblemen und Konzentrationsstörungen.

Zu Therapiebeginn erfüllte sie die Kriterien für die *ICD-10-Diagnosen* »rezidivierende depressive Störung« (initial schwere, nach Klinikaufenthalt mittelgradige Episode, F33.1), »Burn-out-Syndrom« (Z73.0), »psychische Faktoren bei andernorts klassifizierten Krankheiten« (F54) sowie für verschiedene somatische Probleme (unerfüllter Kinderwunsch/Fertilitätsstörung der Frau, Endometriose, Uterus myomatosus, Tinnitus). Im Childhood Trauma Questionnaire (CTQ) erzielte sie einen sehr hohen Summenwert von 75 (emotionaler Missbrauch, emotionale und körperliche Vernachlässigung; sexueller Missbrauch). Aus heutiger Sicht waren initial vermutlich auch die Kriterien einer komplexen PTBS nach ICD-11 erfüllt.

Lebensgeschichte: Die Klientin wuchs als jüngeres von zwei Kindern (Bruder 3 Jahre älter) mit Mutter und Vater auf. Beide seien sehr jung (Teenager bei Geburt des Bruders) und ungeplant Eltern geworden, seien dann eine »Muss-Ehe« eingegangen und mit ihrer Elternschaft sehr überfordert gewesen. Der Vater sei seit 40 Jahren alkoholabhängig, auch die Mutter habe im Lauf der Ehe eine Alkoholabhängigkeit entwickelt (etwa ab der Zeit, als die Patientin 10 Jahre alt war). Der Vater stamme aus einer prominenten Familie (einziger Sohn aus der zweiten Ehe des Patriarchen mit seiner 20 Jahre jüngeren ehemaligen Sekretärin). Der Vater habe begonnen, massiv zu trinken, nachdem er im Familienbetrieb beruflich gescheitert sei. Er wolle nur anerkannt werden, was ihm weder beruflich noch innerfamiliär gelungen sei. Die Eltern der Mutter hätten ihn immer abgelehnt und abgewertet (»der nutzloseste Fresser unter Gottes Sonne«). Er habe sich dagegen nicht wehren können. All das habe Frau C. schon als Kind sehr belastet.

Die Eltern hätten ein Partyleben geführt und die Kinder vernachlässigt. Während Frau C.s Bruder von der Mutter komplett abgelehnt und oft schwer körperlich misshandelt worden sei, sei die Patientin selbst von den Eltern nicht misshandelt worden – jedoch vom Bruder. Die Eltern hätten sie nicht vor dessen Gewalt geschützt. Während der Bruder in eine Sündenbock-Rolle geraten sei (ängstlich, depressiv, aggressiv), habe sie sich zu einem »überfunktionierenden« Kind entwickelt, das keinerlei Probleme machte, gut in der Schule war und sich auch noch darum bemühte, den Haushalt zu strukturieren (»Da musste ja einer den Durchblick behalten und nüchtern bleiben«). Ihre Gefühle als Kind seien »gruselig – völlig überfordert« gewesen. Sie habe bereits als Kind im ständigen Burn-out gelebt. Ihre Mutter habe es nicht gemocht, Mutter zu sein, und habe der Tochter bereits als Kind und bis in die Gegenwart ständig erzählt, »wie ein Mantra: Wenn du schlau bist und ein glückliches Leben haben willst, dann schaff dir nie Kinder an!« Sie habe als Kind eine enge Beziehung zur Mutter gehabt, sei für diese aber eher eine Schwester als die Tochter gewesen.

Zum Bruder habe sie bis heute eine hochambivalente Beziehung. Er habe ab dem Jugendalter vielfältige psychische Probleme entwickelt (u.a. Ängste, Depressionen, mehrfache Suizidversuche, Abhängigkeit von Heroin, Alkohol und Tabletten) und sei als Erwachsener gesundheitlich (Hepatitis-C-infiziert), beruflich und partnerschaftlich massiv belastet. Dagegen sei es ihr, der Patientin, erstaunlich gut gelungen, sich in mehreren längeren Beziehungen (frühe Ehe mit einem deutlich älteren Mann; lesbische Beziehung; jetzige Ehe mit einem fünf Jahre älteren Mann) und durch ihre berufliche (Bankkauffrau über Jahrzehnte in derselben Bank – in einem Job, den sie nie mochte) und durch private Leistungs- und Fürsorgebereitschaft sozial zu stabilisieren. Doch dabei wuchsen die Überforderungsgefühle, die körperlichen Beschwerden und die Sehnsucht nach einem anderen Leben (Elternschaft – anderer Beruf – Leben, ohne ständig schuften zu müssen).

Psychodynamik und Beziehungsdynamik: Die Patientin schien auf dem Hintergrund von massiver Vernachlässigung und Überforderung und schweren strukturellen Problemen der Herkunftsfamilie (schwache Positionen und Entwertung von Vater und Bruder; Alkoholmissbrauch des Vaters, später auch der Mutter; Gewalt der Mutter gegen den Bruder; dissoziales und gewalttätiges Verhalten des Bruders der Patientin gegenüber), die zu einer ausgeprägten Rollenumkehr (*Parentifizierung*) zwischen Tochter und beiden Eltern führten, eine Haltung entwickelt zu haben, die typisch für Co-Alkoholiker:innen ist: Sie versuchte mit hohem Einsatz und Leistungsbereitschaft die Eltern »zu retten« und lernte kaum, eigene körperliche und seelische Grenzen wahrzunehmen und gegenüber als schwach erlebten Bezugspersonen einzufordern. Im Erwachsenenalter setzte sich ihr Hang zur Selbstüberforderung in beruflicher und privater Hinsicht fort, was zu mehreren Zusammenbrüchen führte – zuletzt in die aktuelle Krise. Langsam konnte sie besser spüren, unter welchen enormen Druck sie sich selbst gesetzt hatte (»Sklaventreiber«) und wie wenig sie sich bisher gestattet hatte, ihr Leben nach den eigenen Bedürfnissen und Grenzen auszurichten.

Die Patientin zeigte initial strukturelle Defizite und lebte mit permanentem Leistungsdruck, da sie, wie sie sagte, nur durch Leistung und Für-andere-da-Sein ihre »Lebensberechtigung« finde. Die permanente Selbst-Überforderung entstand wohl schon in der frühen Kindheit als Anpassungsleistung an ihr durch Vernachlässigung und Alkoholmissbrauch geprägtes Elternhaus. Sie lebe in ständiger Angst davor, dass sie auch zur Alkoholikerin werden könnte, und versuche das mit Leistung abzuwehren (»Ich muss noch so viel machen, damit ich bloß nicht Alkoholikerin werde!«). Damit ist Frau C. an ihre physischen und psychischen Grenzen und in wiederholte tiefe Krisen geraten (in den Vorjahren: Hörsturz und depressive Krisen/Burn-out). Der depressive Zusammenbruch vor Therapiebeginn entstand im Kontext von Arbeitsplatz-Konflikten und infolge einer gut verlaufenen gynäkologischen OP, die wahrscheinlich das Kinderwunsch-Thema aktualisierte.

Behandlungsplan: Fokus der Langzeittherapie war die Stärkung der strukturellen Defizite von Frau C. Die therapeutische Haltung war aktiv-unterstützend, fragend, ressourcenorientiert und wertschätzend. Die Grenzziehungen der Patientin wurden respektiert. *Therapieziele* waren die Weiterentwicklung noch unzureichend ausgebildeter struktureller Funktionen (Gefühlswahrnehmung/-regulation, Mentalisierung, Mitteilung eigener Affekte, Selbstfürsorge; Abgrenzung), eine stärkere Integration bisher abgespaltener (dissoziierter?) Gefühle, die Klärung ihrer Wünsche und ihrer Beziehungen zu ihren Bezugspersonen (Mann, Eltern, Bruder) sowie ihres Kinderwunsches. Frau C. verfolgte folgende *Therapieziele*: »Grenzen – das richtige Maß« finden; sich nicht mehr nur über Arbeit definieren und auch ohne Arbeit wertvoll fühlen; »Vorbereitung auf das Mutter-Sein« und Mutter werden können (keine Verhütung seit vier Jahren); wieder Lust haben, arbeiten zu gehen; wieder unternehmungslustiger und lebensfroher werden; den Mut finden, ihrer Mutter zu sagen, »dass ich eine Familie gründen will, obwohl sie es gehasst hat«. Die *Prognose* erschien relativ günstig, da Frau C. viele Ressourcen hatte und hochmotiviert schien.

Die Patientin konsultierte anfangs parallel zur Therapie auch noch eine Beraterin. Ich akzeptierte das – auch wenn das, was ich von der Beratung erfuhr, ein wenig esoterisch klang –, da es der Patientin gut zu tun schien. Sie beendete die

Beratung dann einvernehmlich mit der Beraterin im Lauf der Therapie. Erst zum Ende der Therapie enthüllte die Patientin mir, dass sie anfangs zwei parallele »Behandlungen« wollte, da sie uns als Therapeutin bzw. Beraterin nicht zu sehr belasten bzw. die Belastung aufteilen wollte (!).

Therapieverlauf: Im Vordergrund stand zunächst die Stabilisierung der stark belasteten Patientin mit einem Fokus auf ihren Depressionen und der Nutzung vorhandener Ressourcen (Partnerschaft, Freundschaften). Ihr Beziehungskontext wurde mit Hilfe eines Genogramms exploriert. Interaktionell herausfordernde Situationen (mit Partner, Mutter, Vater, Bruder) wurden durchgesprochen, die zugrunde liegenden Gefühle und Impulse der Patientin erkundet und exploriert, welche interaktionellen Befürchtungen sie davon abhielten, ihre Gefühle (deutlicher) zu zeigen. Die *Therapiefrequenz* lag anfangs bei einmal pro Woche, dann 14-tägig, alle 4 Wochen – am Ende lagen Monate zwischen den Gesprächen. Die *Einbeziehung von Bezugspersonen* wurde ihr angeboten, war aber nicht gewünscht, da sie den Raum für sich selbst benötigte.
Frau C. hat sich im Lauf der langen Therapie deutlich emotional, sozial und somatisch-gesundheitlich weiterentwickelt und zunehmend stabilisiert. Sie hat begonnen, in begrenztem Umfang wieder zu arbeiten – als Gesundheitscoach –, hat dann aber gemerkt, dass sie dazu neigte, sich (wieder) emotional zu verstricken, indem sie z. B. Freundinnen behandelte; sie erkannte, dass sie sich sehr viel Druck gemacht hatte, schnell wieder zu arbeiten, und eigentlich eine längere Pause brauchte. Ihr Mann war damit einverstanden und unterstützte sie. Sie hat dann ihre selbstständige Tätigkeit wieder stark reduziert und fühlte sich damit relativ wohl.
Gleichzeitig verbesserte sich ihre Selbstwahrnehmung und es wurde noch deutlicher, wie traumatisch belastend ihre Kindheit war. Bereits mit neun Jahren habe sie, so die Patientin, ein Schloss in ihre Zimmertür eingebaut, um sich besser vor dem Bruder schützen zu können. Sie bemerkte, wie sie im Kontakt mit ihren Eltern automatisiert ihre eigenen Gefühle »abschaltete« und ihren Eltern gegenüber routinemäßig in eine fürsorgliche Rolle glitt. Ihre Selbstfürsorge nahm zu. Sie setzte sich selbstbewusster mit Bezugspersonen auseinander und rang darum, sich mehr abzugrenzen und Bedürftigkeit klarer zu zeigen. Sie wurde emotional »durchlässiger«, flexibler und offener, auch der Therapeutin gegenüber. Erstmalig setzte sie sich aktiv mit dem Thema *Alkohol* und dessen Auswirkungen auf ihre Familie in ihrer Kindheit und Jugend sowie ihre Persönlichkeitsentwicklung auseinander. Die gynäkologischen Beschwerden nahmen ab. Den Kontakt

zum *Bruder*, der sie als Kind chronisch misshandelt hatte, hat sie zeitweise fast vollständig abgebrochen.
In der letzten Phase der Langzeittherapie war die Situation durch gesundheitliche Krisen der hochbetagten Großeltern mütterlicherseits geprägt, die in einem Altenheim lebten. Erneut zeigten sich Frau C.s Eltern und ihr Bruder aufgrund ungeklärter Konflikte von der Lage überfordert. Wieder war es die Patientin, die sich um alles kümmerte, was sie trotz der Gefahr, sich erneut zu überfordern, relativ gut zu bewältigen schien. Für sie war das auch eine Chance, ihrer eher kühlen und leistungsorientierten Großmutter mütterlicherseits näherzukommen, die nun der Enkelin zum ersten Mal Liebe und ihre Dankbarkeit zeigte. Daneben wurde Frau C. erstmals bewusst, dass sie die prominente Großfamilie des Vaters gar nicht kannte; sie wollte sie nun gerne kennenlernen. Die Herkunftsfamilie des Vaters hatte Frau C.s Eltern wohl lange finanziell unterstützt und auch versucht, dem Vater durch einen zu ihm nach Hause entsandten Drogenberater zu helfen.
Frau C. und ihr Mann haben nochmals geheiratet und eine zweite Hochzeitsreise gemacht, was für beide schön gewesen sei. Ihr *Mann* habe sich beruflich verändert und beide haben vereinbart, dass er mehr in seinem Beruf arbeitet und sie sich mehr um den Haushalt kümmert und eine begrenzte selbstständige Beratungstätigkeit ausübt. Erstmals wurde die Behinderung ihres Mannes zum Thema (Bewegungseinschränkungen nach einem Unfall). Er scheine damit gut klarzukommen, so Frau C., aber sie habe nun erstmals realisiert, dass dies auch für sie mit Einschränkungen verbunden sei. Sie habe den Kontakt zu ihrem Bruder wiederaufgenommen. Ihr sei auch durch die Gespräche mit dem Bruder erstmals bewusst geworden, wie viel »Hass, Groll, Wut« sie ihren Eltern gegenüber empfinde – aber wie undenkbar es immer noch für sie sei, die *Eltern* mit ihren Gefühlen zu konfrontieren: »Ich werde das nie hinkriegen, wenn die da sind! Ich gehe immer sofort in die Therapeutenrolle.« Doch gehe damit auch eine emotionale Stärkung einher: »Ich fühle meine Wut wieder. Das fühlt sich sogar gut an.«
Ihr sei klar geworden, dass in ihrer Familie ein enormer Hass über die Generationen weitergegeben worden sei. Ihre Kindheit sei durch den Hass der Großeltern mütterlicherseits auf ihren Vater vergiftet gewesen. Sie verbrachte oft die gesamten Sommerferien bei den Großeltern, die in einem Ferienort eine Pension führten. Dort hörte sie sich sechs Wochen lang »mit Teflon-Ohren« an, wie ihr Vater beschimpft wurde (versuchte also, die Beschimpfungen zu überhören, an ihren Ohren »abrutschen« zu lassen), während ihr Bruder nach einer Woche wutentbrannt zu den Eltern zurückreiste. Als hasserfüllt beschreibt sie auch den

Umgang ihrer Mutter mit dem Bruder in seiner Kindheit und schließlich den Umgang des Bruders mit ihr selbst. Die genauen Hintergründe diese »Hasses« seien nach wie vor unklar. Doch ihre lange Vermeidung einer Mutterschaft stehe wohl damit in Zusammenhang: »Vor diesem Hass wollte ich diese (ungeborenen) Kinder schützen. Deswegen habe ich 'ne Generation ausgelassen.«

Frau C. hat im Lauf der Therapie mehr Einsicht in bisher unterdrückte Gefühle (z.B. Wut auf die Eltern), Interaktionsmuster (ihre chronisch parentifizierte Position) und transgenerationale Muster (z.B. die Weitergabe von Hass und Entwertung) gewonnen. Sie hat ihre Selbstfürsorge verbessert und wagte es zunehmend, in wichtigen Beziehungen auch Schwächen und Bedürfnisse zu zeigen und für ihre Interessen einzutreten (z.B. ihrem Mann gegenüber).

Bei der letzten *Evaluation* in der 109. Sitzung, acht Jahre nach dem Erstgespräch, schätzte sie die bisherige *Zielerreichung* auf der »Goal Attainment Scale« (GAS) bei 1,67 ein; sie habe knapp die Hälfte des Wegs zum Ziel zurückgelegt – bezüglich der Aspekte »(eigene) Grenzen erkennen und achten«, »meinen Wert ohne Arbeit empfinden«, »eigene Lebensräume der Freude eröffnen (z.B. Tanzen)« und »Selbstliebe leben, Mutter für die Gemeinschaft« (also ihre Mütterlichkeit zu leben in der Fürsorge für andere). Ihr sei es allerdings nicht mehr gelungen, eine Familie zu gründen, und sie habe sich vom Wunsch entfernt, mit ihrer Mutter über ihren Kinderwunsch zu sprechen. Sie schätzte die Therapie als »sehr hilfreich« (10 auf der Skala 0–10) und »gar nicht« schädlich ein. Hilfreich sei der »liebevolle Raum, in dem ich einfach sein durfte, wie ich bin, und es zum Ausdruck bringen« durfte. Schädlich oder fehlend sei nichts gewesen. Was sie mitnehme, sei, »dass alles sein darf. Stark und schwach sein. Selbstfürsorge.« Vorboten eines Rückfalls seien, »dass ich Angst bekomme und mehr bei anderen bin als bei mir selbst«. Was sie dann tun könne, sei: »in meine Mitte zurückkehren, Pause/Auszeit machen, ein Gebet sprechen, meditieren, spazieren gehen, Badewanne, ein Gespräch mit meinem Mann oder einer guten Freundin«.

Jahre später, 2020, kam Frau C. nochmals zu drei Gesprächsterminen, um sich in einer akuten Krise Unterstützung zu holen. In der ersten Stunde berichtete sie, ihr Vater sei inzwischen gestorben, er sei im Badezimmer zusammengesackt. Ihre Gefühle dazu seien: »Oh Gott! Erleichterung – eine Last weniger und: O.k., das wickeln wir jetzt auch noch ab.« (So war es dann auch.) Sie habe inzwischen eine Ausbildung als Erzieherin angefangen und sei damit superglücklich – »mit diesem Mutterherz!« Ihr körperlich schwer kranker und alkoholabhängiger Bruder lebe bei der Mutter, die alle sechs Wochen trinke. Die Mutter sei zum Teil verwahrlost, beide würden externe Hilfen ablehnen, sich manchmal extrem streiten. Sie sei dadurch sehr belastet und habe sich gedacht: »Jetzt rufe ich Frau von Sydow an mit der *Frage: Lasse ich meine Familie fallen, damit ich meine Ruhe habe?«* Auslöser war, dass Mutter und Bruder mit Suizid gedroht hätten. Ihr selbst gehe es gut. *»Ich habe mich von meiner Kindheit erholt!«* Aber sie wolle sich in diesem schweren Konflikt nochmals Unterstützung holen: Einerseits wolle sie sich maximal von ihrer Familie distanzieren, sei aber auch in großer Sorge um diese und liebe – trotz allem – Mutter und Bruder.

Bis zum Folgegespräch ereignete sich Dramatisches: Ihr Bruder sei mit Sepsis ins Krankenhaus gekommen und fast gestorben. Sie sei wütend gewesen, dass er die Mutter, die ihn pflegte, so abwertete, und habe mit ihm Klartext geredet. Er habe daraufhin den Kontakt zur Schwester abgebrochen. Sie habe Angst, dass »die beiden (Mutter und Bruder) sich abschlachten«.

Beim dritten Gespräch berichtete sie, es gehe ihr richtig gut. Offenbar aufgerüttelt davon, dass der Bruder fast gestorben wäre, gingen Mutter und Bruder nun freundlicher miteinander um. Ihre Mutter sei lebenstüchtiger geworden.

KAPITEL 11

Diskussion und Ausblick

In diesem Buch gebe ich einen Überblick über die Theoriegeschichte und die theoretischen Grundlagen von »Parentifizierung«. *Parentifizierung* beschreibt einen Prozess, bei dem Kinder zu Eltern ihrer Eltern werden – unter Umständen auf Kosten ihrer eigenen Entwicklung (Chase, 1999a). Ich gebe zusammenfassend den Stand der Forschung sowie Selbstberichte und klinische Texte zum Thema wieder. Ich gehe zudem auf spezifische Risikogruppen traumatisierter Eltern und ihrer Kinder ein, skizziere die Grundlagen integrativer (bindungs-/mentalisierungsorientierter, traumasensibler und systemischer) Psychotherapie mit erwachsenen Betroffenen und ihren Angehörigen und beschreibe Selbsthilfemöglichkeiten sowie Aspekte, die für den Kinderschutz relevant sind. Die klinische Arbeit wird in zwei Fallgeschichten illustriert. Abschließend diskutiere ich in der Folge einige zentrale Aspekte.

Parentifizierung ist ein universelles Phänomen

Parentifizierung ist ein häufiges Phänomen. Weltweit übernehmen viele Kinder Verantwortung für ihre Eltern, ihre Geschwister, den Haushalt und/oder das Familieneinkommen. Zum Thema »Parentifizierung« wurde auf sechs Kontinenten geforscht, aber es existieren bisher leider keine Repräsentativdaten (Dariotis et al., 2023). Belegt ist jedoch, dass der Anteil von »young carers«, die regelmäßig für somatisch oder psychisch kranke Väter und Mütter (sowie Großeltern und Geschwister) sorgen, substantiell ist: 2–8 % in Industrieländern bei Kindern und Jugendlichen bis 18 Jahre, 6 % bei 10- bis 18-Jährigen in Deutschland (Metzing et al., 2020), 5.5 % unter norwegischen Studierenden, 30 % in Polen während der Covid-Pandemie und 53 % unter Latino-Schüler:innen in den USA (Kap. 4.2).

Das Phänomen wird auch häufig in literarischen und autobiographischen Texten beschrieben, wie z. B. in Büchern von Adriana Altaras, Martina Brandl, Lily Brett, Alan Hollinghurst, Karl O. Knausgard, Thomas Melle, Ildikó von Kürthy, Nele Pollatschek, Delphine de Vigan oder Kathrin Weßling (s. Kap. 3, 5, 6). Es ist im wissenschaftlichen und klinischen Kontext ein »altes« Thema, das schon ab den 1930er Jahren von manchen Psychoanalytiker:innen (z. B. Alfred Adler, Sandor Ferenczi, Anna Freud, Horst-Eberhard Richter) und (systemischen) Familientherapeut:innen (z. B. Salvador Minuchin, Ivan Boszormenyi-Nagy, Helm Stierlin) beleuchtet wurde (s. Kap. 2.1). Im Kontext sowohl der Bindungstheorie als auch der Familiensystemtheorie, der (systemischen) Familientherapie und der psychotraumatologischen Familienpsychologie wird auf Parentifizierung als Risikofaktor – aber auch als Ressource – eingegangen (Kap. 3, 6). Im akademisch-klinischen Diskurs hat die Parentifizierung in den letzten Jahren weniger Beachtung gefunden, vielleicht weil in der Systemischen Therapie stärker der Fokus auf Ressourcen und unterschiedlichen Sichtweisen lag und weniger auf interaktionellen Mustern, die verinnerlicht werden und die manchmal sehr hartnäckige (und nicht nur erfreuliche) Folgen haben können.

Gleichzeitig sind Bücher und Internetpräsentationen zu den Themen *Co-Abhängigkeit*, Auswirkungen (angeblich) *emotional unreifer Eltern* auf ihre erwachsenen Kinder, *Familienhelden* (resiliente Erwachsene mit traumatischen Kindheitserfahrungen, einschließlich Parentifizierung) oder angebliche Auswirkungen des *eldest daughter syndrome* auf Betroffene sehr populär geworden (s. Kap. 5). Und besonders in Hinblick auf spezifische – potenziell hochbelastete – Kinder von süchtigen oder anderweitig psychisch kranken Eltern oder von Eltern, die Traumata wie den Holocaust oder Krieg, Flucht und Vertreibung erleben mussten, war und ist das Thema »Parentifizierung« immer bedeutsam (s. Kap. 6).

Parentifizierung ist vielgestaltig

Es werden unterschiedliche Formen von Parentifizierung differenziert: *Instrumentelle* Parentifizierung bedeutet, dass Kinder und Jugendliche »erwachsene« Aufgaben im Haushalt, bei der Fürsorge für jüngere Geschwister übernehmen oder einen Beitrag für das finanzielle Auskommen der Familie leisten. *Emotionale (verdeckte) Parentifizierung* dagegen beschreibt den emotionalen Prozess, der Kinder sich für ihre Eltern verantwortlich fühlen lässt. Sie kann sich darin zeigen, dass Kinder sich verantwortlich fühlen, Elternteile zu trösten, auf sie aufzupassen, dass sie als Vertraute von Vätern und Müttern oder als Friedensstifter zwischen zerstrittenen Eltern agieren. Es wird auch rollenbezogen unterschieden, ob das Kind eine elterliche Rolle gegenüber einem Elternteil einnimmt oder eine Partnerrolle. Als *destruktive (pathogene, »maligne«) Parentifizierung* werden entwicklungsunangemessene Verantwortlichkeiten beschrieben, die dem Kind/Jugendlichen »zu viel« abverlangen und dem

Kind kaum mehr Raum, Zeit und Energie lassen, sich um die eigenen Anliegen und die eigene Entwicklung zu kümmern (s. Kap. 2.2).

Parentifizierung kann positive, neutrale oder auch (sehr) negative Folgen haben

Parentifizierung muss kein Problem sein – manchmal stärkt es die Ressourcen der betroffenen Kinder, indem ihr Verantwortungsgefühl, ihre Empathie, soziale Kompetenz, ihre Fähigkeit, andere Menschen »zu lesen«, und lebenspraktische Fähigkeiten trainiert werden. Doch manchmal wird die Parentifizierung auch zum Problem, das Betroffene bis in ihr Erwachsenalter belasten und ihre Beziehungen zu Partner:innen, Kindern, Freund:innen oder Kolleg:innen beeinträchtigen kann – bis hin zu möglichen negativen Effekten für Folgegenerationen.

Die Forschungsergebnisse belegen, dass (insbesondere früh im Leben einsetzende) *emotionale Parentifizierung* häufig negative Folgen hat; in vielen Studien wird sie mit *depressiven Symptomen* und weiteren internalisierenden und externalisierenden Problemen sowie bisweilen auch somatisch-gesundheitlichen Problemen assoziiert (Dariotis et al., 2023; Neuerburg, 2024). Sie scheint sich eher schädlich auf die weitere Entwicklung auszuwirken, da die emotionale Aufgabenübernahme vermutlich mehr Ressourcen fordert (Borchet et al., 2021), schwieriger und herausfordernder (Byng-Hall, 2008) und mit einer stärkeren Unterdrückung eigener Bedürfnisse verknüpft sein kann (Hooper, 2007).

Instrumentelle Parentifizierung dagegen ist (mit Ausnahme von Extremfällen) emotional weniger beanspruchend, oft vorhersehbarer und besser zu bewältigen, selbst wenn sie Kinder und Jugendliche viel Zeit und Anstrengung kostet. Aus evolutionärer, historischer und transkultureller Sicht ist es nicht ungewöhnlich, dass Kinder instrumentelle Verantwortlichkeiten übernehmen (z. B. Fürsorge für jüngere Geschwister, Haushaltaufgaben), um ihre Familien zu unterstützen. Dabei können sie Kompetenzen entwickeln (z. B. Umgang mit kleinen Kindern, Haushaltsführung, Kochen, Geld verdienen). Das kann erklären, warum sich empirisch keine konsistenten Zusammenhänge zwischen instrumenteller Parentifizierung und negativen Outcomes fanden und diese häufiger mit positiven Outcomes assoziiert ist (z. B. Führungsqualitäten [»leadership skills«], Selbstwertgefühl, Erfolg; Kap. 4; Dariotis et al., 2023; Neuerburg, 2024).

In qualitativen Studien werden meist sowohl positive als auch negative Outcomes berichtet und Parentifizierung wird eine »stärkende und einschränkende« (»empowering and constraining«) Dualität zugeschrieben (Dariotis et al., 2023, S. 58). Die zum Teil kontrovers erscheinenden Befunde können auch mit Unterschieden zwischen *destruktiver* und *adaptiver* Parentifizierung in Zusammenhang stehen. Relevant sind auch unterschiedliche Intensitäten von Parentifizierung sowie mehr oder minder belastende Begleitumstände (s. Kap. 2.2, 4, 6). Auch eine Unterforderung durch fehlende Aufgabenübernahme (*Infantilisierung)* kann sich negativ auswirken, und moderater Stress kann stärkend wirken (»stählender Effekt«; Jurkovic, 2015; Rutter, 2012).

Empirisch gesicherte *Risikofaktoren* für Parentifizierung sind psychische/somatische/Sucht-Erkrankungen der Eltern, Eltern-Verlust, dysfunktionale Familiendynamiken (z. B. interparentale Gewalt), Migration (besonders wenn das Kind häufig als Sprachmittler agieren muss), der Status als Erstgeborene(r)/Einzelkind und weibliches Geschlecht (Kap. 4, Tab. 8). Bedeutsame Kontextfaktoren, die mitbestimmen, ob Parentifizierung positive oder negative Auswirkungen hat, sind die *soziale Unterstützung,* die Kind und Familie erhalten, und die von Parentifizierten *wahrgenommene Fairness* und Anerkennung ihres Einsatzes innerhalb der Familie (Kap. 4).

Parentifizierung geht einher mit positiven und auch mit hochbelasteten *Geschwisterbeziehungen*. Die Auseinandersetzung mit Geschwistern ist in Therapien oft ein bedeutsames Thema (s. Kap. 5.3.2, 10).

Belastende emotionale Parentifizierung entsteht oft in hochbelasteten Familiensystemen und scheint mit Bindungstraumata assoziiert zu sein

Boszormenyi-Nagy und Spark (1973) konstatierten: »[...] parentification is a factor inherent in many forms of individual pathology« (S. 165). Es scheint, dass viele Menschen mit psychischen Problemen eine Vorgeschichte mit (emotionaler) Parentifizierung haben und dass das Muster auch transgenerational weitergegeben werden kann (Kap. 4.6.2). Forschung zum Thema fokussiert oft auf Risikogruppen mit besonders belasteten Eltern wie den Kindern der »Kriegskinder«, von Holocaust-Überlebenden, von psychisch Kranken oder von hochstrittigen Eltern (Kap. 3.2.5, 3.4.2, 4.6, 6). Kinder psychisch belasteter und womöglich traumatisierter Eltern erleben häufiger Bindungstraumata und »Adverse Childhood Experiences« (z. B. emotionale Vernachlässigung, emotionaler Missbrauch, Verlassenwerden, körperlicher Missbrauch, Kinder sind Zeugen interparentaler Gewalt) und haben selbst höhere Risiken, unsichere oder sogar desorganisierte Bindungsmuster zu entwickeln. (Emotionale) Parentifizierung wird oft (meist unbewusst, manchmal auch bewusst) als »Lösungsversuch« entwickelt, um hochbelastete Eltern zu stabilisieren und damit das eigene psychische Überleben als Kind und Jugendlicher zu sichern, und lässt sich in manchen Extremfällen vielleicht auch als posttraumatische Beschwichtigungs-/Besänftigungsstrategie (»fawn«/»appeasement«) verstehen, die extreme Situationen durch Co-Regulation von Elternteilen stabilisieren soll (Schlote, 2023; Kap. 3.4.1). Ein desorganisiertes Bindungsmuster des Kindes einem Elternteil gegenüber vergrößert das Risiko dafür, dass das Kind später, z. B. schon als Kleinkind, der Mutter gegenüber fürsorglich und parentifiziert agiert (Väter wurden hier bisher nicht erforscht!). Das verlangt den Kindern enorm viel ab – konstruktives Handeln in großer Verlassenheit:

> Eine (schwer traumatisierte) Patientin berichtet, als Kind habe sie ihrer (als psychisch krank beschriebenen) Mutter einmal erzählt, dass sie sich häufig in den Schlaf weine. Die Mutter habe mit dieser Enthüllung aber nicht umgehen können, was sie, die Tochter, gespürt habe. Sie habe dann versucht, die Mutter darüber hinwegzutrösten, indem sie sagte, nach dem Weinen könne man dann aber auch besser einschlafen.

Tatsächlich scheint Parentifizierung noch die »beste« Lösung in einem hochbelasteten Umfeld zu sein: Kinder mit desorganisierter Bindung entwickeln sich besser, wenn sie zu fürsorglichen »Caregivern« ihrer Eltern werden, als wenn sie diesen gegenüber »kontrollierend-bestrafend« agieren (Lecompte & Moss, 2014; Kap. 3.2.4). Parentifizierung ist auch das *Eltern-Kind-Grenzproblem,* das mit den am wenigsten negativen Outcomes assoziiert ist: Kindliches Dominanzverhalten gegenüber dem Elternteil, Eltern-Kind-Verstrickung oder »desorganisiert-chaotische Eltern-Kind-Grenzen« haben noch stärker negative Folgen.

Allerdings sind auch *Verstrickung* und *chaotisch-desorganisierte Grenzen* oft mit Parentifizierung assoziiert – und zwar vermutlich mit besonders gravierenden Varianten emotionaler Parentifizierung, die es Kindern erschweren, überhaupt ein autonomes Selbst zu entwickeln. Es wird diskutiert, dass breitere Konzepte, welche die Parentifizierung mit umfassen, wie *Eltern-Kind-»Rollen-Konfusion«* und *»Grenzprobleme«*, nützlich für Forschung und klinische Praxis sein können (Kap. 3.3.1; 3.2.4, 6, 7; Macfie et al., 2015).

Eine Längsschnittstudie zu *transgenerationalen Weitergabemustern* deutet darauf hin, dass ehemals parentifizierte Mütter sich selbst und das Baby nach der Geburt weniger positiv wahrnehmen und später weniger warm gegenüber dem Kleinkind agieren, was sich auf die kindliche Symptomatik auswirken kann (Kap. 4.6; Nuttall et al., 2012; Nuttall et al., 2021).

Die Gefahren der unbemerkten Parentifizierung

Die belastendsten und »gefährlichsten« Formen der Parentifizierung sind wahrscheinlich die ungesehenen, impliziten Varianten emotionaler Parentifizierung, die schon sehr früh im Leben kleiner Kinder wirksam werden und die dazu führen können, dass manche hochbelasteten Mütter und Väter aufgrund eigener Bedürftigkeiten ihr kleines Kind gar nicht als getrenntes Wesen wahrnehmen (*Eltern-Kind-»Rollen-Konfusion«*, s. o.) und nicht realisieren, wie sehr das Kind sich »abmüht«, sich auf den Elternteil einzustellen oder eskalierende Konflikte der Eltern zu »therapieren«. Das kann die Persönlichkeitsentwicklung betroffener Kinder stark beeinflussen, bis hin zu einer »Verschmelzung« des kindlichen Selbst mit dem der Bezugsperson – manchmal so sehr, dass es den Betroffenen gar nicht bewusst ist (Fonagy et al., 2008; Sleed et al., 2021; Kap. 3.2.4).

Eine andere Variante der unbemerkten Parentifizierung ist geprägt durch explizite oder implizite Schweigegebote und Geheimnisse bezüglich psychischer oder somatischer Erkrankungen von Eltern(teilen) oder anderer familiärer Belastungen. Auch das hat zur Folge, dass Notlagen parentifizierter Kinder, Jugendlicher und Erwachsener weder vom sozialen Umfeld noch von Behandlern erkannt oder aufgefangen werden (Kap. 3.3.6, 5.2).

Das Buch soll dabei helfen, das Thema »Parentifizierung« allgemein sichtbarer zu machen – besonders auch die bisher noch wenig gesehenen Varianten –, bei Fachleuten und Eltern. Es soll aber auch Betroffenen helfen, klarer zu erkennen, was sie geprägt hat. Das ist die Grundlage dafür, dass anerkannt wird, was Betroffene geleistet haben, und dass nachgeborene Generationen vor einer Überlast an Verantwortung geschützt werden.

Implikationen für die Psychotherapie

Die Theorien und die Forschung zum Thema scheinen immer mehr zu integrativen bindungs-/mentalisierungsorientierten, traumasensiblen systemischen Konzepten zu konvergieren (Kap. 3, 4, 5, 6; Macfie et al., 2015). Insofern scheint es auch sinnvoll, dass Therapeut:innen ihre Arbeit an diesen Konzepten orientieren, mit Respekt für das Familiensystem und der Bereitschaft, etwaige Loyalitäten gegenüber den Eltern zu respektieren und zu würdigen. Hilfreich ist der Einsatz von *Screening-Fragebögen* für Bindungs-Traumata wie *Adverse Childhood Experiences Questionnaire (ACE)* oder *Childhood Trauma Questionnaire (CTQ)* sowie *International Trauma Questionnaire (ITQ)* und eventuell auch von Parentifizierungsfragebögen (Kap. 7.2, Anhang 13).

Sofern das Ausmaß der Parentifizierung bedeutsam ist (und gravierende Bindungstraumata vorliegen) und eine Psychotherapie-Indikation besteht, sollte genau geprüft werden, ob eine *Einbeziehung von Bezugspersonen* sinnvoll und erwünscht wäre. Die Einbeziehung von Eltern kann für ehemals Parentifizierte besonders problematisch sein und wird von ihnen nicht häufig gewünscht. Wichtiger ist hier oftmals, im einzeltherapeutischen Setting zu besprechen, wie der Kontakt zu den Eltern bisher verlief, welche Gefühle dabei ausgelöst wurden und welche Änderungen gewünscht sind. Sinnvoll ist es aber auch, die Beziehungen zu weiteren Bezugspersonen – besonders Partner:in und Kindern, aber auch Geschwistern – im Auge zu haben und diese, falls gewünscht, auch einzubeziehen (Kap. 7).

Zentral ist es, Gefühls-, Beziehungs- und Bindungsmuster gemeinsam zu erkennen, therapeutisch wertzuschätzen und an ihrer Veränderung zu arbeiten – orientiert an den gemeinsam entwickelten Therapiezielen. Hilfreich sind die Erkundung transgenerationaler Muster mittels Genogramm (und Familiengesprächen), die Arbeit mit inneren Anteilen und differenzierungsorientierte Interventionen wie das Schreiben von Briefen an die Eltern (Kap. 7).

Alle Therapeut:innen sollten immer versuchen, auch die Kinder von Patient:innen im Blick zu haben (Kap. 7.6.3, 9.3). Gleichzeitig sollten gerade systemische Therapeut:innen bei ehemals parentifizierten Klient:innen vorsichtig damit sein, zu früh, zu viele und zu empathische Fragen nach Bezugspersonen zu stellen, da das bisweilen negativ aufgenommen wird (Kap. 7.7).

Menschen mit gravierenden, belastenden Parentifizierungserfahrungen, die im Kontext traumatisierender Bindungserfahrungen entstanden sind (z. B. in Familien, die durch psychische Störungen, einschließlich Suchterkrankungen und Gewalterfahrungen, geprägt waren), benötigen oft längere Psychotherapien, da der Aufbau einer vertrauensvollen therapeutischen Beziehung sowie die Veränderung »tiefsitzender« Bindungs- und Beziehungsmuster einige Zeit benötigt. Dazu sind ausreichende *Stundenkontingente* erforderlich; diese sind bisher in der Systemischen Therapie noch zu gering (Kap. 10).

Implikationen für die Forschung

Die Forschung zu Parentifizierung konzentriert sich auf quantitative Fragebogenstudien mit Querschnittdesign, die bei Erwachsenen mittels retrospektiv erhobener Selbstauskünfte Parentifizierungs-Befunde erheben (s. Kap. 4). Dariotis et al. (2023) identifizierten in ihrem Review 81 quantitative, 14 qualitative Studien und eine mixed-method-Studie. Längsschnittstudien sind selten. Es werden viele unterschiedliche Parentifizierungs-Fragebögen eingesetzt und bisher hat sich noch kein »Kernfragebogen« zum Thema herauskristallisiert. Im englischsprachigen Raum sind drei *Fragebögen* zur retrospektiven Erfassung von Parentifizierung bei Erwachsenen verbreiteter, nämlich *Parentification Inventory (PI)* (s. Anhang 13.1), *Parentification Questionnaire (PQ)* und *Parentification Scale (PS)* (s. Anhang 13.3; Kap. 4.1, Tab. 6; Dariotis et al., 2023). Im deutschen Sprachraum ist das Feld uneinheitlich, da oft partielle Übersetzungen der englischen Originalfragebögen eingesetzt werden. Es fehlt ein deutscher Standardfragebogen zum Thema – samt Versionen für Kinder und Jugendliche. Der größte Teil der Forschung untersucht Parentifizierung retrospektiv bei Erwachsenen, was natürlich mit erhöhten Verzerrungsrisiken der Daten einhergeht (Kap. 4).

Die Fragebögen sind oft nicht direkt vergleichbar. Insofern konnten auch nur wenige konsistente Ergebnisse identifiziert werden. Die untersuchten *Outcomes* fokussieren internalisierende (z. B. depressive) und externalisierende Symptome sowie Substanzkonsum. Viele Aspekte wurden nur vereinzelt untersucht oder nur von einer Forschungsgruppe. Es fehlen »lange« prospektive Studien, die Effekte in unterschiedlichen Entwicklungsphasen und auch »Schläfer-Effekte« (»sleeper effects«) darstellen könnten, Studien mit größeren ($N > 300$), weniger selektierten Stichproben (nicht nur Frauen und Studierende) und Replikationsstudien. Forschungsdefizite bestehen auch im Hinblick auf Studien, die nicht nur Einzelne, sondern Familiensysteme sowie verschiedene Kulturen vergleichend untersuchen, und es fehlt die Abbildung der Erfahrungen von Vätern und Söhnen. Mehr Studien mit multiplen Informanden (z. B. Mutter, Vater, Kind) und einem *Fokus auf Eltern-Kind-Beziehungen* (Fragebogen-, Interviewdaten und Interaktionsbeobachtungen) sind wünschenswert. Drei Viertel der quantitativen Studien untersuchen *negative Outcomes von Parentifizierung*, insofern sollte der Blick auch mehr auf *Ressourcen* und *Resilienz* gerichtet werden (Kap. 4; Dariotis et al., 2023).

Da emotionale Parentifizierung sich besonders belastend auszuwirken scheint, sollten vor allem Mechanismen und Moderatoren der Assoziation zwischen emotionaler Parentifizierung und psychischer Symptomatik stärker erforscht werden, zudem *transgenerationale Effekte* unter Berücksichtigung spezifischer Variablen bei Kindern und Eltern wie z. B. Bindungsmuster, Traumafolgestörungen oder »Zurückweisungsempfindlichkeit« (»rejection sensitivity«), Emotionsregulation, Stress-Kortisol-Reaktivität, Herzratenvariabilität, positive Coping-Strategien, soziale Unterstützung (Kap. 4.; Dariotis et al., 2023).

Schwerer zu erforschen sind die *blinden Flecken von Menschen*, die zu verzerrten Angaben führen können, wenn vielleicht eigene oder elterliche psychische Probleme und problematische Verhaltensweisen aus kindlicher Loyalität oder wegen familiärer Schweigegebote (die auch bei Erwachsenen noch wirksam sein können) verleugnet werden. Es ist bemerkenswert, dass z. B. Metaanalysen, die auf Fragebogen-Daten beruhen, in Bezug auf die Kinder von Holocaust-Überlebenden primär geringe Belastungen und viel Resilienz finden, während klinische und literarische Texte deutliche Belastungen beschreiben, über die zu sprechen, vielen Betroffenen sehr schwerfällt (Kap. 6.1.2). Generell könnte Schweigen aus Loyalität (oder auch aus Angst vor staatlichen Eingriffen in die Familie) auch bei anderen Gruppen wie z. B. Kindern psychisch kranker Eltern Auswirkungen auf empirische Befunde in Fragebogenstudien haben (Kap. 6), was auch den Einsatz anderer Erhebungsverfahren sinnvoll macht (z. B. Interviews, Beobachtungsverfahren; Kap. 5.2).

Emotionale Parentifizierung hat oft zur Folge, dass Betroffene ihr Leben lang in Gefahr sind, sich in sozialen Beziehungen zu sehr für die anderen zu verausgaben und ihre eigenen Grenzen nicht zu wahren. Deshalb stehen sie oft allen Arten von privaten und beruflichen Kontakten ambivalenter oder abweisender gegenüber als nicht von Parentifizierung betroffene Menschen. Das daraus resultierende Verhaltensmuster ähnelt dem von introvertierten Menschen, die ja auch mehr das Alleinsein und die Konzentration auf das Selbst suchen und Erholung eher im Alleinsein als im Zusammensein mit anderen finden. Insofern stellt sich die Frage, ob *Introversion* und Parentifizierung in Zusammenhang stehen oder ob Introversion womöglich eine Folge von emotionaler Parentifizierung sein könnte. Diese Frage wurde bisher nach meiner Kenntnis noch nicht erforscht.

Implikationen für Individuen, Familien, Politik und Gesellschaft

Die Implikationen von Parentifizierung betreffen nicht nur die von ihr betroffenen Individuen (psychische, kognitive and somatische Gesundheits-Outcomes) und die Herkunftsfamilie (z. B. Geschwister), sondern auch die Partnerschaften und neu gegründeten Familien der ehemals Parentifizierten, insbesondere ihre Kinder – durch

Risiken einer intergenerationalen Transmission (s. Kap. 3.4.1, 6, 7.6.3; Dariotis et al., 2023). Eltern benötigen mehr Unterstützung durch unsere Sozialsysteme und eine weitaus bessere Koordination der vorhandenen Hilfen – insbesondere ohnehin belastete Eltern (z. B. Alleinerziehende, Flüchtlinge, psychisch Kranke; Süchtige; Kap. 6, 9). Ökonomische Probleme, Kriege, Klimawandel, Epidemien (Covid, HIV/Aids) und Veränderungen der Familienstrukturen (z. B. mehr instabile, komplexe Familien) wirken sich weltweit auf Familien aus und können alle das Risiko für Parentifizierung erhöhen – besonders bei Familien mit sehr wenigen Ressourcen. Das erfordert politische Interventionen und Unterstützungsprogramme.

Implikationen für das Berufsleben von Vertreter:innen helfender psychologisch-medizinisch-sozialer Berufe

Offenbar sind unter den Angehörigen helfender Berufe (z. B. in Psychologie, Psychotherapie, Psychiatrie, Sozialer Arbeit) viele ehemals Parentifizierte, die ihre früh erworbene Empathie, Feinfühligkeit und Sozialkompetenz bei der Bewältigung psychosozialer Herausforderungen professionalisiert haben. Das ist eine Ressource, aber auch ein Risiko für (erneute) Überlastung und Burn-out, falls die Betroffenen nicht lernen, sich spätestens im Erwachsenenalter besser um ihre Grenzen zu kümmern. Das Thema »Parentifizierung« sollte in Studium, Aus- und Weiterbildungen und besonders in der Selbsterfahrung und Supervision mehr Beachtung finden, also z. B. die Bedeutung von Grenzen, Selbstfürsorge und auch die Gefahren emotionaler Verstrickung mit Patient:innen (Kap. 5.3.3; 7.1).

Menschen, die mit Kindern und Jugendlichen privat (Eltern, Großeltern, andere Verwandte, Paten) und beruflich zu tun haben (Erzieher:innen, Lehrer:innen, Sporttrainer:innen, Kinderärzt:innen, Kinder- und Jugendtherapeut:innen usw.), sollten aufmerksam in Hinblick auf etwaige Belastungen durch Parentifizierung von Kindern und Jugendlichen sein – dies gilt aber auch für alle Behandler und Bezugspersonen von Erwachsenen, da die meisten Erwachsenen Kinder haben (z. B. Erwachsenen-Psychotherapeut:innen, Ärzt:innen).

Ich schließe dieses Buch mit dem Selbstbericht des britischen Komikers John Cleese. Er beschreibt in einem Interview, wie langanhaltend sich Parentifizierung negativ auswirken kann – und dass Heilung möglich ist, auch wenn sie manchmal erst spät eintritt:

> »Meine Mutter war eine extrem ängstliche Person. Deshalb versuchte sie, alles zu kontrollieren. Viele Dinge regten sie auf, und ich stand immer unter Hochspannung, weil ich stets absolut sicher sein musste, dass es ihr gut ging, bevor ich mich um mein eigenes Leben kümmern konnte.«

Cleese wurde zu einem weltberühmten Komiker, hatte aber lange große psychische und Beziehungsprobleme:

> »Worunter ich [...] gelitten habe, ist mein Verhältnis zu Frauen. Als meine erste Ehe scheiterte, ging es mir sehr schlecht. Ich glaube, ich war jahrelang depressiv, ohne zu wissen, wie ich da wieder rausfinden konnte«

Erst durch eine Gruppentherapie für Paare fand er Zugang zu seinen Gefühlen, überwand seine Depressionen und beschrieb sich – mit 75 Jahren – mit seiner vierten Frau als glücklich:

> »Wir sind seit sechs Jahren zusammen, und ich fühle mit ihr eine Liebe, die ich so noch nicht kannte. Es ist nicht nur das Gefühl, geliebt zu werden, sondern diese Liebe auch für immer erwidern zu können. Das alleine zählt. Ich glaube, in meinem ganzen Leben ging es letztlich nur darum. Vielleicht ist es tief im Inneren eine Wiedergutmachung für die belastende Beziehung, die ich zu meiner Mutter hatte.« (Lewitan, 2015, S. 54).

ANHANG

KAPITEL 12

Literatur

Ackerman, N. (1966). *Treating the troubled family.* New York: Basic Books.

Adler, A. (1979). *Wozu leben wir?* Frankfurt am Main: Fischer. (Orig.: *What life should mean to you.* New York (N.Y.): Grosset & Dunlap 1931.)

Alexander, P.C. (2003). Parent-child role reversal: Development of a measure and test of an attachment theory model. *Journal of Systemic Therapies,* 22 (2), 31–44; https://doi.org/10.1521/jsyt.22.2.31.23349.

Ainsworth, M.D., Blehar, M.C., Waters, E. & Wall, S. (1978). *Patterns of attachment – A psychological study of the strange situation.* Hillsdale, NY: Erlbaum.

Allen, J.G. & Fonagy, P. (Hrsg.) (2009). *Mentalisierungsgestützte Therapie. Das MBT-Handbuch – Konzept und Praxis.* Stuttgart: Klett-Cotta.

Alsmeier, N. & Schulz, W. (2020). Intergenerationale Transmission psychischer Auffälligkeiten unter Berücksichtigung von Geschlechtseffekten. *Zeitschrift für Klinische Psychologie & Psychotherapie,* 49 (2), 93–102.

Altaras, A. (2013). *Titos Brille: Die Geschichte meiner strapaziösen Familie* (3. Aufl.). Frankfurt am Main: Fischer.

Amici, F., Röder, S., Kiess, W. et al. (2022). Maternal stress, child behavior and the promotive role of older siblings. *BMC Public Health,* 22 (1), 863; https://doi.org/10.1186/s12889-022-13261-2.

Anonymous (Bowen, M.) (1972). Differentiation of self in one's family of origin. In: J.L. Framo (Hrsg.). *Family interaction,* New York: Springer, 111–173.

Armstrong-Carter, E., Siskowski, C., Belkowitz, J., Johnson, C. & Olson, E. (2022). Child and adolescent caregiving for family: Emotional, social, physical, and academic risk and individual differences. *Journal of Family Psychology,* 36 (8), 1407–1417; https://doi.org/10.1037/fam0000969.

Asen, E. & Fonagy, P. (2014). Mentalisierungsbasierte therapeutische Interventionen für Familien. *Familiendynamik,* 39 (3), 234–249; https://elibrary.klett-cotta.de/article/99.120115/fd-39-3-234.

Asen, E. & Fonagy, P. (2023). *Mentalisieren in der systemischen Praxis. Eine Einführung in die mentalisierungsinspirierte systemische Therapie.* Heidelberg: Carl-Auer.

Atlas, G. (2023). *Emotionales Erbe. Eine Therapeutin, ihre Fälle und die Überwindung familiärer Traumata.* Köln: DuMont. (Orig.: *Emotional Inheritance. A therapist, her patients, and the legacy of trauma.* New York: Little, Brown & Company 2022.)

Bachem, R. (2019). Intergenerationale Weitergabe von Traumata. *PiD – Psychotherapie im Dialog,* 20 (02), 42–45; https://doi.org/10.1055/a-0771-5215.

Baer, U. & Frick-Baer, G. (2010). *Wie Traumata in die nächste Generation wirken: Untersuchungen, Erfahrungen, therapeutische Hilfen.* Neukirchen-Vluyn: Affenkönig.

Baer, U. & Frick-Baer, G. (2018). *Kriegserbe in der Seele: Was Kindern und Enkeln der Kriegsgeneration wirklich hilft* (5. Aufl.). Weinheim & Basel: Beltz.

Baggett, E., Shaffer, A. & Muetzelfeld, H. (2015). Father-daughter parentification and young adult romantic relationships among college women. *Journal of Family Issues*, 36 (6), 760–783; https://doi.org/10.1177/0192513X13499759.
Barber, M. & Siskowski, C. (2008). Youth caregivers: Unrecognized providers of care. *Pediatrics*, 121, 873–874.
Barel, E., van IJzendoorn, M.H., Sagi-Schwartz, A. & Bakermans-Kranenburg, M.J. (2010). Surviving the Holocaust: A meta-analysis of the long-term sequelae of a genocide. *Psychological Bulletin*, 136 (5), 677–698.
Becker, S. (2007). Global perspectives on children's unpaid caregiving in the family: Research and policy on »young carers« in the UK, Australia, the USA and Sub-Saharan Africa. *Global Social Policy*, 7, 23–50.
Berman, W.H. & Sperling, M.B. (1994). The structure and function of adult attachment. In: M.B. Berman & W.H. Sperling (Hrsg.). *Attachment in adults: Clinical and developmental perspectives*. New York & London: Guilford Press, 1–28.
Bernstein, D.P., Stein, J.A., Newcomb, M.D., Walker, E., Pogge, D., Ahluvalia, T. et al. (2003). Development and validation of a brief screening version of the Childhood Trauma Questionnaire. *Child Abuse & Neglect*, 27 (2), 169–190.
Blum, C. (2012). *Parentifizierung: Definition, Symptome, Ursachen, Folgen und Hilfe der Sozialen Arbeit: Diebstahl der Kindheit*. München: GRIN Verlag.
Bode, S. (2009). *Die vergessene Generation: Kriegskinder brechen ihr Schweigen*. (7. Aufl.). Stuttgart: Klett-Cotta.
Bode, S. (2010). *Kriegsenkel: Die Erben der vergessenen Generation* (7. Aufl.). Stuttgart: Klett-Cotta.
Borchet, J., Lewandowska-Walter, A., Połomski, P., Peplińska, A. & Hooper, L.M. (2021). The relations among types of parentification, school achievement, and quality of life in early adolescence: An exploratory study. *Frontiers in Psychology*, 12, 635171; https://doi.org/10.3389/fpsyg.2021.635171.
Boszormenyi-Nagy, I. & Spark, G. (1973). *Invisible loyalities: Reciprocity in intergenerational family therapy*. New York: Harper & Row.
Boszormenyi-Nagy, I. & Spark, G. (2006). *Unsichtbare Bindungen. Die Dynamik familiärer Systeme* (8. Aufl.). Stuttgart: Klett-Cotta. (Orig.: *Invisible loyalities: Reciprocity in intergenerational family therapy*. New York: Harper & Row 1973.)
Bowen, M. (1976). Theory in the practice of psychotherapy. In: P.J. Guerin (Hrsg.). *Family therapy: Theory and practice*. New York: Gardner Press, 42–90.
Bowlby, J. (1973). *Attachment and loss*. Bd. 2: *Separation*. New York: BasicBooks. (Dt.: *Trennung*. München: Ernst Reinhardt.)
Bowlby, J. (1979). *The making and breaking of affectional bonds*. London: Tavistock.
Bowlby, J. (1988). *A secure base. Clinical applications of attachment theory*. London: Routledge.
Bowlby, J. (2006). *Verlust, Trauer und Depression*. München: Ernst Reinhardt.
Brakemeier, E.-L. & Jacobi, F. (2017). *Verhaltenstherapie in der Praxis*. Weinheim & Basel: Beltz.
Brandl, M. (2008). *Halbnackte Bauarbeiter*. Frankfurt am Main: Fischer TB.
Brett, L. (2012). *Lola Bensky* (5. Aufl.). Berlin: Suhrkamp.
Brisch, K.H. (2025). *Bindungsstörungen: Von der Bindungstheorie zur Beratung und Therapie* (21. Aufl.). Stuttgart: Klett-Cotta.
Brody, E. & Spark, G. (1966). Institutionalisation of the aged: A family crisis. *Family Process*, 5, 76–90.

Bröning, S., Moesgen, D., Klein, M. & Thomasius, R. (2012). Ressourcenorientiertes Arbeiten mit Kindern aus Suchtfamilien. Das Beispiel »Trampolin«. *Psychotherapie im Dialog. Themenheft »Sucht«*, 13 (4), 44–48.

Bundesärztekammer (BÄK), Kassenärztliche Bundesvereinigung (KBV), Arbeitsgemeinschaft der Wissenschaftlichen Medizinischen Fachgesellschaften (AWMF) (2022). *Nationale VersorgungsLeitlinie Unipolare Depression – Langfassung, Version 3.1*; https://doi.org/10.6101/AZQ/000496, www.leitlinien.de/depression.

Bühring, P. (2017). Sucht ist eine Familienerkrankung: Kinder von suchtkranken und psychisch kranken Eltern. *Deutsches* Ärzteblatt *PP*, 7, 314–315.

Burton, L. (2008). Childhood adultification in economically disadvantaged families: A conceptual model. *Family Relations*, 56, 329–345.

Byng-Hall J. (2002). Relieving parentified children's burdens in families with insecure attachment patterns. *Family Process*, 41 (3), 375–88; https://doi.org/10.1111/j.1545-5300.2002.41307.x.

Byng-Hall, J. (2008). The significance of children fulfilling parental roles: Implications for family therapy. *Journal of Family Therapy*, 30 (2), 147 –– 162.

Chaimowicz, S. (2017). »Wo ist eigentlich meine Kippa?« Sein Familienname ist jüdisch. Aber ist er deshalb ein Jude? Sascha Chaimowicz versucht sich selbst zu verstehen. *Zeit-Magazin*, 52 (14.12.17), 16–23.

Chase, N. D. (Hrsg.) (1999a). *Burdened children: Theory, research, and treatment of parentification.* Thousand Oaks: Sage.

Chase, N. D. (1999b). Parentification: An overview of theory, research, and societal issues. In: N. D. Chase (Hrsg.). *Burdened children: Theory, research, and treatment of parentification.* Thousand Oaks: Sage, 3–33.

Chatterjee, D. (2024). Understanding ›Eldest Daughter Syndrome‹ (18. 5. 2024; zugänglich über SSRN: https://ssrn.com/abstract=4832693 oder http://dx.doi.org/10.2139/ssrn.4832693).

Christen, D., Killikelly, C., Maercker, A. & Augsburger, M. (2021). Item response validation of the German ICD-11. International Trauma Questionnaire for PTSD and CPTSD. *Clinical Psychology in Europe*, 3 (4); https://doi.org/10.33872/cpe.5501.

Christensen, J. (2024). *Der Flow-Kompass: Ein wissenschaftlicher Wegweiser zu mehr Gelassenheit und Glücksmomenten.* Berlin: Ullstein Taschenbuch Verlag.

Ciompi, L. (1994). *Affektlogik: Über die Struktur der Psyche und ihre Entwicklung. Ein Beitrag zur Schizophrenieforschung.* Stuttgart: Klett-Cotta.

Clemens, V., Huber-Lang, M., Plener, P. L. et al. (2018). Association of child maltreatment subtypes and long-term physical health in a German representative sample. *European Journal of Psychotraumatolology*, 9 (1), 1510278 https://doi.org/10.1080/20008198.2018.1510278.

Clemens, V., Berthold, O., Witt, A., Sachser, C., Brähler, E., Plener, P. L., Strauß, B. & Fegert, J. M. (2020). Lifespan risks of growing up in a family with mental illness or substance abuse. *Scientific Reports*, 10 (1), 15453; https://doi.org/10.1038/s41598-020-72064-w.

Clemens, V., Köhler-Dauner, F., Keller, F. et al. (2021). Gewalt in intimen Partnerschaften und psychische Probleme bei Kindern und Jugendlichen. *Psychotherapeut*, 66, 209–216; https://doi.org/10.1007/s00278-021-00501-w.

Cloitre, M., Shevlin, M., Brewin, C. R., Bisson, J. I., Roberts, N. P., Maercker, A., Karatzias, T. & Hyland, P. (2018). The International Trauma Questionnaire: Development of a self-report measure of ICD-11 PTSD and complex PTSD. *Acta Psychiatrica Scandinavica*, 138 (6), 536–546; https://doi.org/10.1111/acps.12956.

Cooklin, A. & Barnes, G. G (2020). *Building childrens resilience in the face of parental mental illness – Conversations with children, parents and professionals*. London & New York: Routledge.

Connell, A. M. & Goodman, S. H. (2002). The association between psychopathology in fathers versus mothers and children's internalizing and externalizing behavior problems: A meta-analysis. *Psychological Bulletin,* 128 (5), 746–77; https://doi.org/10.1037/0033-2909.128.5.746.

Crosswell, A. D., Mayer, S. E., Whitehurst, L. N., Picard, M., Zebarjadian, S. & Epel, E. S. (2024). Deep rest: An integrative model of how contemplative practices combat stress and enhance the body's restorative capacity. *Psychological Review,* 131 (1), 247–270; https://doi.org/10.1037/rev0000453.

Dahl, G. B. & Moretti, E. (2008). The demand for sons, *The Review of Economic Studies*, 75 (4), 1085–1120; https://doi.org/10.1111/j.1467-937X.2008.00514.x.

Dariotis, J. K., Chen, F. R., Park, Y. R., Nowak, M. K., French, K. M. & Codamon, A. M. (2023). Parentification Vulnerability, reactivity, resilience, and thriving: A mixed methods systematic literature review. *International Journal of Environmental Research & Public Health,* 20 (13), 6197; https://doi.org/10.3390/ijerph20136197.

Davies, P. T. & Martin, M. J. (2013). The reformulation of emotional security theory: The role of children's social defense in developmental psychopathology. *Development and Psychopathology*, 25 (4Pt2), 1435–1454; https://doi.org/10.1017/S0954579413000709.

de Vigan, D. (2013*). Das Lächeln meiner Mutter.* München: Droemer Knaur. (Orig.: *Rien ne s'oppose á la nuit*. Paris: Jean-Claude Lattès 2011.)

Diamond, G. (2018). Bindungsbasierte Familientherapie (Attachment-Based Family Therapy, ABFT). Kap. 79. In: K. v. Sydow & U. Borst (Hrsg.). *Systemische Therapie in der Praxis*. Weinheim: Beltz, 843–861.

Diaz, N., Siskowski, C. & Connors, L. (2007). Latino young caregivers in the United States: Who are they and what are the academic implications of this role? *Child & Youth Care Forum,* 36 (4), 131–140; https://doi.org/10.1007/s10566-007-9040-4.

DiCaccavo A. (2002). Investigating individuals' motivations to become counselling psychologists: The influence of early caretaking roles within the family. *Psychology and Psychotherapy*, 75 (Pt 4), 463–472; https://doi.org/10.1348/147608302321151943.

DiCaccavo, A. (2006). Working with parentification: Implications for clients and counselling psychologists. *Psychology and Psychotherapy*, 79 (Pt 3), 469–478; https://doi.org/10.1348/147608305X57978.

Donagh, B., Taylor, J., Al Mushaikhi, M. & Bradbury-Jones, C. (2023). Sibling experiences of adverse childhood experiences: A scoping review. *Trauma, Violence & Abuse*, 24 (5), 3513–3527; https://doi.org/10.1177/15248380221134289.

Dragan, M. & Hardt, J. (2016). Childhood adversities and risk for problematic alcohol use. *Addictive Behaviors,* 59, 65–71; https://doi.org/10.1016/j.addbeh.2016.03.015.

Drexler, K. (2017). *Ererbte Wunden heilen.* Stuttgart: Klett-Cotta.

Egan, J. (/2018). *Die Farbe der Erinnerung* (Orig.: *The invisible circus.* New York: Doubleday 1995). Frankfurt am Main: Fischer.

Ehrenthal, J. C., Dinger, U., Lamla, A., Funken, B. & Schauenburg, H. (2009). Evaluation der deutschsprachigen Version des Bindungsfragebogens »Experiences in Close Relationships – Revised« (ECR-RD). *Psychotherapie, Psychosomatik, Medizinische Psychologie,* 59 (6), 215–223; https://doi.org/10.1055/s-2008-1067425.

Ehrlichmann, L. (2017). *Parentifizierung bei Kindern psychisch kranker Eltern.* München: GRIN Verlag. (Open Publishing.)

Ernst, J. & Brähler, W. (2020). Krebskranke Eltern: Folgen für Familie und minderjährige Kinder und Möglichkeiten psychoonkologischer Versorgung. *Familiendynamik,* 45, 214–219.

Fahrer, J., Brill, N., Dobener, L. M., Asbrand, J. & Christiansen, H. (2022). Expressed emotion in the family: A meta-analytic review of expressed emotion as a mechanism of the transgenerational transmission of mental disorders. *Frontiers in Psychiatry,* 12, 721796; https://doi.org/10.3389/fpsyt.2021.721796.

Fengler, J. (2001). *Helfen macht müde: Zur Analyse und Bewältigung von Burnout und beruflicher Deformation* (6. Aufl.). Stuttgart: Pfeiffer bei Klett-Cotta.

Ferenczi, S. (1933). Sprachverwirrung zwischen Erwachsenem und Kind. *Internationale Zeitschrift für Psychoanalyse,* XIX (1–2), 5–15.

Ferenczi, S. (1985). *Ohne Sympathie keine Heilung. Das klinische Tagebuch von 1932.* Frankfurt am Main: Fischer.

Flassbeck, J. & Barth, J. (2020). *Die langen Schatten der Sucht. Behandlung komplexer Traumafolgen bei erwachsenen Kindern aus Suchtfamilien.* Stuttgart: Klett-Cotta.

Fonagy, P. & Nolte, T. (Hrsg.) (2023). *Epistemisches Vertrauen.* Stuttgart. Klett-Cotta.

Fonagy, P., Gergely, G., Jurist, E. L. & Target, M. (2008). *Affektregulierung, Mentalisierung und die Entwicklung des Selbst* (3. Aufl.) Stuttgart: Klett-Cotta (Orig.: *Affect regulation, mentalisation, and the development of the self.* New York: Other Press 2002).

Fonagy, P., Campbell, C. & Allison, E. (2019). Therapeutic models. In: A. Bateman & P. Fonagy (Hrsg.). *Handbook of mentalizing in mental health practice.* Washington, DC: American Psychiatric Publishing, 169–180.

Forward, S. (1993). *Vergiftete Kindheit. Elterliche Macht und ihre Folgen* (11. Aufl.). München: Goldmann (Orig.:*Toxic parents: Overcoming their hurtful legacy and reclaiming your life.* New York: Bantam 1989).

Fraiberg, S., Adelson, E. & Shapiro, V. (1975). Ghosts in the nursery. A psychoanalytic approach to the problems of impaired infant-mother relationships. *Journal of the American Academy of Child Psychiatry,* 14 (3), 387–421; https://doi.org/10.1016/s0002-7138(09)61442-4.

Frank, H. & Paris, J. (1987). Psychological factors in the choice of psychiatry as a career. *The Canadian Journal of Psychiatry/La Revue Canadienne de Psychiatrie,* 32 (2), 118–122.

Freud, S. (1914). Erinnern, Wiederholen und Durcharbeiten. *GW X,* 125–136.

Freyberger, H. J. & Freyberger, H. (2007). Zur Geschichte der Begutachtungspraxis bei Holocaust-Überlebenden. *Trauma und Gewalt,* 1 (4), 286–292.

George, C., & Solomon, J. (2008). The caregiving behavioral system: A behavioral system approach to parenting. In: J. Cassidy & P. Shaver (Hrsg.). *Handbook of attachment: Theory, research, and clinical application.* 2. Aufl. New York: Guilford Press.

George, C., Kaplan, N. & Main, M. (1996). *The Adult Attachment Interview.* Unveröffentlichtes Manuskript, University of California at Berkeley.

Gergely, G. (2007). The social construction of the subjective self: The role of affect-mirroring, markedness, and ostensive communication in self development. In: L. Mayes, P. Fonagy & M. Target (Hrsg.). *Developmental science and psychoanalysis.* London: Karnac, 45–82.

Gibson, L. C. (2019). *Recovering from emotionally immature parents. Practical tools to establish boundaries & reclaim your emotional autonomy.* Oakland/CA: New Harbinger Publications

Gibson, L. C. (2024a). *Emotional unreife Eltern. Wie wir mit distanzierten, abweisenden oder unreifen Müttern und Vätern umgehen* (3. Aufl.). München: Kailiash. (Orig.: *Adult children of emotionally immature parents. How to heal from distant, rejecting, or self-involved parents.* Oakland/CA: New Harbinger Publications 2015.)

Gibson, L. C. (2024b). *Als Kind emotional unreifer Eltern Heilung finden. Das Praxisbuch – Schritt für Schritt Grenzen setzen und emotionale Unabhängigkeit gewinnen.* München: Kailiash. (Orig.: *Recovering from emotionally immature parents. Practical tools to establish boundaries & reclaim your emotional autonomy.* Oakland/CA: New Harbinger Publications 2019.)

Gloger-Tippelt, G. (Hrsg.) (2016). *Bindung im Erwachsenenalter. Ein Handbuch für Forschung und Praxis* (3. Aufl.). Bern: Huber.

Godsall, R. E. & Jurkovic, G. J. (1995). *The Parentification Questionnaire Youth.* Department of Psychology, Georgia State University: Atlanta, GA, USA.

Goodman, S. H. & Gotlib, I. H. (1999). Risk for psychopathology in the children of depressed mothers: A developmental model for understanding mechanisms of transmission. *Psychological Review,* 106 (3), 458–490; https://doi.org/10.1037/0033-295X.106.3.458.

Goodman, W. (2020). 14 signs you were parentified as a child. How to heal your »inner child«. *Psychology Today,* 27.1.2020; https://www.psychologytoday.com/us/blog/healing-together/202001/14-signs-you-were-parentified-child (Zugriff: 22.05.21).

Graf, J. & Frank, R. (2001). Parentifizierung. Die Last, als Kind die eigenen Eltern zu bemuttern. In: S. Walper & R. Pekrun (Hrsg.). *Familie und Entwicklung. Aktuelle Perspektiven in der Familienpsychologie.* Göttingen: Hogrefe, 314–341.

Greene, C. A., Haisley, L., Wallace, C. & Ford, J. D. (2020). Intergenerational effects of childhood maltreatment: A systematic review of the parenting practices of adult survivors of childhood abuse, neglect, and violence. *Clinical Psychology Review,* 80, 101891; https://doi.org/10.1016/j.cpr.2020.101891.

Grillenberger, H. (2010). Die Last des Schweigens. Eine Rezension des gleichnamigen Buches von Dan Bar-On – Gespräche mit Kindern von NS-Tätern. *Auswege. Perspektiven für den Erziehungsalltag. Online-Magazin für Bildung, Beratung, Erziehung und Unterricht,* 16.10.2010, 1–2; https://www.magazin-auswege.de/data/2010/10/Rezension-Grillenberger_Die_Last_des_Schweigens_von_Dan_Bar-On.pdf (Zugriff: 3.10.2025).

Hammond, C. (2021). *Die Kunst des Ausruhens. Wie man echte Erholung findet.* Köln: DuMont.

Hantel-Quitmann, W. (2015). *Klinische Familienpsychologie.* Stuttgart: Klett-Cotta.

Hardt, J., Dragan, M., Schultz, S. & Engfer, A. (2011). Parent-child relationships in Poland and Germany: A retrospective study. *Psychology,* 2, 502–508; https://doi.org/10.4236/psych.2011.25078.

Hardt, J., Egle, U. T. & Engfer, A. (2003). Der Kindheitsfragebogen, ein Instrument zur Beschreibung der erlebten Kindheitsbeziehung zu den Eltern. *Zeitschrift für Differentielle & Diagnostische Psychologie,* 24 (1), 33–43.

Hardt, J., Egle, U. T. & Johnson, J. G. (2007). Suicide attempts and retrospective reports about parent-child relationships: Evidence for the affectionless control hypothesis. *Psychosocial Medicine,* 4, Doc12.

Hardt, J., Fischbeck, S. & Engfer, A. (2012). Kreuzvalidierung der Kurzform des Kindheitsfragebogens. *Psychotherapeut,* 57, 248–255; https://doi.org/10.1007/s00278-011-0826-3.

Haugland, B., Hysing, M. & Sivertsen, B. (2020). The burden of care: A national survey on the prevalence, demographic characteristics and health problems among young adult carers attending higher education in Norway. *Frontiers in Psychology*, 10, 2859; https://doi.org/10.3389/fpsyg.2019.02859.

Häuser, W., Schmutzer, G., Brähler, E. & Glaesmer, H. (2011). Maltreatment in childhood and adolescence: Results from a survey of a representative sample of the German population. *Deutsches Ärzteblatt International,* 108 (17), 287–294.

Hausser, A. A. (2013). *Die Parentifizierung von Kindern bei psychisch kranken und psychisch gesunden Eltern und die psychische Gesundheit der parentifizierten Kinder.* Diss., Hamburg: Medizinischen Fakultät der Universität Hamburg.

Heine, H. (1844). *Neue Gedichte*. Hamburg:

Hendrich, A. & Rode, K. (2022). *Wir sind die Kinder! Ein Kinderfachbuch über vertauschte Eltern-Kind Rollen*. Frankfurt am Main: Mabuse.

Hentschel, S. (2017). Geht das nur mir so? Andere Frauen träumen nachts vom Fliegen oder vom Sex. Stefanie Hentschel träumt von einer geheimen Wohnung. *Brigitte,* 19, 20.

Hesse, E. & Main, M. (2006). Frightened, threatening, and dissociative parental behavior in low-risk samples: Description, discussion, and interpretations. *Development and Psychopathology*, 18 (2), 309–343; https://doi.org/10.1017/S0954579406060172.

Hinshaw, S. P. (Hrsg.) (2008). *Breaking the silence: Mental health professionals disclose their personal and family experiences of mental illness.* Oxford & New York: Oxford University Press.

Hirsch, M. (2011). *Trauma*. Gießen: Psychosozial Verlag.

Hilker, L. (2018). *Wenn Kinder die Rolle der Eltern übernehmen. Phasen der Parentifizierung von Kindern psychisch kranker Eltern.* München: ScienceFactory. (Examensarbeit im Bereich Soziale Arbeit.)

Hoffman, Y. & Shrira, A. (*2019).* Variables connecting parental PTSD to offspring successful aging: Parent-child role reversal, secondary traumatization, and depressive symptoms. *Frontiers in Psychiatry,* 10, 718; https://doi.org/10.3389/fpsyt.2019.00718.

Hollinghurst, A. (2007). *Die Schönheitslinie.* München: Heyne (Orig.: *The line of beauty.* London: Picador 2004).

Holt, T., Sand Helland, M., Morbech, M., Larsen, L., Gustavson, K., Ha, A. & Cummings, E. M. (2021). Agreement between child and parent reports of children's reactions to interparental conflict. *Journal of Family Psychology,* 35 (8), 1138–1148; https://doi.org/10.1037/fam0000861.

Holzberg, O. (2023). Kolumne – Paartherapie. *Brigitte,* Nr. 23, 25. 10. 2023, 16.

Homeier, S. (2008). *Sonnige Traurigtage: Ein Kinderfachbuch für Kinder psychisch kranker Eltern* (3. Aufl.). Frankfurt am Main: Mabuse.

Homeier, S. & Schrappe, A. (2009). *Flaschenpost nach irgendwo: Ein Kinderfachbuch für Kinder suchtkranker Eltern*. Frankfurt am Main: Mabuse.

Hooper, L. M. (2007). The application of attachment theory and family systems theory to the phenomena of parentification. *The Family Journal,* 15 (3), 217–223; https://doi.org/10.1177/1066480707301290.

Hooper, L. M. (2009). *Parentification Inventory [measurement instrument]*. The University of Alabama: Tuscaloosa, AL, USA. (Available from L. M. Hooper, Department of Educational Studies in Psychology, Research Methodology, and Counseling, The University of Alabama, Tuscaloosa, AL 35487) (erhalten von der Autorin am 22. 12. 2013.)

Hooper, L. M. (2011). Parentification. In: R. Levesque (Hrsg.). *Encyclopedia of adolescence*. Bd. 4: N – R. New York, NY: Springer, 2023–2031; https://doi.org/10.1007/978-1-4419-1695-2_169.

Hooper, L. M. (2017). Parentification. In: Levesque R. (Hrsg.). *Encyclopedia of Adolescence.* Bd. 4: N – R. Cham: Springer; https://doi.org/10.1007/978-3-319-32132-5_169-2.

Hooper, L. M. & Doehler, K. (2012). Assessing family caregiving: A comparison of three retrospective parentification measures. *Journal of Marital and Family Therapy*, 38 (4), 653–666; https://doi.org/10.1111/j.1752-0606.2011.00258.x.

Hooper, L. M., Marotta, S. A. & Lanthier, R. P. (2008). Predictors of growth and distress following childhood parentification: A retrospective exploratory study. *Journal of Child and Family Studies*, 17 (5), 693–705; https://doi.org/10.1007/s10826-007-9184-8.

Hooper, L. M., DeCoster, J., White, N. & Voltz, M. L. (2011a). Characterizing the magnitude of the relation between self-reported childhood parentification and adult psychopathology: A meta-analysis. *Journal of Clinical Psychology*, 67 (10), 1028–1043; https://doi.org/10.1002/jclp.20807.

Hooper, L. M., Doehler, K., Wallace, S. A. & Hannah, N. J. (2011b). The Parentification Inventory: Development, validation, and cross-validation. *American Journal of Family Therapy*, 39, 226–241.

Hughes, K., Bellis, M. A., Hardcastle, K. A. et al. (2017). The effect of multiple adverse childhood experiences on health: A systematic review and meta-analysis. *Lancet Public Health*, 2, e356–66.

Imber-Black, E. (1999). *Die Macht des Schweigens: Geheimnisse in der Familie*. Stuttgart: Klett-Cotta. (Orig.:*The secret life of families*. New York: Bantam 1998.)

Jachertz, N. (2012). Das Bußritual der Psychiater: Krankenmorde in der NS-Zeit. *Deutsches Ärzteblatt*, 108, 1 – 2, 10. 01. 2011; https://www.aerzteblatt.de/archiv/pdf/89f2d019-1d1f-4f6a-8792-f6936ab49e9d.

Jaffe, J., Beebe, B., Feldstein, S., Crown, C. L. & Jasnow, M. D. (2001). Rhythms of dialogue in infancy: Coordinated timing in development. *Monographs of the Society for Research in Child Development*, 66 (2), i – viii, 1–132.

Jankowski, E., Kosfelder, J. & Wälte, D. (2018). Mütter mit Borderline-Persönlichkeitsstörung: Module zur Förderung der Interaktionskompetenzen mit ihren Kindern. *Kontext*, 49 (1), 40–55.

Jankowski, P. J., Hooper, L. M., Sandage, S. J. & Hannah, N. J. (2013). Parentification and mental health symptoms: Mediator effects of perceived unfairness and differentiation of self. *Journal of Family Therapy*, *35* (1), 43–65; https://doi.org/10.1111/j.1467-6427.2011.00574.x.

Jay, M. (2018). *Die Macht der Kindheit: Wie negative Erfahrungen uns stärker machen* (2. Aufl.). Hamburg: Hoffmann & Campe (Orig.: *Supernormal. The untold story of adversity and resilience*. New York: Twelfe 2017.)

Jensen, A. C. & Jorgensen-Wells, M. A. (2025). Parents favor daughters: A meta-analysis of gender and other predictors of parental differential treatment. *Psychological Bulletin*, *151* (1), 33–47; https://doi.org/10.1037/bul0000458.

Johnson, S. (2021). *Praxis der Emotionsfokussierten Paartherapie* (2. Aufl.). Paderborn: Junfermann (Orig.: *Practice of emotionally focused couple therapy*, 3. Aufl. New York: Routledge/Taylor & Francis 2020.)

Johnson, S. M. & Greenman, P. S. (2006). The path to a secure bond: Emotionally focused couple therapy. *Journal of Clinical Psychology*, 62 (5), 597–609.

Johnson, S. M. & Whiffen, V. E. (2005). *Attachment processes in couple and family therapy*. New York & London: Guilford Press.

Johnstone, M. & Johnstone, A. (2009). *Mit dem schwarzen Hund leben: Wie Angehörige und Freunde depressiven Menschen helfen können, ohne sich selbst dabei zu verlieren*. München: Kunstmann.

Jungbauer, J., Heitmann, K., Westphal, A., & Vock, M. (2018). Erwachsene Kinder psychisch erkrankter Eltern: Ergebnisse einer explorativen Fragebogenstudie: Adult children of parents with mental illnesses: Results from an exploratory survey. *Journal of Family Research*, 30 (2), 216–229; https://doi.org/10.3224/zff.v30i2.05.
Jurkovic, G. (2015). *Lost childhoods: The plight of the parentified child*. London & New York: Routledge/Taylor & Francis Group.
Jurkovic, G. J. & Sessions, M. W. (1986). *Parentification Questionnaire – Adult*. Unpublished instrument. Atlanta, GA, USA: Department of Psychology, Georgia State University.
Jurkovic, G. J.& Thirkield, A. (1998a). *Filial Responsibility Scale – Adult (FSR-A)*. Atlanta, GA, USA: Department of Psychology, Georgia State University.
Jurkovic, G. J, & Thirkield, A. (1998b). *Parentification Questionnaire*. Atlanta, GA, USA: Department of Psychology, Georgia State University.
Jurkovic, G. J., Thirkield, A. & Morrell, R. (2001). Parentification of adult children of divorce: A multidimensional analysis. *Journal of Youth and Adolescence*, 30 (2), 245–257; https://doi.org/10.1023/A:1010349925974.
Juul, J. (2011). *Pubertät: Wenn Erziehen nicht mehr gelingt* (6. Aufl.). München: Kösel.
Karpel, M. A. (1976). Intrapsychic and interpersonal processes in the parentification of children. University of Massachusetts Amherst. Doctoral Dissertation. *Dissertation Abstracts International*, 38, 365. UMI No. 77-15090; https://doi.org/10.7275/11012.
Karreman, A., Starmans, M. P. R. & Riem, M. M. E. (2023). Maternal depressive symptoms and affective responses to infant crying and laughing. *Journal of Family Psychology*, 37 (7), 1026–1036; https://doi.org/10.1037/fam0001128.
Kayata, E. (2024). What is eldest daughter syndrome? Is it a real condition? *Northeastern Global News*, 24. 4. 2024; https://news.northeastern.edu/2024/04/24/eldest-daughter-syndrome/ (Zugriff: 26.07.24).
Kerkeling, H. (2014). *Der Junge muss an die frische Luft*. München/Berlin: Piper.
Khafi, T. Y., Yates, T. M. & Luthar, S. S. (2014). Ethnic differences in the developmental significance of parentification. *Family Process*, 53 (2), 267–287; https://doi.org/10.1111/famp.12072.
Kitzmann, K. M., Gaylord, N. K., Holt, A. R. & Kenny, E. D. (2003). Child witnesses to domestic violence: A meta-analytic review. *Journal of Consulting and Clinical Psychology*, 71 (2), 339–352; https://doi.org/10.1037/0022-006x.71.2.339.
Klinitzke, G., Romppel, M., Hauser, W., Brähler, E. & Glaesmer, H. (2012). Die deutsche Version des Childhood Trauma Questionnaire (CTQ) – psychometrische Eigenschaften in einer bevölkerungsrepräsentativen Stichprobe. [The German version of the Childhood Trauma Questionnaire (CTQ): Psychometric characteristics in a representative sample of the general population]. *Psychotherapie, Psychosomatik, Medizinische Psychologie*, 62 (2), 47–51.
Knausgard, K. O. (2013). *Sterben* (4. Aufl.). München: btb.
Kohl, W. (2013). *Leben oder gelebt werden: Schritte auf dem Weg zur Versöhnung*. München: Heyne.
Kogan, I. (2009). *Der stumme Schrei der Kinder. Die zweite Generation der Holocaust-Opfer* (2., überarb. Aufl.). Gießen: Psychosozial Verlag.
Konrad, S. (2013). *Das bleibt in der Familie: Von Liebe, Loyalität und uralten Lasten* (4. Aufl.). München: Piper.
Kossert, A. (2009). *Kalte Heimat: Die Geschichte der deutschen Vertriebenen nach 1945* (4., überarb. Aufl.). München: Siedler.

Kürthy, I. von (2016). *Neuland: Wie ich mich selber suchte und jemand ganz anderen fand.* Reinbek: Rowohlt.

Kuppens, S., Moore, S. C., Gross, V., Lowthian, E. & Siddaway, A. P. (2020). The enduring effects of parental alcohol, tobacco, and drug use on child well-being: A multilevel meta-analysis. *Development and Psychopathology*, 32 (2), 765–778; https://doi.org/10.1017/S0954579419000749.

Lachner, G. & Wittchen, H.-U. (1997). Familiär übertragene Vulnerabilitätsmerkmale für Alkoholmißbrauch und -abhängigkeit. In: H. Watzl & B. Rockstroh (Hrsg.). *Abhängigkeit und Mißbrauch von Alkohol und Drogen*. Göttingen: Hogrefe, 43–90.

Lackie, B. (1983). The families of origin of social workers. *Clinical Social Work Journal,* 11 (4), 309–322.

Lackie, B. (1999). Trauma, invisibility, and loss: Multiple metaphors of parentification. In: N. D. Chase (Hrsg.), *Burdened children: Theory, research, and treatment of parentification.* Thousand Oaks: Sage, 141–153.

Lambrou, U. (2010). *Familienkrankheit Alkoholismus. Im Sog der Abhängigkeit.* (Überarb. u. erw. Neuausg.) Reinbek bei Hamburg: Rowohlt.

Lange, S., Probst, C., Gmel, G., Rehm, J., Burd, L. & Popova, S. (2017). Global prevalence of fetal alcohol spectrum disorder among children and youth: A systematic review and meta-analysis. *JAMA Pediatrics*, 171 (10), 948–956; https://doi.org/10.1001/jamapediatrics.2017.1919.

Le, B. M., Impett, E. A., Lemay, E. P., Jr., Muise, A. & Tskhay, K. O. (2018). Communal motivation and well-being in interpersonal relationships: An integrative review and meta-analysis. *Psychological Bulletin,* 144 (1), 1–25; https://doi.org/10.1037/bul0000133.

Lecompte, V. & Moss, E. (2014). Disorganized and controlling patterns of attachment, role reversal, and caregiving helplessness: Links to adolescents' externalizing problems. *American Journal of Orthopsychiatry,* 84 (5), 581–589; https://doi.org/10.1037/ort0000017.

Leijdesdorff, S., van Doesum, K., Popma, A., Klaassen, R. & van Amelsvoort, T. (2017). Prevalence of psychopathology in children of parents with mental illness and/or addiction: An up to date narrative review. *Current Opinion in Psychiatry,* 30 (4), 312–317; https://doi.org/10.1097/yco.0000000000000341. PMID: 28441171.

Lenz, A. & Wiegand-Grefe, S. (2017). *Kinder psychisch kranker Eltern.* (Leitfaden Kinder- und Jugendpsychotherapie, Bd. 23) Göttingen: Hogrefe.

Leu, A., Frech, M., Wepf, H., Sempik, J., Joseph, S., Helbling, L., Moser, U., Becker, S. & Jung, C. (2019). Counting young carers in Switzerland – A study of prevalence. *Children & Society,* 33 (1), 53–67; https://doi.org/10.1111/chso.12296.

Lewitan, L. (2015). Das war meine Rettung. John Cleese verzweifelte fast an der Liebe. Bis er ein befreiendes Gefühl entdeckte: Traurigkeit (Interview). *Zeit Magazin,* 35 (27. 08. 2015), 54.

Li, S., Ma, X. & Zhang, Y. (2023) Intergenerational transmission of aggression: A meta-analysis of relationship between interparental conflict and aggressive behavior of children and youth. *Current Psychology,* 42, 32008–32023; https://doi.org/10.1007/s12144-022-04219-z.

Lueger-Schuster, B., Knefel, M. & Maercker, A. (2021). *International Trauma Questionnaire* (Deutsche Übersetzung). https://www.traumameasuresglobal.com/itq.

Lyons-Ruth, K., Yellin, C., Melnick, S. & Atwood, G. (2005). Expanding the concept of unresolved mental states: Hostile/helpless states of mind on the Adult Attachment Interview are associated with disrupted mother-infant communication and infant disorganization. *Developmental Psychopathology,* 17 (1), 1–23; https://doi.org/10.1017/s0954579405050017.

Macfie, J., McElwain, N.L., Houts, R.M. & Cox, M.J. (2005). Intergenerational transmission of role reversal between parent and child: Dyadic and family systems internal working models. *Attachment & Human Development*, 7 (1), 51–65; https://doi.org/10.1080/14616730500039663.
Macfie, J., Fitzpatrick, K.L., Rivas, E.M. & Cox, M.J. (2008). Independent influences upon mother-toddler role reversal: Infant-mother attachment disorganization and role reversal in mother's childhood. *Attachment & Human Development*, 10 (1), 29–39; https://doi.org/10.1080/14616730701868589.
Macfie, J., Brumariu, L.E. & Lyons-Ruth, K. (2015). Parent–child role-confusion: A critical review of an emerging concept. *Developmental Review*, 36, 34–57; https://doi.org/10.1016/j.dr.2015.01.002.
Mack, S., Jacobi, F., Gerschler, A., Strehle, J., Höfler, M., Busch, M.A., Maske, U.E., Hapke, U., Seiffert, I., Gaebel, W., Zielasek, J., Maier, W. & Wittchen, H.U. (2014). Self reported utilization of mental health services in the adult German population – evidence for unmet needs? Results of the DEGS1 Mental Health Module. *International Journal of Methods in Psychiatric Research*, 23 (3), 289–303.
Madigan, S., Deneault, A.A., Racine, N., Park, J., Thiemann, R., Zhu, J., Dimitropoulos, G., Williamson, T., Fearon, P., Cénat, J.M., McDonald, S., Devereux, C. & Neville, R.D. (2023). Adverse childhood experiences: A meta-analysis of prevalence and moderators among half a million adults in 206 studies. *World Psychiatry: Official Journal of the World Psychiatric Association (WPA)*, 22 (3), 463–471; https://doi.org/10.1002/wps.21122.
Main, M. & Cassidy, J. (1988). Categories of response to reunion with the parent at age 6: Predictable from infant attachment classifications and stable over a 1-month period. *Developmental Psychology*, 24 (3), 415–426; https://doi.org/10.1037/0012-1649.24.3.415.
Marshall, A.D., Feinberg, M.E. & Daly, K.A. (2019). Children's emotional and behavioral reactions to interparental aggression: The role of exposure to within-incident, cross-dyad aggression spillover. *Journal of Family Psychology*, 33 (5), 617–628; http://dx.doi.org/10.1037/fam0000525.
Mayseless, O., Bartholomew, K., Henderson, A. & Trinke, S. (2004). »I Was more her mom than she was mine«: Role reversal in a community sample. *Family Relations*, 53 (1), 78–86.
McCurdy, J. (2023). *I'm glad, my mom died.* Frankfurt am Main: Fischer Taschenbuch Verlag (Orig.: *I'm glad my mom died.* New York: Simon & Schuster 2022).
McLaughlin, K.A., Gadermann, A.M., Hwang, I., Sampson, N.A., Al-Hamzawi, A., Andrade, L.H., Angermeyer, M.C., Benjet, C., Bromet, E.J., Bruffaerts, R., Caldas-de-Almeida, J.M., de Girolamo, G., de Graaf, R., Florescu, S., Gureje, O., Haro, J.M., Hinkov, H.R., Horiguchi, I., Hu, C., Karam, A.N. et al. (2012). Parent psychopathology and offspring mental disorders: Results from the WHO World Mental Health Surveys. *British Journal of Psychiatry*, 200 (4), 290–299; https://doi.org/10.1192/bjp.bp.111.101253.
McMahon, T.J. & Luthar, S.S. (2007). Defining characteristics and potential consequences of caretaking burden among children living in urban poverty. *American Journal of Orthopsychiatry*, 77, 267–281; https://doi.org/10.1037/0002-9432.77.2.267.
Mehr, S.A., Singh, M., Knox, D. *et al.* (2019). Universality and diversity in human song. *Science*, 366, eaax0868; https://doi.org/10.1126/science.aax0868.
Melle, T. (2018). *Die Welt im Rücken.* Reinbek: Rowohlt Taschenbuch Verlag.
Metzing, S., Ostermann, T., Robens, S. & Galatsch, M. (2020). The prevalence of young carers – a standardised survey amongst school students (KiFam-study). *Scandinavian Journal of Caring Sciences*, 34 (2), 501–513; https://doi.org/10.1111/scs.12754.

Mika, P., Bergner, R. M. & Baum, M. C. (1987). The development of a scale for the assessment of parentification. *Family Therapy, 14* (3), 229–235.

Milan, S., Carlone, C. & Dáu, A. L. B. T. (2021). Emotion socialization in mothers who experienced maltreatment: Mentalizing the past may help the present. *Journal of Family Psychology, 35* (6), 851–856; https://doi.org/10.1037/fam0000839.

Miller, A. (1979). *Das Drama des begabten Kindes und die Suche nach dem wahren Selbst: Eine Um- und Fortschreibung* (Neufassung 1994). Frankfurt am Main: Suhrkamp.

Minelli, A. & Mannuci, M. P. (2008). *Die Überlebenskünstler: Wie Tiere sich an ihre Umwelt anpassen*. Hamburg: G+J/RBA.

Minuchin, S. (1974). *Families and family therapy*. Cambridge, MA: Harvard University Press.

Minuchin, S., Montalvo, B., Guerney, B., Rosman, B. & Schumer, F. (1967). *Families of the slums*. New York: Basic Books.

Möhler, E. (2020). *Transmission von Trauma. Zur Psychodynamik und Neurobiologie dysfunktionaler Eltern-Kind-Beziehungen*. Göttingen: Vandenhoeck & Ruprecht.

Moog, N., Cummings, P. D., Jackson, K. L. et al. (2023). Intergenerational transmission of the consequences of maternal exposure to childhood maltreatment – a United States nationwide observational study of multiple cohorts in the ECHO program. *The Lancet Public Health*, Feb. 23; https://doi.org/10.1016/S2468-2667(23)00025-7.

Moser, T. (2018). Parentifizierung: Sorge, Fürsorge, Liebe und Hass. *Deutsches Ärzteblatt PP*, 3, 122–123.

Moss, E., Cyr, C. & Dubois-Comtois, K. (2004). Attachment at early school age and developmental risk: Examining family contexts and behavior problems of controlling-caregiving, controlling-punitive, and behaviorally disorganized children. *Developmental Psychology, 40* (4), 519–532; https://doi.org/10.1037/0012-1649.40.4.519.

Mulligan, C. J., Quinn, E. B., Hamadmad, D. et al. (2025). Epigenetic signatures of intergenerational exposure to violence in three generations of Syrian refugees. *Scientific Reports, 15* (1), 5945; https://doi.org/10.1038/s41598-025-89818-z.

Neuerburg, C. R. (2024). *Von Unterforderung bis Parentifizierung: Entwicklung und Validierung eines Fragebogens zur Aufgabenübernahme im Kindes- und Jugendalter*. Inaugural-Dissertation, Philosophischen Fakultät, Rheinische Friedrich-Wilhelms-Universität, Bonn; https://bonndoc.ulb.uni-bonn.de/xmlui/bitstream/handle/20.500.11811/11754/7739.pdf?sequence=2&isAllowed=y (Zugriff: 10.10.2025).

Nuttall, A. K., Valentino, K. & Borkowski, J. G. (2012). Maternal history of parentification, maternal warm responsiveness, and children's externalizing behavior. *Journal of Family Psychology, 26* (5), 767–775; https://doi.org/10.1037/a0029470.

Nuttall, A. K., Zhang, Q., Valentino, K. & Borkowski, J. G. (2019). Intergenerational risk of parentification and infantilization to externalizing moderated by child temperament. *Journal of Marriage and the Family*, 81 (3), 648–661; https://doi.org/10.1111/jomf.12562.

Nuttall, A. K., Ballinger, A. L., Levendosky, A. A. & Borkowski, J. G. (2021). Maternal parentification history impacts evaluative cognitions about self, parenting, and child. *Infant Mental Health Journal*, 42 (3), 315–330; https://doi.org/10.1002/imhj.21912.

Oelkers, R. & Wild, E. (2019). Das bindungsorientierte Konzept »FaTZ-Borderline«: Familienpsychiatrische Behandlung von Eltern und Kindern am FaTZ Neckargemünd. *Familiendynamik*, 44 (4), 290–299.

Ohntrup, J. M., Pollak, E., Plaß, A. & Wiegand-Grefe, S. (2011). Parentifizierung – Elternbefragung zur destruktiven Parentifizierung von Kindern psychisch erkrankter Eltern.

In: S. Wiegand-Grefe, F. Mattejat & A. Lenz (Hrsg.). *Kinder mit psychisch kranken Eltern. Klinik und Forschung*. Göttingen: Vandenhoeck & Ruprecht, 375–398.
Ostlund, L. (2017). *Das Leben ist ein merkwürdiger Ort. Roman*. München: dtv. (Orig.: *After the parade*. New York: Scribner & Co 2015.)
Oznobishin, O. & Kurman, J. (2009). Parent-child role reversal and psychological adjustment among immigrant youth in Israel. *Journal of Family Psychology, 23* (3), 405–415; https://doi.org/10.1037/a0015811.
Parry, L. Q., Davies, P. T., Sturge-Apple, M. L. & Coe, J. L. (2020). Coparental discord and children's behavior problems: Children's negative family representations as an explanatory mechanism. *Journal of Family Psychology, 34* (5), 523–533; https://doi.org/10.1037/fam0000638.
Peris, T. S., Goeke-Morey, M. C., Cummings, E. M. & Emery, R. E. (2008). Marital conflict and support seeking by parents in adolescence: Empirical support for the parentification construct. *Journal of Family Psychology, 22* (4), 633–642; https://doi.org/10.1037/a0012792.
Perry, P. (2020). *Das Buch, von dem du dir wünschst, deine Eltern hätten es gelesen (und deine Kinder werden froh sein, wenn du es gelesen hast)* (7. Aufl.). Berlin: Ullstein. (Orig.: *The book you wish your parents had read (and your children will be glad that you did)*. London: Penguin Life/Random House 2019).
Plass-Christl, A. & Arlt, S. (2020). Transgenerationale Weitergabe psychischer Erkrankungen. *Hamburger Ärzteblatt, 04*, 10–14.
Pollatschek, N. (2018). *Das Unglück anderer Leute* (4. Aufl.). München: Goldmann.
Polz, J. (2018). Wenn Kinder zu Eltern werden – Parentifizierung als Chance oder Risikofaktor für die kindliche Entwicklung. *Zeitschrift für freie psychoanalytische Forschung und Individualpsychologie, 5* (2), 47–59; doi 10.15136/2018.5.2.47-59.
PTK NRW (2020). Situation der Kinder psychisch kranker Eltern. *Psychotherapeutenjournal, 3*, 311–313.
Puhlmann, L., Vrtička, P., Linz, R., Stalder, T., Kirschbaum, C., Engert, V. & Singer, T. (2021). Contemplative mental training reduces hair glucocorticoid levels in a randomized clinical trial. *Psychosomatic Medicine, 83* (8), 894–905; https://doi.org/0.1097/PSY.0000000000000970.
Radebold, H. (2009). *Die dunklen Schatten unserer Vergangenheit: Hilfen für Kriegskinder im Alter* (3., aktual. u. erw. Aufl.). Stuttgart: Klett-Cotta.
Raether, T. (2021). *Bin ich schon depressiv, oder ist das noch das Leben?* Hamburg: Rowohlt.
Reddemann, L. (2015). *Kriegskinder und Kriegsenkel in der Psychotherapie: Folgen der NS-Zeit und des Zweiten Weltkriegs erkennen und bearbeiten – Eine Annäherung*. Stuttgart: Klett-Cotta.
Reddemann, L. & Dehner-Rau, C. (2008). *Trauma: Folgen erkennen, überwinden und an ihnen wachsen* (3., vollst. überarb. Aufl.). Stuttgart: Trias.
Remschmidt, H., Schmidt, M. & Poustka, F. (2012). *Multiaxiales Klassifikationsschema für psychische Störungen des Kinder- und Jugendalters nach ICD-10 der WHO. Mit einem synoptischen Vergleich von ICD-10 und DSM-IV.* (6. Aufl.). Bern: Huber.
Riggs, S. A. (2017). Der Zyklus des emotionalen Missbrauchs im Bindungsnetzwerk. In: K. H. Brisch (Hrsg.). *Bindung und emotionale Gewalt*. Stuttgart: Klett-Cotta, 59–97.
Richter, H. E. (1975). *Eltern, Kind und Neurose: Psychoanalyse der kindlichen Rolle*. Reinbek b. Hamburg: Rowohlt.
Romer, G. & Haagen, M. (2007). *Kinder körperlich kranker Eltern*. Göttingen: Hogrefe.
Romer, G., Bergelt, C. & Möller, B. (Hrsg.) (2014). *Kinder krebskranker Eltern: Manual zur kindzentrierten Familienberatung nach dem COSIP-Konzept*. Göttingen: Hogrefe.

Rosenbach, C. & Renneberg, B. (2019). »Mein Kind macht das absichtlich – es will mich fertig machen«. Negative Grundannahmen von Müttern mit Borderline-Persönlichkeitsstörung: Ein Gruppentraining zur Förderung der Erziehungskompetenz. *Familiendynamik*, 44 (4), 280–288.

Rotsch, B. (2021). Erste Hilfe im Netz. Es reicht ein Handy: Kinder, die zu Hause in Not sind, finden Unterstützung. *Chrismon*, 02, 41.

Rudolf, G. (2005). *Strukturbezogene Psychotherapie. Leitfaden zur psychodynamischen Therapie struktureller Störungen*. Stuttgart & New York: Schattauer.

Rutter, M. (2012). Resilience as a dynamic concept. *Development and Psychopathology*, 24 (2), 335–344; https://doi.org/10.1017/S0954579412000028.

Sagi-Schwartz, A., van IJzendoorn, M. H. & Bakermans-Kranenburg, M. J. (2008). Does intergenerational transmission of trauma skip a generation? No meta-analytic evidence for tertiary traumatization with third generation of Holocaust survivors. *Attachment & Human Development*, 10 (2), 105–121; https://doi.org/10.1080/14616730802113661.

Sahle, B. W., Reavley, N. J., Li, W., Morgan, A. J., Yap, M. B. H., Reupert, A. & Jorm, A. F. (2022). The association between adverse childhood experiences and common mental disorders and suicidality: An umbrella review of systematic reviews and meta-analyses. *European Child & Adolescent Psychiatry*, 31 (10), 1489–1499; https://doi.org/10.1007/s00787-021-01745-2.

Sang, J., Cederbaum, J. A. & Hurlburt, M. S. (2014). Parentification, substance use, and sex among adolescent daughters from ethnic minority families: The moderating role of monitoring. *Family Process*, 53 (2), 252–266; https://doi.org/10.1111/famp.12038.

Sawatzki, A. (2019). Ich habe einen Traum: »Manchmal frage ich mich, warum mich niemand gefragt hat, was mit mir los war«. *Zeit Magazin*, 45, 30. 10. 2019, 27.

Schäfer, I. Wingenfeld, K. & Spitzer, C. (2009). *ACE-D. Deutsche Version des »Adverse Childhood Experiences Questionnaire (ACE)«*. Universität Hamburg.

Schäfer, I., Gast, U., Hofmann, A., Knaevelsrud, C., Lampe, A., Liebermann, P., Lotzin, A., Maercker, A., Rosner, R. & Wöller, W. (2019). *S3-Leitlinie Posttraumatische Belastungsstörung*. Berlin: Springer.

Schier, K., Egle, U., Nickel, R., Kappis, B., Herke & M., Hardt, J. (2011). Parentifizierung in der Kindheit und psychische Störungen im Erwachsenenalter. *Psychotherapie, Psychosomatik, Medizinische Psychologie*, 61 (8), 364–371.

Schlote, S. (2023). History of the term ›appeasement‹: a response to Bailey et al. (2023). *European Journal of Psychotraumatology*, 14 (2), 2183005; https://doi.org/10.1080/20008066.2023.2183005.

Schmidbauer, W. (2002). *Hilflose Helfer: Über die seelische Problematik der helfenden Berufe* (vollst. überarb. Neuausg.). Reinbek b. Hamburg: Rowohlt.

Schnarch, D. (2006). *Die Psychologie sexueller Leidenschaft*. Stuttgart: Klett-Cotta. (Orig.: *Passionate Marriage*. New York: Henry Holt & Company 1997.)

Schumacher, C. (2024). *Liebe ist gewaltig*. München: dtv.

Schwartz, R. C. & Sweezy, M. (2024). *Systemische Therapie mit der inneren Familie*. Stuttgart: Klett-Cotta. (Orig.: Internal *Family Systems Therapy*. 2. Aufl. Guilford Press 2020.)

Sessions, M. W. (1986). *Influence on parentification on professional role choice and interpersonal style*. Doctoral Dissertation. Georgia State University. *Dissertation Abstracts International*, 47, 5066.

Sessions, M. W. & Jurkovic, G. J. (1986). *Parentification Questionnaire – Adult (PQ-A)*. Georgia: University of Georgia.

Shalev, Z. (2016). *Schmerz.* München/Berlin: Piper.

Shaffer, A. & Egeland, B. (2011). Intergenerational transmission of familial boundary dissolution: Observations and psychosocial outcomes in adolescence. *Family Relations,* 60, 290–302; https://doi.org/10.1111/j.1741-3729.2011.00653.x.

Shevlin, M., Hyland, P., Brewin, C. R., Cloitre, M., Karatzias, T. & Redican, E. (2025), Testing the use of »clinical checks« with the International Trauma Questionnaire to measure PTSD and Complex PTSD. *Acta Psychiatrica Scandinavica,* 152, 49–59; https://doi.org/10.1111/acps.13799.

Siegel, D. (2012). *Mindsight: Die neue Wissenschaft der persönlichen Transformation.* München: Goldmann. (Orig.: *Mindsight. The new science of personal transformation.* New York: Bantam/Random House 2010.)

Slade, A., Aber, J. L., Bresgi, I., Berger, B. & Kaplan, M. (2004). *The Parent Development Interview – Revised.* Unpublished protocol. New York, NY: The City University of New York.

Sleed, M., Isosävi, S. & Fonagy, P. (2021). The Assessment of Representational Risk (ARR): Development and psychometric properties of a new coding system for assessing risk in the parent-infant relationship. *Infant Mental Health Journal,* 42 (4), 529–545; https://doi.org/10.1002/imhj.21932.

Spiegel, M. V. (2012). Black Boxes und Doublebinds: Geheimhaltung und Weitergabe von Erinnerung in Holocaust-Familien. *Familiendynamik,* 37 (3), 178–187.

Sroufe, L. A., Egeland, B., Carlson, E. A. & Collins, W. A. (2005). *The development of the person: The Minnesota study of risk and adaptation from birth to adulthood.* New York & London: Guilford Press.

Stavrova, O. & Ren, D. (2020). Is more always better? Examining the nonlinear association of social contact frequency with physical health and longevity. *Social Psychological and Personality Science,* 12 (6), 1058–1070; https://doi.org/10.1177/1948550620961589.

Stein, J. A., Riedel, M. & Rotheram-Borus, M. J. (1999). Parentification and its impact on adolescent children of parents with AIDS. *Family Process,* 38 (2), 193–208; https://doi.org/10.1111/j.1545-5300.1999.00193.x.

Stein, J. A., Rotheram-Borus, M. J. & Lester, P. (2007). Impact of parentification on long-term outcomes among children of parents with HIV/AIDS. *Family Process,* 46 (3), 317–333; https://doi.org/10.1111/j.1545-5300.2007.00214.x.

Stierlin, H. (1974). *Separating parents and adolescents: A perspective on running away, schizophrenia, and waywardness.* New York: Quadrangle/ New York Times Book.

Stierlin, H. (1978). *Delegation und Familie: Beiträge zum Heidelberger familiendynamischen Konzept.* Frankfurt am Main: Suhrkamp.

Strauß, B. & Schauenburg, H. (Hrsg.) (2017). *Bindung in Psychologie und Medizin: Grundlagen, Klinik und Forschung – Ein Handbuch.* Stuttgart: Kohlhammer.

Sullivan, K. S., Capp, G. & Gilreath, T. D. (2023). The association of parentification indicators with substance use patterns among military-connected adolescents. *American Journal of Orthopsychiatry,* 93 (6), 557–565; https://doi.org/10.1037/ort0000331 (Epub 2018).

Sush, D. J. (2012). A »final solution« with no end? The transgenerational effect of the Holocaust; http://judasim.about.com/od/holocaust/a/darrensash.htm?p=1 (Zugriff: 18.04.2012).

Sutherland, S., Nestor, B. A., Pine, A. E. & Garber, J. (2022). Characteristics of maternal depression and children's functioning: A meta-analytic review. *Journal of Family Psychology, 36* (5), 671–680; https://doi.org/10.1037/fam0000940.

Sydow, K. v. (2007). Das Image von Psychologen, Psychotherapeuten und Psychiatern in der Öffentlichkeit: Ein systematischer Forschungsüberblick. *Psychotherapeut*, 52 (5), 322–333.
Sydow, K. v. (2008). Bindungstheorie und systemische Therapie. *Familiendynamik*, 33 (3), 260–273.
Sydow, K. v. (2014). Psychotherapeuten und ihre psychischen Probleme: Forschungsstand zu einem Klischee. *Psychotherapeut*, 59 (4), 283–292; https://doi.org/10.1007/s00278-014-1056-2.
Sydow, K. v. (2015). *Systemische Therapie*. München: Ernst Reinhardt.
Sydow, K. v. (2016). Forschungsmethoden zur Erhebung der Partnerschaftsbindung. In: G. Gloger-Tippelt (Hrsg.). *Bindung im Erwachsenenalter. Ein Handbuch für Forschung und Praxis* (3. Aufl.). Bern: Huber, 287–317.
Sydow, K. v. (2017a). Bindung und Partnerbeziehung (Kap. 5). In: B. Strauß & H. Schauenburg (Hrsg.). *Bindung in Psychologie und Medizin: Grundlagen, Klinik und Forschung – Ein Handbuch*. Stuttgart: Kohlhammer, 87–100.
Sydow, K. v. (2017b). Bindung, Paar-/Familientherapie und Systemische Therapie (Kap. 24). In: B. Strauß & H. Schauenburg (Hrsg.). *Bindung in Psychologie und Medizin: Grundlagen, Klinik und Forschung – Ein Handbuch*. Stuttgart: Kohlhammer, 327–339.
Sydow, K. v. (2018). Was ist Systemische Therapie? (Theoretische Grundlagen). (Kap. 1) In: K. v. Sydow & U. Borst (Hrsg.). *Systemische Therapie in der Praxis*. Weinheim: Beltz, 47–69.
Sydow, K. v. (2021). Einbezug von Bezugspersonen (Kap. 30.16). In: W. Rief, E. Schramm & B. Strauß (Hrsg.). *Psychologische Psychotherapie – ein kompetenzorientiertes Lehrbuch*. München: Elsevier, Urban & Fischer, 497–505.
Sydow, K. v. (2024a). Standardisierte interpersonelle Diagnostik. (Kap. 11) In: T. Teismann, P. Thoma, S. Taubner, A. Wannemüller & K. von Sydow (Hrsg.). *Klinische Psychologie und Psychotherapie: Ein verfahrensübergreifendes Lehr- und Lernbuch*. Göttingen: Hogrefe, 157–164.
Sydow, K. v. (2024b). Systemische Psychotherapie (Kap. 4). In: T. Teismann, P. Thoma, S. Taubner, A. Wannemüller & K. von Sydow (Hrsg.). *Klinische Psychologie und Psychotherapie: Ein verfahrensübergreifendes Lehr- und Lernbuch*. Göttingen: Hogrefe, 51–65.
Sydow, K. v. (2024c). Systemische Interventionen. (Kap. 20) In: T. Teismann, P. Thoma, S. Taubner, A. Wannemüller & K. von Sydow (Hrsg.). *Klinische Psychologie und Psychotherapie: Ein verfahrensübergreifendes Lehr- und Lernbuch*. Göttingen: Hogrefe, 298–314.
Sydow, K. v. (2024d). Systemische Therapie bei Persönlichkeitsstörungen – State of the Art. *Psychotherapie im Dialog (PiD)*, 25, 31–37.
Sydow, K. v. (im Druck). Einbezug von Bezugspersonen (Kap. 30.16). In: W. Rief, E. Schramm & B. Strauß (Hrsg.). *Psychologische Psychotherapie – ein kompetenzorientiertes Lehrbuch* (2., überarb. Aufl.). München: Elsevier Urban & Fischer.
Sydow, K. v. & Borst, U. (Hrsg.) (2018). *Systemische Therapie in der Praxis*. Weinheim: Beltz.
Sydow, K. v. & Seiferth, A. (2015). *Sexualität in Paarbeziehungen* (Praxis der Paar- und Familientherapie, Bd. 8). Göttingen: Hogrefe Verlag.
Sydow, K. v. & Taubner, S. (2024). Symbolisch-metaphorische und projektive Verfahren. (Kap. 12) In: T. Teismann, P. Thoma, S. Taubner, A. Wannemüller & K. von Sydow (Hrsg.). *Klinische Psychologie und Psychotherapie: Ein verfahrensübergreifendes Lehr- und Lernbuch*. Göttingen: Hogrefe, 165–173.
Sydow, K. v., Beher, S., Retzlaff, R. & Schweitzer, J. (2007). *Die Wirksamkeit der Systemischen Therapie/Familientherapie*. Göttingen: Hogrefe.

Taubner, S. & Sydow, K. v. (2024). Allgemeine Wirkfaktoren, therapeutische Arbeitsbeziehung und therapeutische Kompetenz. (Kap. 15) In: T. Teismann, P. Thoma, S. Taubner, A. Wannemüller & Sydow, K. von (Hrsg.). *Klinische Psychologie und Psychotherapie: Ein verfahrensübergreifendes Lehr- und Lernbuch*. Göttingen: Hogrefe, 200–208.

Tedgård, E., Råstam, M. & Wirtberg, I. (2019). An upbringing with substance-abusing parents: Experiences of parentification and dysfunctional communication. *Nordisk Alkohol- & Narkotikatidskrift: NAT*, 36 (3), 223–247; https://doi.org/10.1177/1455072518814308.

Teismann, T., Thoma, P., Taubner, S., Wannemüller, A. & von Sydow, K. (Hrsg.) (2024). *Klinische Psychologie und Psychotherapie: Ein verfahrensübergreifendes Lehr- und Lernbuch*. Göttingen: Hogrefe.

Thadden, E. v. (2009). Die Kriegskinder sind unter uns. *Zeit*, 07.05.2009, Nr. 20, 50.

Thompson, A. J. & Henrich, C. C. (2022). Cross-lagged effects between parent depression and child internalizing problems. *Journal of Family Psychology*, 36 (8), 1428–1438; https://doi.org/10.1037/fam0001012.

Thompson, M. J., Platts, C. R. & Davies, P. T. (2024). Parent-child boundary dissolution and children's psychological difficulties: A meta-analytic review. *Psychological Bulletin, 150* (7), 873–919; https://doi.org/10.1037/bul0000440.

Titze, K. & Lehmkuhl, U. (2010). *EBF-KJ: Elternbildfragebogen für Kinder und Jugendliche*. Göttingen: Hogrefe.

Titze, K., Wiefel, A., Assheuer, J., Biermann, M., Führer, D., Riezler, B. & Lehmkuhl, U. (2010). Der Elternbildfragebogen für Kinder und Jugendliche (EBF-KJ). *Diagnostica, 56* (2), 68–81.

Titzmann P. F. (2012). Growing up too soon? Parentification among immigrant and native adolescents in Germany. *Journal of Youth and Adolescence*, 41 (7), 880–893; https://doi.org/10.1007/s10964-011-9711-1.

Tronick, E. (2008). *The neurobehavioral and social-emotional development of infants and children*. New York: Norton.

Unterholzer, C. (2017). *Es lohnt sich, einen Stift zu haben: Schreiben in der systemischen Therapie und Beratung*. Heidelberg: Carl-Auer.

Ustorf, A.-E. (2013). *Wir Kinder der Kriegskinder: Die Generation im Schatten des Zweiten Weltkriegs* (4. Aufl.). Stuttgart: Herder.

Vaillancourt, K., Pawlby, S. & Fearon, R. M. P. (2017). History of childhood abuse and mother-infant interaction: A systematic review of observational studies. *Infant Mental Health Journal*, 38 (2), 226–248; https://doi.org/10.1002/imhj.21634.

van der Kolk, B. (2015). *Verkörperter Schrecken: Traumaspuren in Gehirn, Geist und Körper und wie man sie heilen kann*. Lichtenau: Probst. (Orig.: *The body keeps the score: Brain, mind, and body in the healing of trauma*. New York: Viking Press 2014.)

van Eldik, W. M., de Haan, A. D., Parry, L. Q., Davies, P. T., Luijk, M. P. C. M., Arends, L. R. & Prinzie, P. (2020). The interparental relationship: Meta-analytic associations with children's maladjustment and responses to interparental conflict. *Psychological Bulletin*, 146 (7), 553–594; https://doi.org/10.1037/bul0000233.

van IJzendoorn, M. H., Bakermans-Kranenburg, M. J. & Sagi-Schwartz, A. (2003). Are children of Holocaust survivors less well-adapted? A meta-analytic investigation of secondary traumatization. *Journal of Traumatic Stress*, 16 (5), 459–469; https://doi.org/10.1023/A:1025706427300.

Van Loon, L. M., Van de Ven, M. O., Van Doesum, K. T., Hosman, C. M. & Witteman, C. L. (2017). Parentification, stress, and problem behavior of adolescents who have a parent with mental health problems. *Family Process*, 56 (1), 141–153; https://doi.org/10.1111/famp.12165.

Van Santvoort, F., Hosman, C. M. H., Janssens, J. M. A. M., van Doesum, K. T. M., Reupert, A. & van Loon, L. M. A. (2015). The impact of various parental mental disorders on children's diagnoses: A systematic review. *Clinical Child and Family Psychology Review*, 18 (4), 281–299; https://doi.org/10.1007/s10567-015-0191-9.

Verhage, M. L., Schuengel, C., Madigan, S., Fearon, R., Oosterman, M., Cassibba, R., Bakermans-Kranenburg, M. J. & van IJzendoorn, M. H. (2016). Narrowing the transmission gap: A synthesis of three decades of research on intergenerational transmission of attachment. *Psychological Bulletin*, 142 (4), 337–366; https://doi.org/10.1037/bul0000038.

Verhage, M. L., Schuengel, C., Madigan, S., Fearon, R., Oosterman, M., Cassibba, R., Bakermans-Kranenburg, M. J. & van IJzendoorn, M. H. (2018). Narrowing the transmission gap: A synthesis of three decades of research on intergenerational transmission of attachment: Correction. *Psychological Bulletin*, 144 (4), 393. https://doi.org/10.1037/bul0000149.

Wells, M. & Jones, R. (1999). Object relations therapy for individuals with narcissistic and masochistic parentification styles. In: N. D. Chase (Hrsg.). *Burdened children – Theory, research, and treatment of parentification*. Thousand Oaks: Sage, 117–131.

Wells, M., Glickauf-Hughes, C. & Jones, R. (1999). Codependency: A grass roots construct's relationship to shame-proneness, low self-esteem, and childhood parentification. *The American Journal of Family Therapy*, 27 (1), 63–71; https://doi.org/10.1080/019261899262104.

Welzer, H., Moller, S. & Tschuggnall (2003). *Opa war kein Nazi*. Frankfurt am Main: Fischer.

Wendt, E.-V., Beckh, K. & Walper, W. (2005). *Projekt »Jugendliebe«. Dokumentation der Instrumente und Ergebnisse der Vortestungsstudie II. Bericht Nr. 2*. München: Ludwig-Maximilians-Universität München.

Weßling, K. (2019). *Super, und dir?* Berlin: Ullstein Taschenbuchverlag.

Williams, K. & Francis, S. (2010). Parentification and psychological adjustment: Locus of control as a moderating variable. *Contemporary Family Therapy*, 32 (3), 231–237; https://doi.org/10.1007/s10591-010-9123-5.

Wingenfeld, K., Schäfer, I., Terfehr, K. et al. (2011). Reliable, valide und ökonomische Erfassung früher Traumatisierung: Erste psychometrische Charakterisierung der deutschen Version des Adverse Childhood Experiences Questionnaire (ACE). *Psychotherapie, Psychosomatik, Medizinische Psychologie*, 61 (1), e10-4.

Witt, A., Brown, R. C., Plener, P. L., Brähler, E. & Fegert, J. M. (2017). Child maltreatment in Germany: Prevalence rates in the general population. *Child and Adolescent Psychiatry and Mental Health*, 11, 47; https://doi.org/10.1186/s13034-017-0185-0.

Witt, A., Sachser, C., Plener, P. L., Brähler, E. & Fegert, J. M. (2019). The prevalence and consequences of adverse childhood experiences in the German population. *Deutsches Ärzteblatt International*, 116, 635–642; https://doi.org/10.3238/arztebl.2019.0635.

Witte, S. (2018). Geschwister im Kontext von Misshandlung, Missbrauch und Vernachlässigung. Risikokonstellation, Qualität der Geschwisterbeziehung und aktuelle psychische Belastung. *Systeme*, 32 (2), 222–240.

Wolfheim, F. (2021). »Wenn wir Löcher in die Luft gucken, sind wir besonders kreativ«. Psychologin Claudia Hammond über die Kraft des Müßiggangs. *Brigitte*, 15, 124.

Wolkin, J. R. (1984). *Childhood parentification: An exploration of long-term effects*. Atlanta, GA, USA: Georgia State University.

Wolynn, M. (2017). *Dieser Schmerz ist nicht meiner: Wie wir uns mit dem seelischen Erbe unserer Familie aussöhnen* (2. Aufl.). München: Kösel. (Orig.: *It didn't start with you.*

How inherited family trauma shapes who we are and how to end the cycle. New York: Viking/Penguin 2016.)

Woolf, V. (1935). *A room of one's own.* London: Hogarth Press. (Dt.: *Ein Zimmer für sich allein.* Ditzingen: Reclam 2021.)

Yehuda, R. & Seckl J. (2011). Minireview: Stress-related psychiatric disorders with low cortisol levels: a metabolic hypothesis. *Endocrinology*, 152 (12), 4496–4503. https://doi.org/10.1210/en.2011-1218. Epub 2011 Oct 4. PMID: 21971152.

Zheng, K., Coplan, R. J., Teng, Z., Liang, L., Chen, X. & Bian, Y. (2023). How does interparental conflict affect adolescent preference-for-solitude? Depressive symptoms as mediator at between- and within-person levels. *Journal of Family Psychology*, 37 (2), 173–182; https://doi.org/10.1037/fam0001057.

KAPITEL 13

Fragebögen und Messinstrumente

13.1 Parentification Inventory (PI) (Hooper, 2009)

Zitiert nach Hooper (2009, S. 1–2):

These are questions about your thoughts, behaviors, and feelings, concerning yourself and your family when you were growing up. Please read each statement carefully. Select a response based on how true the statement is on a scale of 1 (never true) to 5 (always true). Be sure to answer every question as accurately as possible.

REMEMBER THESE QUESTIONS ARE ABOUT WHEN YOU WERE GROWING UP.

Response Options:
(1) Never true (2) Rarely true (3) Sometimes true (4) Often true (5) Always true.

Statements:

1. I was expected to comfort my sibling(s) when they were sad or having emotional difficulties.	
2. My parent(s) often shared secrets with me about other family members.	
3. Most children living in my community contributed to their family's finances.	
4. I had time to be happy or sad even though I had to care for family members.	
5. I helped my parent(s) make important decisions.	
6. I was responsible for making sure that my siblings went to bed every night.	
7. I felt appreciated by my family.	
8. Most children my age had the same roles and responsibilities that I did.	
9. I had time for play or school work even though I had family responsibilities.	
10. I worked and contributed to the family finances.	
11. I was responsible for helping my siblings (brother/sister) complete their homework.	
12. I was the first person family members turned to when there was a family disagreement.	
13. I was the primary person who disciplined my siblings.	
14. I often helped solve problems between my parent(s) (or adult caregivers in my family).	

15. I really enjoyed my role in my family.	
16. I was expected to comfort my parent(s) when they were sad or having emotional difficulties.	
17. I was in charge of doing the laundry for the family most days of the week.	
18. I served in the role of referee for my family.	
19. I was the person with whom family members shared their secrets.	
20. I felt like our family was a team and worked well together.	
21. I was asked to complete the grocery shopping more than any other family members.	
22. I served in the role of translator for family members.	

Parentification Inventory Scoring Framework:

- I. Parent-focused Parentification (PFP) Subscale: 2, 3, 5, 8, 10, 12, 14, 16, 18, 19, 21, 22
- II. Sibling-focused Parentification (SFP) Subscale: 1, 4, 6, 9, 11, 13, 17
- III. Perceived Benefits of Parentification (PBP) Subscale: 7, 15, 20

Raw scores are summed and then divided by the numbers of items on each subscale. Subscale scores range from 1 to 5.

13.2 Parentifizierungsfragebogen, orientiert an der Filial Responsibility Scale (FRS) (Wendt, Beckh & Walper, 2005)[22]

Der Parentifizierungsfragebogen von Wendt et al. (2005) orientiert sich an der Filial Responsibility Scale (FRS) (Jurkovic & Thirkield, 1998a; Jurkovic et al., 2001), die jedoch 60 Items umfasst (s. Kap. 4.1, Tab. 6), während der deutsche Fragebogen nur 11 Items abbildet (s. Tab. 7).

Wie war die Beziehung zu Ihren Eltern im Jugendalter?	stimmt überhaupt nicht 1	stimmt nicht 2	teils/teils 3	stimmt 4	stimmt vollkommen 5
Meine Eltern waren sehr hilfsbereit, wenn ich ein Problem hatte.	☐	☐	☐	☐	☐
In meiner Familie habe ich oft Opfer gebracht, die unbeachtet blieben.	☐	☐	☐	☐	☐
Manchmal hatte es den Anschein, als ob ich verantwortungsbewusster gewesen wäre als meine Eltern.	☐	☐	☐	☐	☐
Die Mitglieder meiner Familie haben mich gut verstanden.	☐	☐	☐	☐	☐
In meiner Familie habe ich oft mehr gegeben, als ich bekommen habe.	☐	☐	☐	☐	☐
Obwohl meine Eltern es gut gemeint haben, konnte ich mich nicht wirklich darauf verlassen, dass sie meinen Bedürfnissen gerecht werden.	☐	☐	☐	☐	☐
Es hatte oft den Anschein, dass meine Gefühle in meiner Familie nichts zählten.	☐	☐	☐	☐	☐
Ich fühlte mich von den Mitgliedern meiner Familie oft im Stich gelassen.	☐	☐	☐	☐	☐
Meine Eltern kritisierten oft meine Bemühungen, zu Hause zu helfen.	☐	☐	☐	☐	☐
Aus irgendeinem Grund fiel es mir schwer, meinen Eltern zu vertrauen.	☐	☐	☐	☐	☐
In meiner Familie habe ich oft mehr gegeben, als ich bekommen habe.	☐	☐	☐	☐	☐

22 Abdruck mit freundlicher Genehmigung von Prof. S. Walper.

13.3 Parentification Questionnaire (PQ) und Parentification Scale (PS) – Selektion Deutsch (Titzmann, 2012)[23]

Parentifizierung wird mittels zweier Subskalen erfasst, zur emotionalen und zur instrumentellen Parentifizierung (Hooper et al., 2008; Williams & Francis, 2010). Die Items wurden etwas abgewandelt aus zwei US-Fragebögen, dem *Parentification Questionnaire* (*PQ*: Jurkovic & Thirkield, 1998b) und der *Parentification Scale* (*PS*: Mika et al., 1987).
10 Items werden jeweils auf einer 6-stufigen Likert-Skala abgefragt, bei der nur die Extremwerte der Anker mit (1) »Stimmt überhaupt nicht« und (6) »Stimmt absolut« beschrieben werden.
Es werden zwei Dimensionen (emotionale Parentifizierung; instrumentelle Parentifizierung) über jeweils 5 Items erfasst. Für jede Skala wird der Mittelwert der 5 Items auf der 6-stufigen Skala ermittelt.
(Informationen zum Verfahren auf Englisch: s. Titzmann, 2012; deutsche Version: mitgeteilt per E-Mail von Prof. Dr. Peter Titzmann am 18. 08. 2025.)

Emotionale Parentifizierung:

»Ich stellte den Frieden wieder her, wenn sich Konflikte zwischen meinen Eltern entwickelten.«	
»Ich war der Vermittler oder ging dazwischen, wenn ein Konflikt zwischen meinen Eltern entstand.«	
»Ich tröstete einen oder beide meiner Eltern, als sie unglücklich waren.«	
»Ich versuche oft in meiner Familie den Frieden zu erhalten.«	
»Ich habe das Gefühl, dass ich auf meine Familie aufpassen muss.«	

23 Abdruck der deutschen Version mit freundlicher Genehmigung von Prof. P. Titzmann.

Instrumentelle Parentifizierung:
(Mittelwert der 5 Items auf den 6-stufigen Skalen)

»Meine Eltern geben mir viel Einfluss, wenn sie wichtige Entscheidungen treffen.«	
»Meine Eltern diskutierten ihre finanziellen Belange und Probleme mit mir.«	
»Meine Eltern suchten meinen Rat bei Dingen, die eigentlich etwas für Erwachsene sind.«	
»Meine Eltern sagen mir, dass ich mich älter verhalte, als ich bin.«	
»Einer (oder beide) meiner Eltern bat mich um meine Meinung (statt die Meinung des anderen Elternteils zu erfragen), um eine wichtige Entscheidung zu treffen.«	

13.4 Fragebogen zur Erfassung der Parentifizierung/ Parentifizierungsinventar (Ohntrup, Pollak, Plaß & Wiegand-Grefe, 2011; Hausser, 2013)[24]

Der *Fragebogen zur Erfassung der Parentifizierung* (Ohntrup et al., 2011, S. 386) wird bei Hausser (2013, S. 142) *Parentifizierungsinventar* genannt.

Parentifizierungsinventar (15 Items; zit. n. Hausser, 2013, S. 142)

In den folgenden Fragen geht es um Ihre Einstellungen und Gefühle gegenüber Ihrem Kind bzw. Ihren Kindern. Bitte antworten Sie spontan.

	nein	eher nein	eher ja	ja
1. Es ist gut, wenn Kinder früh selbstständig sind.				
2. Es ist mir wichtig, dass mein Kind mich versteht.				
3. Ich spreche mit meinem Kind über meine Probleme.				
4. Ich möchte mich auf mein Kind verlassen können.				
5. Ich wünsche mir oft, dass mein Kind bei mir ist, wenn es mir nicht gutgeht.				
6. Ich möchte auch meinem Kind gegenüber meine Intimsphäre bewahren.				
7. Ich lege Wert darauf, dass meinem Kind die Familie wichtig ist.				
8. In einem Gespräch lasse ich mein Kind stets ausreden und höre ihm aufmerksam zu.				
9. Mein Kind ist mir der nächste Mensch.				
10. Ich wünsche mir von meinem Kind mehr Mithilfe im Haushalt, wenn es mir schlechtgeht.				
11. Manchmal ist mein Kind der einzige Mensch, an den ich mich wenden kann.				
12. Es hilft mir, meine Probleme mit meinem Kind zu teilen.				
13. Ich wünsche mir, dass mein Kind früh selbstständig ist.				

24 Abdruck mit freundlicher Genehmigung von Prof. S. Wiegand-Grefe.

	nein	eher nein	eher ja	ja
14. Ich möchte mich auf die Unterstützung meines Kindes verlassen können.				
15. Wenn Eltern krank sind, sollten die Kinder nicht noch zusätzlich Sorgen machen.				

Auswertung (s. Hausser, 2013, S. 44 f., S. 59 ff.)

Den vier Antwortalternativen werden Zahlen zugeordnet: 1: nein – 2: eher nein – 3: eher ja – 4: ja.

Unberücksichtigt in der Auswertung bleiben Item 1 (»Eisbrecher«-Item) und Item 8 (Item zur sozialen Erwünschtheit).

Es wird eine Parentifizierungs-Dimension erfasst: Der Wert errechnet sich aus dem Mittelwert über alle Items (außer Item 1 und Item 8), wobei Item 6 umgepolt (»reversed«) werden muss.

Maximal 3 Items dürfen unbeantwortet sein.

Je höher die Punktwerte, desto stärker werden die Kinder durch ihre Eltern parentifiziert.

Orientiert an den Mittelwerten (der Eltern der Kontrollgruppe der Studie von Hausser) werden die mittleren Itemwerte in vier Gruppen eingeteilt (Hausser, 2013, S. 44 f., S. 59, S. 61):

1. »Das Kind wird nicht parentifiziert« (MW = 1,00 bis 2,80).
2. »Das Kind wird grenzwertig parentifiziert« (MW = 2,81 bis 3,16).
3. »Das Kind wird parentifiziert« (MW = 3,17 bis 3,52).
4. »Das Kind wird im besonders hohen Ausmaß parentifiziert« (MW = 3,52 bis 4).

13.5 Adverse Childhood Experiences (ACE) Questionnaire, deutsche Version (Schäfer et al., 2009)[25]

Vor Ihrem 18. Geburtstag:

1	Hat ein Elternteil oder ein anderer Erwachsener in Ihrem Haushalt … … Sie **oft** oder **sehr oft** beschimpft, beleidigt, erniedrigt oder gedemütigt? **oder** … so gehandelt, dass Sie Angst hatten, Sie könnten körperlich verletzt werden?	**Nein** ☐ **Ja** ☐
2	Hat ein Elternteil oder ein anderer Erwachsener in Ihrem Haushalt … … Sie **oft** oder **sehr oft** gestoßen, gepackt, geschlagen oder etwas nach Ihnen geworfen? **oder** … Sie **jemals** so stark geschlagen, dass Sie Spuren davon aufwiesen oder verletzt wurden?	**Nein** ☐ **Ja** ☐
3	Hat ein Erwachsener oder eine Person, die mindestens 5 Jahre älter war … … Sie **jemals** auf sexuelle Art und Weise angefasst oder gestreichelt oder Sie veranlasst, deren Körper in sexueller Art und Weise zu berühren? **oder** … oralen, analen oder vaginalen Geschlechtsverkehr versucht mit Ihnen zu haben oder tatsächlich gehabt?	**Nein** ☐ **Ja** ☐
4	Haben Sie **oft** oder **sehr oft** empfunden, dass … … niemand in Ihrer Familie Sie liebte oder dachte, Sie seien wichtig oder etwas Besonderes? **oder** … Ihre Familienangehörigen nicht aufeinander aufpassten, sich einander nicht nahe fühlten oder sich gegenseitig nicht unterstützten?	**Nein** ☐ **Ja** ☐
5	Haben Sie **oft** oder **sehr oft** empfunden, dass … … Sie nicht genug zu essen hatten, Sie schmutzige Kleidung tragen mussten und niemanden hatten, der Sie beschützte? **oder** … Ihre Eltern zu betrunken oder »high« waren, um sich um Sie zu kümmern oder Sie zum Arzt zu bringen, wenn Sie es benötigten?	**Nein** ☐ **Ja** ☐
6	Haben Sie **jemals** einen biologischen Elternteil durch Scheidung, dadurch, dass er Sie verlassen hat, oder aus anderen Gründen verloren?	**Nein** ☐ **Ja** ☐
7	Wurde Ihre Mutter oder Stiefmutter … … **oft** oder **sehr oft** gestoßen, gepackt, geschlagen oder wurde etwas nach ihr geworfen? **oder** … … **manchmal**, **oft** oder **sehr oft** getreten, gebissen, mit der Faust oder mit einem harten Gegenstand geschlagen? **oder** … … **jemals** über mindestens einige Minuten wiederholt geschlagen oder mit einer Pistole oder einem Messer bedroht?	**Nein** ☐ **Ja** ☐
8	Haben Sie mit jemandem zusammengelebt, der Alkoholprobleme hatte, alkoholabhängig war oder Drogen konsumierte?	**Nein** ☐ **Ja** ☐

25 Abdruck mit freundlicher Genehmigung von Prof. I. Schäfer, Quelle: Schäfer, I. Wingenfeld, K. & Spitzer, C. (2009). *ACE-D. Deutsche Version des »Adverse Childhood Experiences Questionnaire (ACE)«*. Universität Hamburg. https://www.zep-hh.de/diagnostische-instrumente/ (Zugriff : 6.1.2026).

9	War ein Mitglied Ihres Haushalts depressiv oder psychisch krank oder hat ein Mitglied Ihres Haushalts einen Selbstmordversuch unternommen?	**Nein** ☐ **Ja** ☐
10	War ein Mitglied Ihres Haushalts im Gefängnis?	**Nein** ☐ **Ja** ☐

13.6 Childhood Trauma Questionnaire (CTQ), deutsche Version

Der Fragebogen ist über den Link https://www.comcan.de/fileadmin/downloads/2017_03_16_-_comcan_-_5-CTQ.pdf abrufbar (Zugriff: 7. 11. 2025). Vgl. auch Bernstein et al. (2003); Häuser et al. (2011); Klinitzke et al. (2012).

13.7 International Trauma Questionnaire (ITQ), deutsche Version, Übersetzung: Lueger-Schuster, Knefel & Maercker (2015/2018/2021)

Der *International Trauma Questionnaire (ITQ)* erfasst auf der ersten Seite die Symptome einer »einfachen« Posttraumatischen Belastungsstörung (PTBS) und auf der zweiten Seite die Zusatzsymptome, die erfüllt sein müssen, um gemäß ICD-11 eine »Komplexe PTBS« zu diagnostizieren, wie affektive Dysregulation, negatives Selbstkonzept und problematische Beziehungen. Der Fragebogen ist einfach und schnell auswertbar. Die Auswertungsregeln finden sich in den Downloads. Es gibt zwei Versionen des *International Trauma Questionnaire (ITQ)*:

Die »einfache« ITQ-Version liegt derzeit in mehr als 40 Sprachen und Versionen vor, auch auf Deutsch, die alle hier heruntergeladen werden können:
https://www.traumameasuresglobal.com/itq
Referenzen: Christen et al., 2021; Cloitre et al., 2018.

Die zweite, elaboriertere Version heißt *ITQ with Clinical Checks (ITQ-CC)*. Die »Clinical Checks« sollen den Fragebogen optimieren, indem die Fragebogen-Fragen ergänzt werden durch solche, die prüfen sollen, ob die Befragten die Selbstbeurteilungs-Items so wie intendiert verstanden haben. Der ITQ-CC liegt bisher in acht Sprachen einschließlich Deutsch vor, die alle hier heruntergeladen werden können:
https://www.traumameasuresglobal.com/itqcc
Referenzen: Lueger-Schuster et al., 2021; Shevlin et al., 2025.

KAPITEL 14

Verzeichnis: Abbildungen, Tabellen, Übung